实用儿科病诊治

徐晓云　著

吉林科学技术出版社

图书在版编目（ＣＩＰ）数据

实用儿科病诊治 / 徐晓云著. -- 长春:吉林科学技术出版社,
2020.9
ISBN 978-7-5578-7612-8

Ⅰ．①实… Ⅱ．①徐… Ⅲ．①小儿疾病—诊疗 Ⅳ．①R72

中国版本图书馆CIP数据核字(2020)第193876号

实用儿科病诊治

著　　者	徐晓云
出 版 人	宛　霞
责任编辑	许晶刚　李红梅
助理编辑	陆海艳
封面设计	长春美印图文设计有限公司
制　　版	长春美印图文设计有限公司
幅面尺寸	185mm×260mm　1/16
字　　数	312 千字
页　　数	208
印　　张	13
版　　次	2020年9月第1版
印　　次	2021年5月第2次印刷

出　　版	吉林科学技术出版社
发　　行	吉林科学技术出版社
地　　址	长春市净月区福祉大路5788号
邮　　编	130118
发行部电话/传真	0431-81629529　81629530　81629531
	81629532　81629533　81629534
储运部电话	0431-86059116
编辑部电话	0431-81629518
印　　刷	保定市铭泰达印刷有限公司

书　　号	ISBN 978-7-5578-7612-8
定　　价	55.00元

目　　录

第一章　儿童营养与喂养

第一节　营养学基础

一、营养素及参考摄入量

营养是指人体获得和利用食物维持生命活动的整个过程。食物中经过消化、吸收和代谢能够维持生命活动的物质称为营养素。对婴儿和儿童来说，营养不仅必须要满足生存和生长的需求，保证心理和身体的健康发展，还要避免营养素缺乏的存在，预防营养缺乏病和成年期慢性疾病的发生。

（一）营养素的分类及参考摄入量

营养素包括：能量、宏量营养素（蛋白质、脂类和糖类）和微量营养素（矿物质、维生素），其他膳食成分（膳食纤维和水）。

膳食营养素参考摄入量是一组每日平均膳食营养素摄入量的参考值，包括平均需要量（EAR）、推荐摄入量（RNI）、适宜摄入量（AI）和可耐受最高摄入量（UL），见图1。

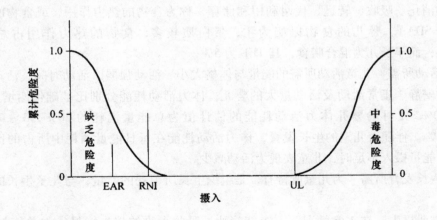

图 1　营养素参考值的意义

1. 平均需要量（EAR）　是可以满足某一特定性别、年龄及生理状况的群体中半数个体的需要量的摄入水平。对群体而言，能够满足该群体中50%的个体的需要，对个体而言，表示满足身体需要的可能性是50%。

2. 推荐摄入量（RNI）　相当于传统使用的推荐营养素供给量（RDA），是可以满足某一特定性别、年龄及生理状况群体中绝大多数（97%~98%）个体需要量的摄入水平。长期摄入 RNI 水平的营养素，可满足身体对该营养素的需求，保持健康和维持组织中有适当的储备。RNI 的主要用途是作为个体每日摄入该营养素的目标值，是以 EAR 为基础制定的。如果已知 EAR 的标准差（SD），则 RNI 定为 EAR 加两个标准差，即 RNI = EAR + 2SD；如果关于需要量变异的资料不够充分，不能计算 SD 时，一般设 EAR 的变异系数为 10%，则 RNI = 1.2 × EAR。

3. 适宜摄入量（AI）　是指通过观察或实验获得的健康人群对某种营养素的摄入量。AI 的准确性不如 RNI，一般高于 RNI。

4. 可耐受最高摄入量（UL）　是一般人群中的几乎所有个体平均每日可以摄入该营养素的最高量，而不至于损害健康；但是当超过 UL 后，发生中毒的可能性将逐渐增加。

（二）能量

人体能量代谢的最佳状态是达到能量消耗与能量摄入的平衡，能量的 RNI 是人群的平均需要量（EAR）。能量的需要是所有营养素需要的基础，若均衡的膳食能满足能量的需要，基本上能保证其他营养素的需要量。能量的单位国际上通用的是焦耳（J），习惯上也常用卡（cal）及千卡（kcal）。

1. 基础代谢率（BMR）　BMR 是维持人体重要器官功能所需的最低能量，主要由脑、肝脏、心脏和肾脏的能量消耗构成。新生儿期，大脑耗能所占基础代谢的比例高达 70%，婴儿期则为 60% ~ 65%。足月婴儿的 BMR 每天在 179.9 ~ 251.1kJ/kg（43 ~ 60kcal/kg）的范围内。根据体重标准化后，婴儿的基础代谢是成人时［成人每天为 104.6 ~ 125.5kJ/kg（25 ~ 30kcal/kg）］的 2 ~ 3 倍。

2. 食物的热力作用（TEF）　摄取食物后数小时（约 6 ~ 8h）体内能量消耗的增加，用于食物消化、吸收、转运、代谢利用和储存，称为食物的热力作用，或食物的特殊动力作用（SDA）。婴儿的食物以奶为主，蛋白质较多，食物的热力作用占总能量的 7% ~ 8%；而年长儿为混合膳食，其 TEF 为 5%。

3. 活动所需　儿童活动所需的能量与体格大小、活动强弱、活动时间、活动类型有关。非常安静、正常活动及活动量大的婴儿，体力活动耗能分别比基础代谢增加 15%、25% 及 40%。1 月龄婴儿体力活动耗能的估计值为总能量消耗的 20%，3 ~ 4 月龄为 20% ~ 25%。伴随着儿童的生长发育，体力活动耗能在每日能量消耗中所占的比例越来越大；当能量摄入不足时，儿童表现为活动减少。

4. 生长发育所需　为儿童所特有，是组织生长所消耗的能量，与儿童生长的速度呈正比。

5. 排泄损失　在正常情况下，未能消化、吸收食物的损失能量约占总能量的 10% ［33.5 ~ 46.0kJ（8 ~ 11kcal）］，腹泻时剧增。

上述五项能量的总和为儿童能量的需要量。一般认为基础代谢占能量的 50%，排泄消耗占能量的 10%，生长和运动所需能量占 32% ~ 35%，食物的特殊动力作用占 7% ~ 8%。中国营养学会推荐婴儿能量每天平均需要量约为 397.5kJ/kg（95kcal/kg），1 岁后以每日总量计算。

（三）宏量营养素

1. 糖类　糖类在体内氧化速度较快，能够及时供给能量以满足机体需要，为供能的主要来源，有节约蛋白质、抗生酮、解毒和增强肠道功能的作用。其主要来源为粮谷类和薯类食物。6 个月以内婴儿摄入的糖类主要是乳糖、蔗糖、麦芽糖、淀粉。糖类无RNI，常用可提供能量的百分比来表示糖类的适宜摄入量。2 岁以上儿童膳食中，糖类的供能应占总能量的 55%～65%。若糖类产能 >80%，则导致体重增加，易发生多种慢性疾病；若糖类产能 <40%，可造成膳食蛋白质浪费，组织蛋白质和脂肪分解增强。

2. 脂类　脂类为脂肪、胆固醇、磷脂的总称，为机体第二供能营养素。早期儿童膳食中脂质摄入情况是生长、发育、体质构成和远期健康的一个重要影响因素。脂类具有多种生理作用，对婴儿而言，脂类是所需能量的主要来源，母乳及配方食品含有的能量40%～50% 由脂类提供。脂类亦是体内重要的能源储备形式，是各种组织的结构组分，尤其是细胞膜系统不可缺少的成分。脑和其他神经组织脂质组成特别丰富，其摄入和代谢可影响神经的功能。脂类为食物口感、质地和气味的重要影响因素，可调节食物饱腹感；脂类膳食可提供多不饱和脂肪酸和脂溶性维生素。

婴儿 35%～50% 的能量由脂肪提供，随着年龄的增长，脂肪占总能量的比例下降，在 2～3 岁时，达到 30%～35%，年长儿为 25%～30%，成人低于 30%。幼儿亚油酸最低推荐摄入量范围应占脂肪所提供能量的 2.7%～4.5%，婴幼儿 α-亚麻酸量最小应为总能量的 0.5%。婴儿配方食品中亚油酸/亚麻酸适宜的比例为 5∶15。

3. 蛋白质　蛋白质是细胞成熟、重塑、生长的重要结构组分，是氮元素和氨基酸的重要来源。由于机体没有储存氮元素，因此必须及时从膳食中得到补充，以避免负氮平衡。机体可以合成一部分氨基酸，但有 8 种氨基酸体内不能合成，称为必需氨基酸，即异亮氨酸、亮氨酸、赖氨酸、蛋氨酸、苯丙氨酸、苏氨酸、色氨酸、缬氨酸。对婴儿来说，组氨酸也为必需氨基酸，而早产儿肝脏酶活性较低，胱氨酸、酪氨酸、精氨酸、牛磺酸也是必需的。食物中的蛋白质氨基酸的模式与人体蛋白质氨基酸的模式越接近，生物利用率就越高。生物利用率高的蛋白质称为优质蛋白质，主要来源于动物和大豆蛋白质。

婴儿快速增长期为人体发育成熟的关键阶段，应供给全面均衡的营养，包括充足的蛋白质供给。从出生至 4 月龄，机体蛋白质平均每天增加量为 3.5g，之后大约为 3.1g，机体蛋白质含量由出生时占体重的 11.4% 上升至 1 岁时占体重的 17.5%。各年龄段中每天蛋白质的 RNI 值，0～6 月龄为 2.2g/kg，6 月龄至 1 岁为 1.6g/kg，1～2 岁为 1.2g/kg。在决定婴儿氮和氨基酸需要量时必须同时考虑蛋白质的质量。所谓蛋白质质量是指膳食中的蛋白质能提供足够的必需氨基酸以满足机体组成、生理功能和生长的需要，故儿童食物中应有 50% 以上的优质蛋白质。此外，蛋白质合成时必须同时具备所有的氨基酸，如果存在氨基酸的缺乏，则蛋白质的合成速率会受到数量最少的一种氨基酸的限制，此种氨基酸称为限制性氨基酸，使其他氨基酸在体内不能被充分利用，造成蛋白质生物学利用价值降低。食物的合理搭配可达到氨基酸互补，从而可提高食物的生物价值。例如小麦、玉米等蛋白赖氨酸含量低，蛋氨酸含量高，而豆类则相反，故谷类、玉米如配以大豆可互相弥补不足。食物加工，如豆制品的制作可使蛋白质与纤维素分开，以利于消化。

为满足儿童生长发育的需要，蛋白质供能应占总能量的 8%～15%。首先保证能量供给，其次是蛋白质。宏量营养素应平衡供给，比例适当，否则易发生代谢紊乱。当能量摄入不足时，机体会动用自身的能量储备甚至消耗组织以满足生命活动需要的能量；相反，若能量摄入过剩，则能量在体内的储备增加，造成异常的脂肪堆积。

（四）微量营养素

1. 矿物质

（1）常量元素：在矿物质中，人体含量大于体重的0.01%的各种元素称为常量元素，其中含量>5g的有钙、磷、镁、钠、氯、钾、硫等。常量元素主要参与构成人体组织成分，如骨骼、牙齿等硬组织大部分由钙、磷、镁组成，蛋白质中的磷、硫较多，而软组织含钾较多；构成体液的成分，如钾、钠、氯与蛋白质一起，维持细胞内外液适宜的渗透压，维持水电解质、酸碱平衡；调节神经肌肉兴奋性；参与酶的构成，激活酶的活性。2岁以下每日钙在骨骼的增加量约为200mg，乳类和大豆是钙的较好来源。在婴儿早期，每天摄入150~250ml/kg的人乳即能满足矿物质的需要。钙摄入过量可造成一定危害，需特别注意钙的补充应控制在UL（每天2g）以下。

（2）微量元素：在体内含量很低，绝大多数小于人体重的0.01%。需通过食物摄入，在人体代谢途径中发挥着至关重要的作用，是酶、维生素必需的活性因子，构成或参与激素的作用，参与核酸代谢，参与免疫功能调节。必需微量元素包括碘、锌、硒、铜、钼、铬、钴、铁等，其中铁、碘、锌缺乏症最为常见。锰、硅、硼、矾、镍为可能必需微量元素，有潜在毒性；在常量时氟、铅、镉、汞、砷、铝、锂、锡等则为有害元素。

2. 维生素　维生素为机体正常新陈代谢所必需，并不产生能量。多数维生素在体内不能合成或合成量不足，故必须由食物供给。脂溶性维生素A、维生素E、维生素K是经典的维生素，而维生素D却被认为是一种激素。脂溶性维生素排泄缓慢，缺乏时症状出现较迟，过量时易致中毒。水溶性维生素常是辅酶或辅基的组成部分，主要包括B族维生素和维生素C，易溶于水，其多余部分可迅速从尿中排泄，不易储存，需每日供给；缺乏后迅速出现症状，过量时一般不易发生中毒。维生素的供给量不分年龄、性别，主要来源见表1。对儿童来说，容易缺乏的维生素为维生素A、维生素D、维生素K、维生素C、维生素B_1等。

（五）其他膳食成分

1. 膳食纤维　膳食纤维为不被小肠酶消化的非淀粉多糖，分为水溶性纤维与非水溶性纤维。纤维素、半纤维素和木质素是常见的非水溶性纤维，存在于植物细胞壁中；而果胶和树胶等属于水溶性纤维，存在于自然界的非纤维性物质中。大麦、豆类、胡萝卜、柑橘、亚麻、燕麦和燕麦糠等常见的食物中都含有丰富的水溶性纤维，而小麦糠、玉米糠、芹菜、果皮和根茎蔬菜食物中的非水溶性纤维含量高。膳食纤维能够吸收大肠水分，软化粪便，增加粪便体积，促进肠蠕动，降解胆固醇，改善胰岛素水平，改善肝代谢，防止肠萎缩，降低罹患肠癌的风险。婴幼儿可从谷类、新鲜蔬菜、水果中获得一定量的膳食纤维。2~20岁的幼童、青少年，其每天摄入量推荐为年龄数加5~10g。年长儿、青少年膳食纤维的AI为20~35g，此外过多摄入膳食纤维可干扰机体铁、锌、镁、钙等矿物质的吸收。

表 1　各种营养素主要来源

营养素	主要来源
能量	糖类、脂肪、蛋白质
脂肪	动物和植物油
糖类	大米、面粉、薯类
蛋白质	动物性食品、豆类
钙	乳类、豆类、绿色蔬菜
维生素 A	肝、牛乳、奶油、鱼肝油;有色蔬菜中的胡萝卜素
维生素 B_1(硫胺素)	米糠、麦麸、豆类、花生、瘦肉,肠内细菌和酵母可合成一部分
维生素 B_2(核黄素)	肝、蛋、鱼、乳类、蔬菜、酵母
维生素 B_6	各种食物中;肠内细菌合成
叶酸	绿叶蔬菜、肝、肾、酵母较丰富,肉、鱼、乳类次之,羊乳含量甚少
磷	乳类、肉类、豆类和五谷类
镁	谷类、豆类、干果、肉、乳类
铁	动物性食品
锌	鱼、蛋、肉、禽、全谷、麦胚、豆、酵母等
碘	海产品
维生素 B_{12}	动物性食物
维生素 PP(烟酸、尼克酸)	肝、肉、谷类、花生、酵母
维生素 D	照射日光(主要途径)、鱼肝油、肝、蛋黄
维生素 E	食用植物油
维生素 K	绿叶蔬菜、食用油
维生素 C	各种水果及新鲜蔬菜

2. 水　水是生命之源,每天必须适量饮水才能保证正常的生理代谢。儿童年龄愈小,体液总量相对愈多。足月儿体液总量占体重的 72% ~ 78%;1 岁时占体重的 65%;8 岁时达成人水平,占体重的 60%。儿童水的需要量与能量摄入、食物种类、肾功能成熟度、年龄等因素有关。婴儿水的需要量每天为 150ml/kg,以后每 3 岁减少约 25ml/kg;若婴儿每日排尿 6 ~ 7 次提示水的摄入量基本足够。

二、小儿消化系统功能发育与营养的关系

(一) 消化酶的成熟

1. 蛋白质　蛋白质主要以氨基酸的形式在小肠吸收。孕早期,所有小肠绒毛细胞胞浆内和刷状缘都能检测到小肠二肽酶和三肽酶的活性,孕中期时其活性已达成人水平;胎儿肠道内所有氨基酸、二肽、三肽的主动转运系统已建立完善。出生后 24h,胃即具有泌酸功能,并有小肠碱性酶。婴幼儿胰腺含有足够数量的内含大量消化酶的酶原粒,因此婴幼儿可消化和吸收摄入蛋白质的 80%。生后几个月小肠上皮细胞渗透性高,肠道对大分子蛋白质的吸收能力较成人强,有利于母乳中免疫球蛋白的吸收,但同时可增加异体蛋白(如牛奶蛋白、鸡蛋蛋白)毒素、微生物以及未完全分解的代谢产物的吸收机会,

导致过敏或肠道感染，是婴儿湿疹高发的原因之一。因此，对婴儿，特别是新生儿，食物的蛋白质应有一定限制，避免过早添加特定的具有免疫原性的食物。

2. 脂肪　胎儿2～3个月开始分泌胆汁，但出生时胆汁缺乏、胃酸低。新生儿胃脂肪酶发育较好；胰脂酶分泌极少，甚至无法测定，2岁后达成人水平。母乳的脂肪酶可补偿胰脂酶的不足，故新生儿消化脂肪较好，脂肪吸收率在33～34周的早产儿为65%～75%；足月儿为90%；生后6个月婴儿则达95%以上。

3. 糖类　0～6个月婴儿食物中的糖类主要是乳糖，其次为蔗糖和少量淀粉。肠双糖酶发育好，能很好地消化乳糖，即使是早产儿也能接受乳制品喂养。足月时肠乳糖酶活性达高峰，生后可维持较高活性，断乳后活性逐渐下降。许多人在4岁后乳糖酶活性消失，是乳糖酶基因表达的选择性关闭的结果。

出生的新生儿几乎测不到唾液腺淀粉酶和胰淀粉酶的分泌，至生后3个月时分泌量少，活性低，容易在胃中灭活。唾液腺淀粉酶在出生3个月后活性逐渐增高，9～12个月达成人水平；而胰淀粉酶则在生后4～6个月开始分泌，6～9个月逐渐增高，2岁时达成人水平。婴儿生后几个月消化淀粉能力较差，故不宜过早添加淀粉食物。

（二）与进食有关的消化道发育

1. 觅食反射　是婴儿出生时即已具有的一种最基本的进食动作，是婴儿为获得食物出现的求生需求。3～4个月之后，婴儿已学会用哭等行为表现来表达需求，因此觅食反射逐渐消失。

2. 吸吮、吞咽发育　婴儿口腔小、舌短而宽、无牙、颊脂肪垫、颊肌与唇肌发育好，是婴儿吸吮的基础。在胎儿期11周时即能吞咽；28周时通过吸-吞反射，口腔内可有少量羊水摄入；34～35周时出现稳定的吸吮和吞咽动作。新生儿主要靠吞咽反射完成吞咽和吸吮，而足月儿的吸吮与呼吸、吞咽及胃排空力则逐渐协调。生后2月龄时婴儿吸吮动作更为成熟；4月龄时吸、吞动作分开，可随意吸、吞。婴儿有效吞咽时，可呈现舌体下降，舌的前部逐渐开始活动，可判别进食的部位，出现有意识咬的动作。舌上的食物可咬和吸，舌后部的食物则会吞咽。婴儿进食固体食物时，舌体顶着上腭，挤压食物到咽部，当食物团块到达咽后壁时，声门关闭，产生吞咽反射，食物团块进入食管、胃。6月龄时婴儿可有意识地张嘴接受用勺喂食，用吸吮动作从杯中饮奶，但此时将食物运到咽部的能力还很不成熟。食物的口腔刺激、味觉、乳头感觉、饥饿感均可刺激吸吮的发育。

3. 挤压反射　从出生至3～4月，当进食固体食物时舌体呈现抬高、舌向前吐出的挤压反射。对固体食物的抵抗是一种保护性反射，其生理意义是防止吞入固体食物到气管。

4. 咀嚼　咀嚼是有节奏地咬、滚动、磨的口腔协调运动，是婴儿食物转换的必需技能，一般在挤压反射消退后逐渐发育。婴儿生后7～9个月时可出现有节奏的咀嚼运动，而协调的咀嚼大约在12个月时建立，并在幼儿期逐渐完善。咀嚼发育代表小儿消化功能发育成熟，其发展有赖于后天学习和训练。咀嚼行为学习的敏感期在4～6个月，及时添加泥状食物是促进咀嚼功能发育的适宜刺激。有意训练7个月左右的婴儿咬嚼指状食物，9个月开始学习用勺子喂食，1岁学习用杯喝奶，均有利于儿童口腔功能发育的成熟。

5. 胃排空　新生儿期胃容量为30～60ml，3个月时为100～150ml，1岁时为

250～300ml。胃排空的时间与食物组成有关，例如，水的排空时间约为 0.5～1h，母乳约为 2～3h，牛乳约为 3～4h，混合食物约为 4～5h。能量密度是影响胃排空的主要因素，能量密度越高，则胃排空越慢。脂肪、蛋白质可延长胃排空时间，此外，温度、年龄、全身状况亦可影响胃排空时间。胃排空时间是决定喂养间隔时间的依据，一般情况下，安排婴儿一日六餐有利于消化。婴儿进餐频繁（超过每日 7～8 次），或延迟、停止夜间进食，可使胃排空不足，影响婴儿食欲。

6. 溢乳　15% 的婴儿常有溢乳表现，因初生时胃处于水平位置，韧带松弛，易折叠，同时贲门括约肌松弛，闭锁功能差，而幽门括约肌发育好，使 6 个月内的小婴儿常常出现胃食管反流。另外，喂养时方法不当，如奶头过大、婴儿吞入气体过多也可导致溢乳。

三、肠道菌群与消化功能发育

胎儿肠道是无菌的，出生后与外界环境接触，细菌从口咽和肛门部进入胃肠道，最后在结肠定居和繁殖、排出，逐渐形成一个复杂的生态系统。每克肠内容物中活菌数约为 10^{12} 个集落形成单位，其中双歧杆菌属等厌氧菌占 90%～99%，肠杆菌科、肠球菌属等兼性厌氧菌占 1%～10%。双歧杆菌属于乳酸菌，是肠道中最重要的益生菌，在生后 2h 出现，4～7d 达高峰，为新生儿的优势菌，到 1 岁左右断奶时双歧杆菌逐渐增多，保持优势并稳定下来。双歧杆菌等益生菌主要参与体内多种维生素的合成，如叶酸、烟酸、维生素 B_1、维生素 B_2、维生素 B_6、维生素 B_{12} 等；分泌溶菌酶、酪蛋白磷酸酶和多糖水解酶等，促进人体肠道微生物对蛋白质的消化、吸收；在特殊情况下，还有固氮作用；在肠内发酵后产生乳酸和醋酸，降低肠道的 pH 值，有利于钙、铁及维生素 D 的吸收，调节肠道正常蠕动；激活肠道免疫系统，有免疫佐剂的作用。

肠道菌群受食物成分的影响，单纯母乳喂养儿以双歧杆菌占绝对优势；而替代喂养和混合喂养儿中，肠内的大肠杆菌、嗜酸杆菌、双歧杆菌及肠球菌所占比例则几乎相等。

四、婴幼儿粪便

新生儿最初 3d 内排出的粪便由脱落的肠上皮细胞、浓缩的消化液、咽下的羊水构成，称为胎便。黏稠，呈橄榄绿色，无臭，2～3d 后即转变为普通的婴儿粪便。母乳喂养儿的粪便呈金黄色，稠度均匀，偶或稀薄而微带绿色，有酸味，不臭，pH 值为 4.7～5.1，每日排便平均 4～6 次，增加辅食后，排便次数即减少。牛乳喂养儿粪便色淡黄，较干，量多，微有腐臭味，每日排便 2～4 次，易发生便秘。混合喂养儿粪便呈黄色，较软，介于牛乳与母乳喂养之间，每日排便 2～4 次不等。添加淀粉后可使排便增多；添加水果、蔬菜等辅食后，粪便外观与成人粪便相似。每昼夜排便次数因人而异，多少不等，随年龄增加逐渐变为 1～2 次。

第二节　婴幼儿喂养

一、母乳喂养

《婴幼儿喂养全球策略》中推荐的最佳婴儿喂养措施是纯母乳喂养到 6 个月（180d）。

（1）纯母乳喂养是指除母乳外，不给婴儿吃其他任何液体或固体食物。

（2）几乎纯母乳喂养，指除母乳外，还给婴儿补充维生素、水、果汁，但每天不超过1～2次，每次不超过2口。

（一）乳房的解剖生理特点

1. 乳房结构　乳房中心是乳头，顶端有许多小窝，窝内有输乳管开口。围绕乳头、深色的皮肤是乳晕。乳晕内有小的腺体，可分泌油性液体以保持皮肤健康。乳房内有成千上万个乳腺泡及由许多个泌乳细胞组成的小囊。催乳素作用于泌乳细胞，使之产生乳汁。腺泡的周围是肌细胞，可收缩并挤出乳汁。缩宫素作用于这些细胞，使之收缩。小管或导管把乳汁从腺泡运输到乳房外，哺乳前乳汁储存在腺泡和导管中。哺乳时乳晕下面的乳窦扩张，暂时存放乳汁。具有分泌功能的腺泡和导管的周围是支持组织和脂肪，决定了乳房的形状和大小。大乳房和小乳房包含同样数量的腺组织，可产生足够量的乳汁。此外，乳头和乳晕的皮肤较薄，易于损伤（图2）。

2. 催乳素　当婴儿吸吮时，感觉冲动从乳头传到大脑，大脑底部的垂体反应性地分泌催乳素。催乳素经血液到达乳房，使泌乳细胞分泌乳汁。婴儿吸吮的次数越多，乳房产生的乳汁越多。

哺乳30min后催乳素在血液中的浓度达到高峰，乳房为下次哺乳而产乳。每次哺乳时，婴儿吃的是已经储存在乳房内的乳汁。催乳素在夜间分泌较多，并有抑制排卵的作用。

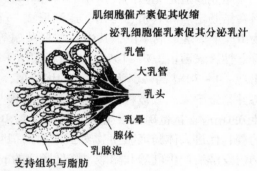

图2　乳房解剖

3. 缩宫素　当婴儿吸吮时，感觉冲动从乳头传到大脑，大脑底部的垂体反应性地分泌缩宫素，经血液到达乳房，使腺泡周围的肌细胞收缩，促使储存在腺泡内的乳汁经过导管流到乳窦下面的大导管。哺乳时乳汁暂时存放在乳窦里，由此形成缩宫素反射、射乳反射或喷乳反射。缩宫素在哺乳前和哺乳时分泌，促使乳汁流出。缩宫素比催乳素产生快，它使乳房内的乳汁流出，用于本次哺乳。在母亲想喂奶和婴儿吸吮前，缩宫素已发生生理作用。若射乳反射不好，婴儿可发生吃奶困难，好像乳房停止产乳，实际上乳房正在产乳，只是乳汁没有流出来而已。缩宫素可使产后子宫收缩，有助于减少出血。

（二）人乳的特点

人乳是婴儿天然的最好食物，含有多种营养成分，既是适应婴儿生长发育的营养素的主要来源，又可促进机体免疫功能和胃肠道功能，对婴儿的健康生长发育有不可替代的作用。一个健康的母亲可提供足月儿正常生长到6个月所需要的营养素、能量、液体量，不需要其他食物或液体。因此，母乳喂养是婴儿从胎内完全依赖母亲摄取营养和断乳后完全独立生活的一种过渡营养方式。

1. 营养丰富　人乳营养生物效价高，易被婴儿吸收。

（1）蛋白质：人乳中蛋白质的质量高，必需氨基酸比例适宜，乳清蛋白与酪蛋白之比为70∶30（牛乳为18∶82），在胃内凝块小，更容易被消化和有利于胃排空；且能提供更多的牛磺酸，对中枢神经系统发育有重要的调节作用。

（2）脂肪：人乳中的脂类系统提供了大约 50% 的能量，含不饱和脂肪酸较多，初乳中更高，其中富含花生四烯酸和二十二碳六烯酸，比牛乳高 4 倍，有利于婴儿的认知发展、体格生长和视力发育。人乳的脂肪酶使脂肪颗粒易于被吸收。

（3）糖类：人乳中糖类成分作为乳糖的营养来源和低聚糖的存在是很重要的。人乳中乙型乳糖含量丰富，有利于脑的发育；可促进肠道非致病菌如双歧杆菌、乳酸杆菌的生长，产生 B 族维生素；促进肠蠕动，软化粪便；乳糖在小肠远端与钙形成螯合物，避免了钙在肠腔内沉淀；同时乳酸使肠腔内 pH 值下降，有利于小肠内钙的吸收。

（4）矿物质：人乳中钙、磷比例适当（2∶1），虽然含量明显低于牛乳和婴儿配方产品，但对母乳喂养和代乳品喂养的足月儿在出生后第一年骨矿物质检测的结果却是相似的。低电解质浓度更适宜婴儿不成熟的肾发育水平。人乳中的矿物质与消化性蛋白相结合，以容易生物利用的复合物形式存在，易于被吸收。人乳中铁、锌及铜的含量较低，但人乳中含低分子量的锌结合因子-配体，易吸收，锌利用率高，锌、铜含量基本满足婴儿的营养需要。人乳中铁含量为 0.05mg/dl，与牛乳（0.05mg/dl）相似，但人乳中铁吸收率（49%）高于牛乳（4%）。在母乳喂养 6 个月后铁的含量就不能满足婴儿的生长需要了，因此建议早期补充铁制剂以预防婴儿发生继发性缺铁性贫血。

（5）维生素：母体维生素状态可影响乳汁维生素的含量，若母体维生素缺乏，其乳汁中的相应含量也降低。膳食补充可使乳汁维生素含量升高，饮食对水溶性维生素的影响更明显。母乳喂养的婴儿存在维生素 K 缺乏的危险，但正常菌群有助于提供适量的维生素 K。母乳喂养婴儿的肠道菌群中维生素 K_2 较少，维生素 K 的含量也低，易引起婴儿出血性疾病。因此为满足对维生素 K 的需要，临床上常在婴儿出生时常规注射一支维生素 K 制剂。人乳中维生素 D 含量较低，应鼓励家长让婴儿生后尽早进行户外活动，并适当补充维生素 D。

（6）水：母乳本身含水量约为 88%，比牛乳略高。纯母乳喂养在出生 6 个月内，能够满足绝大多数的婴儿的能量和营养需求，不必添加其他食物或液体，即使在炎热的气候亦是如此。额外的液体取代母乳，不仅不能增加整体的能量摄入，而且可能增加 2 倍的腹泻风险。

2. 生物作用

（1）缓冲力小：人乳 pH 值为 3.6（牛乳 pH 值为 5.3），更接近于胃液酸度（胃酸 pH 值为 0.9~1.6），对酸碱的缓冲力小，有利于消化酶发挥作用。

（2）免疫成分：母乳中多种不同种类的物质具有不同的抗菌能力（营养性被动免疫），在胃肠道、呼吸道及泌尿道的黏膜表面发挥广泛的作用。

人乳蛋白中的乳清蛋白含有一些特殊因子，如乳铁蛋白、溶菌酶和 sIgA 等，可阻止细菌的侵害并抑制细菌的活动。人乳中含有较多的乳铁蛋白，初乳含量更丰富（可达 1741mg/L），对铁有强大的螯合能力，可通过夺走大肠杆菌、大多数需氧菌和白色念珠菌赖以生长的铁，抑制细菌的生长，具有杀菌、抗病毒、抗炎症和调理细胞因子的作用，是重要的非特异性防御因子。溶菌酶能水解革兰阳性细菌胞壁中的乙酰基多糖，溶解细胞壁。初乳含有丰富的 sIgA，早产儿母亲乳汁中的 sIgA 高于足月儿。

脂质水解产物，如游离脂肪酸和单酸甘油酯，可防止病毒和原虫如贾第鞭毛虫的侵害及感染。母乳中的胆盐脂肪酶也有机体防御的作用。

糖类中的低聚糖和结合糖蛋白为人乳所特有，有利于乳酸杆菌、双歧杆菌的生长，与呼吸道、消化道内黏膜上皮细胞的细胞黏附抗体的结构相似，可防止病原体对黏膜表层的侵害，对婴儿机体的防御功能有重要作用。

人乳中含有大量的免疫活性细胞，初乳中更多，其中90%是中性粒细胞和巨噬细胞，10%为淋巴细胞，可释放多种细胞因子，通过吞噬、溶解作用和细胞内杀伤作用起到抗菌的效果。人乳补体及双歧因子含量也远远多于牛乳。双歧因子可促进乳酸杆菌生长，使肠道 pH 值达 4～5，抑制大肠杆菌、痢疾杆菌、酵母菌等的生长。

（3）生长调节因子：为一组对细胞增殖、发育有重要作用的因子，如牛磺酸、激素样蛋白（上皮生长因子、神经生长因子），以及某些酶和干扰素等。

3．其他　人乳具有经济（仅 1/5 配方奶费用）、方便、温度适宜、增进母儿间感情、有利于婴儿心理健康、促进乳母产后子宫复原等的优点。

（三）人乳的成分变化

人乳的组成成分是动态变化的，并受母体膳食和健康状况的影响。如脂肪、水溶性维生素、维生素 A、铁等营养素与乳母饮食有关，而维生素 D、维生素 E 不易由血进入乳汁，故与乳母饮食成分关系不大。

1．各期人乳成分　初乳为孕后期与分娩 4～5d 以内的乳汁。初乳量少，每日量约 15～45ml，黏稠，颜色淡黄或清亮，比成熟乳含有更多的蛋白质。初乳富含丰富的抗体，可保护婴儿防止感染和过敏；富含许多白细胞，可抵抗感染，并为婴儿提供出生后很多疾病的初次免疫；具有泻剂作用，有轻微的通便作用，帮助清理婴儿肠腔内的胎粪（第一次黑色粪便），从而排出胆红素，预防黄疸；富含生长因子，有助于婴儿肠腔发育，预防婴儿发生过敏或不耐受；含有丰富的维生素 A，可减轻感染的严重性。蛋白质与矿物质含量随哺乳时间的延长逐渐减少（表2）。

表2　各期人乳的成分（g/L）

	初乳	过渡乳	成熟乳	晚乳
蛋白质	22.5	15.6	11.5	10.7
脂肪	28.5	43.7	32.6	31.6
糖类	75.9	77.4	75	74.7
钙	0.33	0.29	0.35	0.28
磷	0.18	0.18	0.15	0.13

5～14d 的乳汁为过渡乳；14d 以后的乳汁为成熟乳；晚乳为生后 10 个月以后的乳汁，晚乳的总量和营养成分都较少。各期乳汁中糖类的含量较恒定。

2．哺乳过程的乳汁成分变化　每次哺乳过程乳汁的成分亦随时间而变化。前奶是在一次哺乳过程中先产生的乳汁，后奶是在一次哺乳过程中后产生的乳汁。

后奶含的脂肪较多，外观比前奶白。母乳的大部分能量由这些脂肪提供，乳汁中脂肪含量增高，可给婴儿停止哺乳的一个"安全信号"，因此每次婴儿喂奶时间不能太短，应该让婴儿持续吸吮，直到得到所需的全部奶量（图3）。

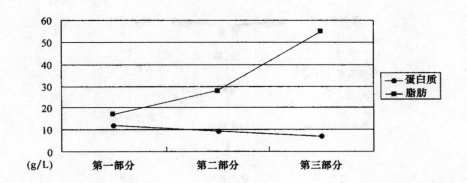

图3　人乳各部分蛋白质和脂肪成分变化

前奶外观比后奶颜色略淡，量很大，提供了丰富的蛋白质、乳糖和其他营养素。婴儿摄入大量前奶，得到了所需的全部水分。婴儿出生6个月内，即使在炎热的天气里，也不必喝水及其他饮料，婴儿喝水解渴后摄乳量会减少。

3．乳量　正常乳母平均每天的泌乳量随时间而逐渐增加，成熟乳量可达700～1000ml。婴儿出生后的第1d、第2d，母乳摄入量较少，但母亲的乳汁分泌量大于婴儿的摄入需要。决定母乳摄入量的是婴儿的摄入需要，而不是母亲的乳汁分泌能力。一般来说，产后6个月后乳母泌乳量与乳汁的营养成分逐渐下降。判断奶量是否充足需综合婴儿体重增长情况、尿量与睡眠状况来判断。

（四）建立良好的母乳喂养

成功的母乳喂养应当是母儿双方都积极参与并感到满足。因此，建立良好的母乳喂养有三个条件，一是孕母能分泌充足的乳汁；二是哺乳时出现有效的射乳反射；三是婴儿有力的吸吮。

1．产前准备　大多数健康的孕妇都具有哺乳的能力，即使当母体膳食营养素供应有限时，母体也能分泌足量优质的乳汁以满足婴儿生长发育的需要。大自然食物的多样性足以保证乳汁的分泌，哺乳期并不需要非常明显的膳食变换。同时，成功的母乳喂养需让母亲树立信心，关注母亲的感受，消除其关于母乳喂养的顾虑或误解，如哺乳是痛苦的，母乳喂养会引起乳房下垂，在公众面前哺乳的尴尬等。

2．乳头保健　扁平、坚硬或内陷的乳头会导致婴儿不能有效地衔住乳头。孕母在妊娠后期应每日用清水擦洗乳头；乳头内陷者用两手拇指从不同的角度按捺乳头两侧并向周围牵拉，每日数次。

3．刺激催乳素及乳房分泌　哺乳是维持泌乳的关键，泌乳与射乳机制具体见图4。

产后2周乳晕的传入神经特别敏感，诱导缩宫素分泌的条件反射易于建立，是建立母乳喂养的关键时期。产后0～15min或2h内吸吮是主要的条件刺激；0～2月的小婴儿每日多次、按需哺乳，有利于婴儿适应宫外生活，建立饥饿循环。两侧乳房应先后交替进行哺乳，每次哺乳应让乳汁排空。若一侧乳房奶量已能满足婴儿需要，则可每次轮流哺喂一侧乳房。

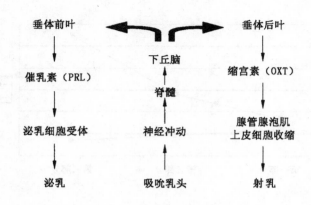

图 4　泌乳与射乳的机制

　　射乳反射的指征和感觉：①母亲在哺乳前或哺乳中感到乳房有压挤感或发麻。②当母亲想到婴儿，或听到婴儿哭时，乳汁从乳房流出。③当婴儿吸吮时，乳汁从另一乳房流出。④哺乳过程中如果婴儿离开乳房，乳汁从乳房中细流样流出。⑤在产后第 1 周哺乳时有宫缩痛，有时子宫还有恶露流出。⑥婴儿慢而深地吸吮和吞咽，表明吃到了母乳。

　　婴儿没有得到足够母乳的常见喂养原因：①开奶迟；②固定喂奶次数；③喂奶次数不够；④夜间不喂母乳；⑤喂奶时间短；⑥衔接不良；⑦用奶瓶或奶嘴；⑧喂辅食和（或）其他液体等。

　　4. 正确的喂哺技巧　一次有效的哺乳始于母亲正确地识别婴儿饥饿的信号，如烦躁不安，吸吮嘴唇或舌头，手伸向口腔，吸吮拳头或手指以及哭闹。一旦发现或怀疑婴儿饥饿，母亲就应帮助婴儿进入一个安静专注的状态以便哺乳。可以通过搂抱使哭闹中的婴儿安静下来，也可以哺乳前让婴儿用鼻推压或舔母亲的乳房。等待哺乳的婴儿应处于清醒状态，有饥饿感，已更换干净的尿布。错误识别或忽略饥饿信号可导致哺乳次数不够和随后的母亲泌乳不足、婴儿生长不良。乳量不足是过早停止母乳喂养最常见的原因。

　　婴儿吃母乳时有三个反射，一是觅食反射，当轻触婴儿的唇或颊部时，婴儿张大嘴并转头寻找，来回伸舌，通常是在寻找乳房；二是吸吮反射，当触及婴儿的腭部时，婴儿就开始吸吮；三是吞咽反射，当婴儿嘴里充满乳汁时进行吞咽。这些反射不需要学习，都是天生的。

　　正确的母婴喂哺姿势：

　　（1）婴儿体位：婴儿的头和身体呈一条直线；婴儿身体贴近母亲；婴儿的头部和颈部得到支撑；婴儿贴近乳房，鼻子对着乳头。

　　（2）婴儿衔接：婴儿口的上方有更多的乳晕；婴儿的嘴张得很大，下唇向外翻；婴儿下颌碰到乳房。

　　（3）吸吮：慢而深地吸吮，有停顿；吸吮时双颊鼓起；婴儿吃饱后释放乳房。

　　初生婴儿会在哺乳后入睡，如果婴儿醒来并开始寻找乳房，应继续哺乳。母亲应能认识到哺乳开始和结束时乳房充盈程度的不同，哺乳时母亲自己必须感觉舒适，如果感觉身体牵扯或疼痛，会影响其射乳反射。早产儿、生长发育不良的婴儿、肌肉发育较差及口腔肌肉无力或异常的婴儿需要更多的姿势辅助。一般每侧乳房的哺乳持续时间为 4～20min，哺乳 20～30min 或更长时间会导致泌乳不足或婴儿不能有效衔接乳房。大多数大龄婴儿在每次哺乳的最初 4min 内即可摄入 80% 的乳汁。

　　5. 乳母的情绪影响　影响泌乳与射乳的因素有多种：吸吮的频率、哺乳力量及强度等均可影响泌乳与射乳（图5）。与泌乳有关的多种激素都直接或间接地受下丘脑的调节，因此泌乳也受母亲情绪的影响。抑郁情绪可以刺激肾上腺素分泌，使乳腺血流量减少，阻碍营养物质和有关激素进入乳房，从而减少乳汁分泌。

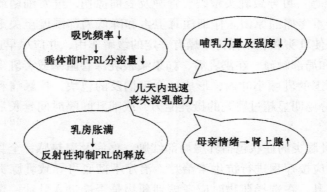

图5　影响泌乳与射乳的因素

　　射乳反射的促进因素有母亲的自身想法和美好的感受，如见到婴儿感到很愉快，想着婴儿的可爱之处，进行母乳喂养和抚摸或注视婴儿，或听到婴儿的笑声等。而母亲的不良感受，如疼痛、焦虑或怀疑自己奶量不足等都会抑制泌乳反射。因此，在婴儿早期应按需哺乳，这是十分重要的。

　　6. 社会和家庭的支持　认识到母乳喂养在婴儿健康的深远影响及开始于医院的母乳喂养经验会影响最终的喂养结果。①建立成文的可供健康保健人员日常交流用的母乳喂养常规。②培训所有健康保健人员执行该常规的必要技能。③告知所有孕妇关于母乳喂养的益处和管理方法。④帮助产妇在产后半小时内开始哺乳。⑤向母亲演示如何哺乳及如何保持泌乳。⑥除母乳外，不要给新生儿添加食物或水，除非有医疗指征。⑦实施母婴同室，让母婴一天24h在一起。⑧鼓励按需哺乳。⑨不要给母乳喂养儿人工奶头或替代物。⑩促进母乳喂养支持小组的建立，介绍母亲们参与。

　　丈夫及家人应给予乳母鼓励和帮助，保护母婴免受亲戚或朋友的过多干扰；为乳母提供三餐和干净衣物等，满足其基本生理需求；给婴儿洗澡、换洗等。

　　（五）不宜哺乳的情况

　　在大多数情况下，婴儿从母乳中感染疾病的危险性极小。经胎盘获得的 IgG 抗体和母乳中的免疫因子可给婴儿提供免疫防御，以抵抗周围环境中的大部分病原。

凡是母亲感染人类免疫缺陷病毒（HIV）、未治疗的淋病、乳头乳晕或乳房其他部位疱疹病变、患有严重疾病（如活动性结核病、慢性肾炎、糖尿病、恶性肿瘤、精神病、癫痫或心功能不全）等应停止哺乳。此外，乙型肝炎的母婴传播主要发生在临产或分娩时，是通过胎盘或血液传递的，目前没有证据表明乙肝携带者的母亲母乳喂养会增加婴儿患病的危险性。乳母患有结核病接受治疗后可恢复母乳喂养；患急性传染病时，可将乳汁挤出，经消毒后哺喂；患有半乳糖血症的婴儿不能母乳喂养；患有枫糖尿病或苯丙酮尿症的婴儿应在密切观察下进行部分母乳喂养。

（六）母乳喂养中的常见问题

1. 乳头疼痛　大多数母亲在产后 2 周内会感到乳头触痛，在婴儿衔接乳头的最初 0.5~1min 内不适感最明显，在其后的哺乳中渐渐消退。乳头衔接不良或不正确的吸吮技巧（如咬乳或牵拉等）可导致乳头皲裂、青肿及表面擦伤，继发细菌或真菌感染，是最常见的导致乳头严重疼痛的原因。仔细注意卫生和降低局部湿度至关重要，哺乳后彻底清洗感染的乳头并使乳头和乳晕保持干燥有一定的缓解作用，并应尽早进行常规检查。

2. 乳汁淤滞和局部触痛　在泌乳后，如果某根乳腺管阻塞或者乳房排乳不平衡，乳汁可局部积聚在周围的乳腺小叶内，形成一个可扪及的包块，伴触痛和烧灼感。多发生于产后 3d 乳汁的分泌明显超过婴儿的摄乳能力，或哺乳间隔时间延长后，如果不及时疏通会发生乳腺炎。

3. 乳腺炎　乳腺炎的症状包括乳房局部红肿、疼痛及温热感，全身发热，需经常彻底排空乳房，同时应按疗程进行抗生素治疗，治疗不彻底可导致乳腺炎复发。提倡患乳腺炎的乳房继续哺乳。在选择药物时应考虑到药物是否能进入乳汁，青霉素、氨苄西林或红霉素是首选药物，禁用磺胺类药物。

4. 母乳分泌不足　泌乳速度和泌乳维持主要受母体循环中缩宫素和催乳素水平，以及周期性降低乳房内压力的影响。母亲的心理压力可抑制激素释放，而放松音乐有助于减轻压力，增加射乳。乳母认为自己不能分泌足够的乳汁而提早停止哺乳是最常见的原因。观察婴儿生长发育是否正常是判断奶量是否充足的主要依据：①婴儿体重增长良好，即每月体重增长大于 500g。②尿量每日大于 6 次，则表明母乳分泌充足，同时每次哺乳前母亲乳房有胀奶的感觉，并随哺乳变得松软，婴儿在吃完奶后有满足的表情。婴儿没有得到足够母乳的征象包括：①婴儿在喂奶后不满足；②经常哭闹；③频繁喂奶；④喂奶持续时间过长；⑤拒吃母乳；⑥婴儿大便干硬或发绿；⑦婴儿不经常排便且排便量少；⑧母亲挤奶时挤不出奶；⑨怀孕期间乳房不增大及产后无乳汁分泌等。

5. 母乳性黄疸　未结合型高胆红素血症形成的黄疸与母乳喂养有关。

（1）早发型母乳性黄疸（母乳喂养性黄疸）：出现在产后 1 周内，主要因哺乳次数不够、母乳摄入不足、热量不足及胎便排出延迟导致肠肝循环增加所致。防治中应注意：①鼓励频繁喂奶，避免添加糖水，喂奶最好在每日 10 次以上。②监测胆红素浓度。③血清胆红素达到光疗指征时可光疗。

（2）晚发型母乳性黄疸（典型的母乳性黄疸）：一般逐渐开始，黄疸高峰出现在产后 1 周之后。主要与母乳中的一种或多种因子刺激胆红素肠肝循环有关。虽然出现黄疸，但母亲哺乳正常，婴儿乳汁摄入充足且生长发育正常。

防治中，若：①血清胆红素 < 257μmol/L（< 15mg/dl）时不需停母乳。②血清胆红素 > 257μmol/L（> 15mg/dl）时，暂时中断母乳喂养 3d，当恢复母乳喂养时血清胆红素可能会轻度增加，但一旦循环被阻断，再次出现黄疸的可能性很小。③血清胆红素 > 342μmol/L（> 20mg/dl）时则考虑加光疗。

二、部分母乳喂养

同时采用人乳与配方奶或兽乳喂养婴儿称为部分母乳喂养，可分为：①高比例母乳喂养，指母乳占全部婴儿食物的 80% 及以上。②中等比例母乳喂养，指母乳占全部婴儿食物的 20% ~ 79%。③低比例母乳喂养，指母乳占全部婴儿食物的 20% 以下。

1. 补授法　当人乳不足，母乳喂养的婴儿体重增长不满意时，采用配方奶或兽乳补充母乳喂养为补授法，适用于 6 个月内的婴儿。补授时，母乳哺喂次数有利于刺激母乳分泌，不致使人乳量日益减少。

2. 代授法　用配方奶或兽乳替代一次至数次人乳喂养为代授法。母乳喂养婴儿至 4 ~ 6 月龄时，为断离人乳开始引入配方奶或兽乳时宜采用代授法。

三、替代喂养

4 个月以内的婴儿由于各种原因不能进行母乳喂养时，完全采用配方奶或其他兽乳等喂哺婴儿称为替代喂养。当母乳喂养几乎不能给婴儿提供所需的热量时，即为象征性母乳喂养。母乳喂养的优越性同时充分表明替代喂养的危害。

（一）替代喂养的基本要求

替代喂养的基本要求是：①可接受性：在母乳不能满足婴儿生长需要时，母亲能认可选择替代喂养的方法。②可行性：母亲或家庭成员有充足的时间、知识、技术及其他资源准备食物和喂养婴儿，并得到家庭、社区和社会的支持。③可负担性：母亲与家庭能够负担得起所有的食物成分、燃料、清洁用水在内的替代喂养的费用。④可持续性：母亲能得到安全喂养所需要的、持续的供应。⑤安全性：正确和卫生地储存替代食物和清洁地使用杯子。

（二）乳类选择

由于种类的差异，兽乳所含的营养素不适合人类的婴儿，故一般替代喂养和婴儿断离母乳时应首选配方奶。

（三）牛乳的改造

以人乳作为参照，降低牛乳中的酪蛋白、无机盐的含量；添加一些重要的营养素，如乳糖；强化婴儿所需要的微量营养素和微量元素，尽可能调配到与人乳相仿，并保持无菌和易于消化。以下以全牛乳为例：

1. 加热　经煮沸便可达到灭菌的要求，且能使奶中的蛋白质变性，同时短链脂肪酸易挥发而失去香味，酶及维生素也易遭到破坏。

2. 加糖　一般 100ml 牛奶中可加蔗糖 5 ~ 8g。加糖不仅可增加甜味，或增加能量，更重要的是可改变牛乳中营养素的比例，有利于吸收，软化粪便。

3. 加水　牛乳中所含的蛋白质和矿物质比人乳多 2 ~ 3 倍，为了使它更接近于人乳，应加以稀释。若用米汤稀释，不仅能增加热量，避免大蛋白质凝块的形成，还可防止肠道内发酵。稀释的程度与小儿的月龄有关：生后不满 2 周者可采用 2∶1 奶（2 份牛奶加 1 份水），以后逐渐过渡到 3∶1 或 4∶1 奶，满月后即可用全奶。

（四）奶量的计算

按乳儿每天所需的总能量和总液量来计算奶量。以 4 月龄为例，每昼夜按需要液量 150ml/kg、能量 418.4kJ/kg（100kcal/kg）计算，则总能量为 2510.4kJ（600kcal），每 100ml 牛奶的能量为 284.5kJ（68kcal），加入 8g 糖后的热量约为 418.4kJ（100kcal）。故每日哺给含 8% 糖的牛奶 600ml 即可满足能量需要，总液量为 150ml/kg×6kg＝900ml，扣除奶量外应加水 300ml。

一般市售婴儿配方奶粉 100g 供能约 2092kJ（500kcal），婴儿能量每天需要量约为 397.5～418.4kJ/kg（95～100kcal/kg），故每天配方奶粉 20g/kg 可满足婴儿需要。

在生产过程中，牛奶蛋白经热处理修饰，减少了蛋白质的致敏特性。大豆中含有丰富的相对高质量蛋白，现代大豆配方奶粉通过补充含蛋氨酸的大豆蛋白，改进的蛋白质特性与牛乳非常相近。

（五）替代喂养方法

替代喂养喂哺婴儿亦需要有正确的喂哺技巧，包括正确的喂哺姿势、唤起婴儿的最佳进奶状态。

1. 用杯子喂奶的好处　①杯子易用肥皂和水清洗干净。②杯子不能长时间存奶而造成细菌繁殖的时间。③用杯子喂奶可降低婴儿患腹泻、耳部感染和龋齿的风险。④用杯子喂奶时必须怀抱婴儿，看着婴儿，并给婴儿必要的接触，避免让婴儿独自吸取。⑤杯子不会干扰婴儿吸吮乳头。⑥用杯子喂奶使婴儿能控制自己的摄食量。

2. 用杯子喂哺婴儿的方法　将手洗净，让婴儿坐在母亲的膝上使其保持直坐或半坐姿式。将一次喂哺量的奶放入杯中，将杯子放到婴儿唇边，倾斜杯子使奶汁刚好能碰到婴儿的嘴唇，杯子轻轻放在婴儿的下唇上，杯子边缘碰到婴儿上唇的外面。不要将奶汁倒入婴儿口中，只是把杯子放在婴儿的唇边，让婴儿自己喝，此时婴儿会敏捷地睁开眼和张开嘴喝奶。当婴儿吃饱后，会闭上嘴巴不再喝奶。如果婴儿没有吃到预期的奶量，下次会多吃些，应计算婴儿 24h 的摄入量，而不是每次的奶量。

3. 奶瓶喂养　应选用适宜的奶瓶和奶嘴，奶嘴孔的大小以能使奶汁能缓慢、连续地滴出为宜。奶瓶、奶嘴喂哺后需清洗、煮沸消毒。

喂毕将婴儿抱直，头依母肩、拍背，以利于将哺乳时胃内吞入的空气嗳出，可避免溢乳和腹部不适。

4. 奶粉调配　调配时，按重量比例，为 1∶7，如盛 4.4g 奶粉的专用小勺，一勺宜加入 30ml 温开水。按容积计算一容积的奶粉加 4 容积的水，即 1∶4。奶液即冲即食，水温适当。

四、食物转换

母乳喂养婴儿的食物转换问题是帮助婴儿逐渐引入其他食物；部分母乳喂养和替代喂养婴儿的食物转换是逐渐引入其他食物。婴儿 6 个月以后需要增加母乳之外的食物，称为辅食。

（一）辅食添加的重要性

1. 补充母乳的不足　母乳只能满足 6 个月内婴儿生长发育的需要，6 月后婴儿生长发育很快，需要的营养多，单纯母乳和配方奶提供的营养已经不能完全满足婴儿生长发育对营养的需要，要逐渐添加非乳类的辅助食品，包括蛋、肉类、脂类、蔬菜类和水果类食品。

2. 咀嚼功能发育的需要　学吃泥糊状食物的关键期是出生后 4~6 个月，学习咀嚼的关键期为出生后 7~9 个月，咀嚼功能的发育完善有助于语言能力（构音、单词、短句）和认知功能的发育。适时添加辅食，可使婴幼儿能逐渐适应不同的食物，促进味觉发育，锻炼咀嚼、吞咽、消化功能。食物添加过程也是锻炼婴儿胃肠功能逐渐成熟的关键期。如果错过了关键期，即使提供充足的营养，也无法充分表达已被压抑的生长潜能。

3. 婴儿心理发展的需要　学吃泥糊状食物是婴儿减少对母亲的依赖，进行精神断奶的开始。从食物添加至完全断离母乳，是小儿心理逐渐成熟、迈向独立的重要转折期。学吃进程是促进小儿心理成熟的重要过程。

4. 刺激感知发展的需要　接触新的食物可刺激孩子各种感知（视觉、听觉、嗅觉、味觉、触觉等）的发展，从而促进其开启智力发育的需要。看到大人吃东西时，孩子会盯着食物，张开小嘴，兴奋地等着大人来喂，甚至会有咀嚼动作。一旦新食物进入口中，舌头即开始体验食物的性状、软硬和颗粒大小；鼻子开始闻食物的香气；味蕾开始品尝食物的味道。随后，这些感觉将传递到中枢神经系统形成丰富的神经通路，促进大脑的发育。婴幼儿握勺学吃饭，或手抓食物的过程，是手眼协调、精细动作的练习过程，有利于孩子情感、认知、语言和交流能力的发育。

5. 为断乳做准备　断乳的过程是补充食物的过程。多样化、多种美味的食品可让孩子享受到吃的快乐，从而养成不挑食、不偏食的好习惯，培养儿童良好的饮食习惯，为断乳做好最充分的准备。

（二）辅食添加

1. 添加的指导原则

（1）及时：当频繁的纯母乳喂养不能满足婴儿对能量和营养的需要时，就应及时添加辅食。

（2）足够：应提供充足的能量、蛋白质和微量元素，以满足婴儿生长发育的营养需求。

（3）安全：应清洁地储存和制备辅食，并且使用清洁的双手和器皿，而不是奶瓶和奶嘴喂食。

（4）适当喂养：依据儿童食欲和吃饱的信号提供食物，并且进餐次数和喂养方法要符合儿童年龄。

满 6 个月时，给婴儿喂稠粥和磨碎的食物易成功，因为婴儿已对家人吃东西感兴趣，并且能够自己拿食物，喜欢将一些东西放到嘴里，能更好地控制舌头使食物在口中移动，能通过上下颌的张合进行咀嚼运动。

过早添加辅食（在 6 个月前）的危害：辅食取代母乳而难以满足婴儿对营养的需求；给予方便喂食的水样稀汤（或粥）易导致婴儿营养素不足；缺乏母乳中的保护因子而增

加患病的危险性；辅食不如母乳清洁或难以消化而增加腹泻的危险性；婴儿不能很好地消化吸收非人体蛋白，可增加发生哮喘和其他过敏性疾病的危险；母乳喂养次数少又增加了母亲再次怀孕的危险。

过晚添加辅食的危害：因错过味觉、咀嚼功能发育的关键年龄，易造成进食行为异常，断离母乳困难；得不到所需的额外食物来满足其生长需求；生长发育减慢；得不到足够的营养素，可导致营养不良和营养缺乏，如因缺铁而导致贫血等。

2. 辅食添加的种类和质地　婴幼儿时期的三种食物阶段如下。

（1）液体食物期：出生后立即开始母乳喂养或配方奶喂养。

（2）泥糊状食物期：4～6个月后的换奶期添加泥糊状食品，如强化铁的米粉；其次应引入的食物是根块茎的蔬菜、水果，可补充维生素、矿物质类营养。7～8个月龄后逐渐引入粉末状动物性食物，如鱼类、蛋类、肉类和豆制品。

（3）固体食物期：从10个月左右起从多种食物相互搭配（液体、半固体和固体食物）到天然均衡膳食阶段，可吃家常食物。儿童进食浓稠、固体食物，能够获得更多的能量及多种富含营养的成分，包括动物类食物。

婴儿期三种食物喂养的过程，每个过程都不能出问题，任何喂养过程的偏差都会影响婴幼儿的生长发育，致使在下一阶段无法弥补。给幼儿引入块状食品存在一个窗口期，如果在10个月后添加块状食物，则会增加日后的喂养困难风险。

3. 良好辅食　应富含能量、蛋白质和微量营养素（特别是铁、锌、钙、维生素A、维生素C和叶酸）；易于儿童进食；不辣、不咸；受儿童喜爱；当地可获得且可负担。

4. 辅食添加原则　开始辅食添加的最佳年龄为6个月；继续母乳喂养至2岁或2岁以上；采用积极喂养的方法；安全地制备和储存食物；按年龄提供食物的需要量；食物的浓度要稠；膳食频率和能量密度要够；营养素含量全面。

5. 辅食添加的方法　婴儿用舌头推出，甚至出现恶心，表明还不能有效地吞咽半固体食物，需经过10～15次的反复尝试才能被接受。辅食的引入时间应在出生6个月后，添加辅食的方法见表3。

表3　辅食引入

月龄	性状	种类	主餐	辅餐	技能
4～6个月	泥状	米糊、果泥、菜泥	6次奶(断夜奶)	逐渐加至1次	用勺喂
7～9个月	末状	稀饭、烂面、菜泥、肉(鱼)末、鸡蛋、豆制品、少许盐、植物油	4～5次奶	1～2餐饭 1次水果	用勺喂 学用杯
10～12个月	碎状	软饭、碎菜、碎肉(鱼、禽)、豆制品、少许盐、植物油	2～3次奶	2餐饭,1次水果	抓食 断奶瓶 自用勺

辅食添加的措施：由少到多，即在哺乳后立即给予婴儿少量强化铁的米粉（1勺→2勺→多勺）；一种到多种，任何新辅食应在习惯3～4d后再换另一种，以刺激味觉的发育，单一食物引入的方法可帮助了解婴儿是否出现食物过敏或不耐受；从稀到稠，婴儿

辅食应逐渐增加稠度，其能量、密度应该高于母乳，约 3.3kJ（0.8kcal）；用勺进食，为训练婴儿的进食能力，可选用适合婴儿嘴大小的汤匙进食，可训练其吞咽和咀嚼功能；用杯进食，可帮助婴儿口腔动作协调，学习吞咽。婴儿患病时食欲常减退，消化功能也下降，此时不要添加新食物。

6. 安全制备和储存辅食　安全制备婴幼儿食物的方法：①选择经过安全处理的食品；②彻底加热食品；③食品即做即吃；④妥善储存熟食品；⑤彻底再加热食品；⑥反复洗手；⑦避免生食与熟食接触；⑧必须保持厨房所有表面的清洁；⑨避免昆虫、鼠类和其他动物接触食品；⑩使用符合卫生要求的水。

五、幼儿饮食

饮食行为的内容包括喂养行为、进食行为、食物选择和进食氛围。进食过程不仅影响儿童的生长发育和健康，对儿童社会心理和情感的发育也非常重要。儿童的进食行为随着年龄的增长逐渐由被动进食过渡到主动进食。

（一）幼儿进食特点

1. 生长速度减慢　1 岁后儿童的生长发育逐渐平稳，幼儿进食相对稳定，较婴儿期旺盛的食欲相对略有下降。

2. 食物转换　从流质、半流质转变为半固体、固体食物。随着食物种类的多样化，烹调方法也逐渐向成人饮食过渡，但此时乳牙尚未出齐，咀嚼、消化、吸收功能尚弱，不宜给予粗硬、油炸食品，应选择蒸煮食品（如汤面、烩饭、饺子、包子等），更受幼儿喜爱。

3. 心理行为影响　幼儿进食时也表现出强烈的自我进食欲望，忽略幼儿自主的要求，仍按小婴儿的方法喂养，可导致不合作与违拗心理；应允许幼儿参与进食，满足其自我进食欲望，鼓励但不强迫进食，以利于培养其独立进食能力。

4. 食欲波动　幼儿能自行调控能量摄入，调节进食的能力，餐间摄入的差别可达40%，；但一日的能量摄入则比较一致，只有 10% 的变化。

5. 进食技能发育状况　其与婴儿期的训练有关，若错过训练吞咽、咀嚼的关键期，长期进食过细食物，则在幼儿期可表现为不愿吃固体食物或含在嘴中不下咽。

6. 营养结局　指儿童生长发育和健康水平的总和，是由营养素、营养行为和营养气氛三个因素来决定的，而营养气氛包括烹调过程与进食过程。

（二）喂养方法

常用的方法有：①强迫喂养：是由养育人负责喂养，从而决定孩子何时进食、怎样进食以及进食量。②自由喂养：完全依赖儿童的个性和食欲进行喂养，放任儿童的进餐行为。③积极喂养：是养育人对孩子的提示和信号做出反应，并加以鼓励和表扬。

（三）膳食安排

膳食中各种营养素和能量的摄入需满足该年龄阶段儿童的生理需要。

照料是养育人和家庭为儿童提供健康生长发育所需的食物、卫生保健、刺激和情感支持的行为。使用良好的照料行为的一个重要时刻是在进餐时间可帮助儿童进食。

进餐次数的安排需合理，1～2 岁幼儿每日可进食 5～6 次，即 3 餐加上午、下午点心各一次，临睡前吃一次奶，每日奶量 500ml。2～3 岁逐渐减为 3 餐加下午点心，每日奶量

250～500ml，每次间隔 4h。频繁进食、夜间进食、过多饮水均会影响小儿的食欲。

积极喂养技术：①用微笑、眼神的接触以及鼓励的话语来对孩子做出积极的反应。②喂养要缓慢和耐心，情绪要良好。③搭配不同的食物，食物的味道和口感要多样化，从而鼓励孩子进食。④当孩子停止进食时，要等待，然后再次给予食物。⑤给予可以用手抓的食物以便孩子能自己吃。⑥若孩子易分心，应尽量减少干扰。⑦孩子吃饭时，家人应专心地和孩子待在一起。

第三节　营养状况评估

营养状况评估是指对人体从饮食中摄取的营养物质和机体生理所需之间是否适合的评价。其目的是了解个体或群体的实际营养状况，发现小儿的营养问题，及时采取相应的有效干预措施，减少营养性疾病的发生，保证小儿正常的生长发育。因此，营养状况评估是儿童保健工作中的重要措施之一。

完善的营养状况评估应包括临床评价、膳食调查和实验室检查三个部分。

1. 临床评价　包括体格发育指标的测量、病史（包括饮食史的采集）、体格检查和营养缺乏性疾病的检查，从而判断营养状况和营养偏离。

2. 膳食调查　是计算儿童从膳食中摄取的热能和各种营养素，以及这些营养素是否能够满足其需要。

3. 实验室检查　是测定营养储备及消耗状况（如体液或排泄物中所含各种营养素、代谢产物或其他化学成分）的生化分析。

一、定性评估

定性评估主要指临床评价，有助于临床医生判断儿童的膳食摄入能否满足其营养的需要。基本评价的目的是判断儿童的生长是否正常，良好的饮食习惯是否养成。

1. 直接询问现在和过去的健康状况　主要询问以前的健康状况、住院或手术史，询问呕吐物和排便状况以了解有无营养素丢失的情况。

2. 确定典型的膳食摄入　可通过 24h 回顾法或食物频率法得到儿童平常一天的食谱，简单了解各种食物及营养素摄入的数量及比例。还要询问儿童进食技能情况，以便评估儿童的饮食习惯。

3. 测量身高、体重和头围　与标准儿童生长正常值或参考值作比较。

4. 密切观察患儿　注意有无营养素缺乏的症状和体征。

二、定量评估

在基本营养评价过程中，若发现儿童具有以下一种或几种特征，则需要进行详细的营养评价：①不符合正常的生长发育规律；②食物摄入或食物的选择不恰当；③营养素过度丢失；④口腔发育迟缓。详细评价包括对个人史的记录和分析，食物摄入及进食行为的判定，恰当的体格生长测量以及一些具体的诊断检查。

1. 个人史　要了解影响患儿营养状况的疾病情况、手术情况，是否存在不协调的咀嚼、吞咽及呼吸运动，有无疾病限制性食物，因为这些情况将限制或影响营养素的吸收利用。有些药物的副作用会影响人的饥饿感和营养素的吸收与排出。全面的询问还应包括与饮食习惯形成相关的环境、社会及家庭因素。

2. **营养素的摄入** 详细营养评价的膳食调查应持续 3～7d（至少包含 1 个双休日），记录患儿所摄入的所有食物的数量和各种食物的比例，并将膳食调查结果与营养素的系列参考值进行比较。

3. **人体测量** 衡量一个小儿或一个群体营养状况经常使用的指标是身高、体重、头围和皮下脂肪的厚度。根据不同的年龄，从身高、体重衍变出以下常用的四个指标：年龄/体重；年龄/身高（身长）；身高/体重；年龄/头围。综合以上四个指标，可以比较全面地反映出小儿的营养状况，但现在不太常用腹壁脂肪厚度这个指标来衡量儿童营养不良。

4. **体格检查** 全面进行体格检查及神经系统检查，并注意相关营养素缺乏的体征。

5. **诊断检查** 包括确诊相关营养素失衡的生化检验及确定恰当的治疗方法的检查。

（一）膳食调查

儿童膳食调查要了解不同生活条件下儿童的饮食习惯和所吃食物的种类和数量，计算每人每日各种营养素的摄入量，并与每日推荐供给量标准（RNI）相比较，进行营养评估。

1. **调查对象、日期和季节** 调查对象因调查目的而定，对各类人群的选择也应有一定的代表性，如对幼儿园进行调查，要选择公办、民办的各种类型幼儿园。

2. **调查前的准备** 调查者必须得到家长、集体单位的领导、保健员及炊事员等有关人员的密切协作配合，以确保得到可靠的资料。调查者应向调查对象及有关人员详细说明调查的目的和方法，消除有关人员的顾虑，使其了解调查过程，以便主动配合，保证调查工作顺利进行。

3. **调查方法** 最常应用的膳食调查方法有称重法、称重记账法、查账法、记账法及询问法等。

（1）称重法：该法适用于集体单位、家庭和个人的膳食调查，一般要求调查 3～5d，最好能调查 7d。称重法调查步骤如下：

1）调查及资料收集方法：①由调查人员记录每餐的食谱及所用的各种食物的名称，称取并记录各种食物在烹调前的生重和烹调后的熟重。②称取并记录每人或每个班级的熟食分配量，进食完毕后再分别称量所剩的饭菜重量，熟食分配量减去剩余量即为实际摄入量。③如调查对象为集体单位，要准确记录各班每天每餐的就餐人数，以便计算人天数。

2）计算方法：①生熟比例：将各种食物的生重分别除以饭或菜的熟重。②各种食物的摄入量：将各种饭菜熟食的实际摄入量乘以该种食物的生熟比例，即为该食物的生食摄入量。如调查对象为集体单位，则需将各班所摄入的各种食物生重的总量除以调查期间的人天数，即可计算出各班每人每天进食的各种食物的生重。③人天数：若各餐人数相同，则 1 餐的总人数即为调查期间的总人天数。若 1 餐或 2 餐人数较少，而 3 餐的食物重量又不均等时，则以每餐主食消耗量比例或以每餐热量分配比例来折算人天数。对儿童来说，每餐热量的分配比为：早餐25%、午餐35%、晚餐30%、点心10%，然后将其相加即得总人天数。④每人每天各种食物的热量及营养素的摄入量：查对食物成分表中各种食物所含的营养素量及热能量，乘以各种食物的生重，然后将其相加，即为每人每天热量及各种营养素的摄入量。

（2）称重记账法：称重记账法是在调查开始前1d晚饭后称量该食堂中所剩余的各种生、熟食物的重量，记入"食物结存量"；将调查期间当日购进的食物量记入"食物购入量"；调查结束当天晚饭后称量该食堂中所有食物的生重和熟重，记入"食物剩余量"。同时还要记录调查期间每天每餐就餐人数，以计算人天数，即可计算出每人每天各种食物的消耗量。称重记账法所得结果与称重法极为接近，准确性较高。

（3）查账法：查账法可用于调查账目清楚的集体伙食单位，一般调查期限为1个月。其方法是在调查当月的月末查阅食堂账本，将记录的月初食物结存量、当月食物购入量及月末食物剩余量——记录下来，同时计算出全月就餐的人天数，求出每人每天的食物消耗量。查账法可评估较长时间的膳食情况，但其调查结果的准确性较差。

（4）记账法：记账法是对集体伙食单位进行膳食调查的一种简易方法。在调查开始的前1d晚饭后，查阅食堂账本记录，将当时的食物结存量记入"食物结存量"；食堂工作人员将调查期间（一般为5d）的每日购入食物量记入"食物购入量"；调查结束后，由调查人员查阅食堂账本记录，将食物剩余量记入"食物剩余量"。根据调查期间每餐就餐人数折算成人天数，最后得出每人每天各种食物的消耗量。记账法也可用于个人膳食调查。

（5）询问法：询问法是通过问答方式了解受检对象的膳食情况。该法适用于散居儿童的膳食调查，方法简单，使用方便，但不够准确。在受客观条件限制不能进行记账法或称重法时，应用该法也能获得初步的结果。调查前应先了解食物的供应状况，儿童常用餐具的容量规格，以便准确地估计儿童所摄入的食物量。调查时，询问被调查对象在某一段时间内所吃食物的种类名称及其数量，如主食每日进餐次数、时间、种类和数量等；同时对副食、儿童食品、点心、水果等的摄入量也应记录下来，以便计算摄入的热能和营养素的量。

4. 膳食调查结果评估　膳食调查结果应从数量和质量两个方面进行评估。

（1）热能和营养素的摄入量：将膳食调查所得的平均每人每天热能和营养素摄入量与其供给量标准相比较，以评估其满足程度，计算方法如下：

摄入量对供给量的满足程度（%）=（摄入量/供给量）×100%

若计算出的摄入量低于EAR，摄入不足的概率高达50%，则必须提高摄入；摄入量在EAR和RNI之间也可能需要改变，因为摄入不足的概率至少仍有2%～3%。

当能量摄入大于RNI（EAR）时，显示能量摄入足够，反之则说明能量摄入不足。要求三大宏量营养素供能比例应适当，即蛋白质、脂类、糖类产能分别约占总能量的10%～15%、20%～25%和50%～60%。每日三餐食物供能分布亦应适当，即早餐、中餐、点心、晚餐供能分别约占一日总能量的25%～30%、35%～45%、10%、25%～30%。当蛋白质摄入大于或等于RNI时，显示蛋白质摄入足够。优质蛋白应占膳食中蛋白质总量的1/2以上；矿物质、维生素摄入应大于或等于RNI或AI。

（2）热能营养素来源分配：计算蛋白质、脂肪和糖类供给的热能占总热能的百分比，再与合理的热能营养素来源分配相比较。

（3）热能食物来源分布：应计算谷类、薯类、豆类、植物性食物、动物性食物和纯热能食物所供给的热能分别占总热能的百分比。在儿童膳食中，谷类食物供给的热能不宜超过总热能的 70%，豆类及动物性食物供给的热能不宜低于 20%。因为当谷类食物所供给的热能比例高时，维生素 A、维生素 B_2、维生素 C 的摄入量就会不足；而豆类及动物性食物所供给的热能比例高时，人体所必需的营养素则容易满足。

（4）蛋白质食物来源分布：一般将蛋白质来源的食物分为豆类、谷类、其他植物性食物、动物性食物。计算方法为各类食物蛋白质摄入量（g）除以蛋白质总摄入量乘以 100%，即为各类食物蛋白质占蛋白质总摄入量的百分比。动物性蛋白质和豆类蛋白质应占蛋白质总摄入量的 50%。

（二）实验室检查

实验室检查包括生化检查和生理功能检查。生化检查是通过实验方法测定小儿体液或排泄物或组织中的各种营养素和营养素代谢产物或其他有关化学成分，以了解饮食中的营养素被吸收和利用的情况。检查指标包括血液中营养成分浓度、尿中营养成分、尿中代谢产物测定、组织中营养素测定和有关酶的测定等。在应用上述各种实验室指标来评估小儿营养状况时，必须注意有些指标受许多因素的影响，如疾病、感染、标本污染等，必须将其排除，并应与其他指标同时评估。

第四节　肥　胖

肥胖是全身脂肪组织普遍过度增生和堆积的慢性病。

【病因病理】

1. 病因　是由遗传和环境因素共同作用产生，环境因素中生活方式和个人行为模式是主要的危险因素。

2. 病理生理　由于脂肪细胞数量增加和（或）体积增大所致。若肥胖发生在脂肪细胞数量增多的三个阶段（出生前 3 个月、生后第 1 年和 11～13 岁），治疗较困难且易复发；若为因脂肪细胞体积增大所致的肥胖，治疗效果则较好。

【诊断】

1. 体格发育指标　体重是判断一个孩子体格发育是否正常的一项重要指标。体重为各器官、骨骼、肌肉、脂肪等组织及体液的量的总和，是代表体格生长的，可以判断出孩子的营养状况。

正常小儿出生时平均体重为 3.1～3.3kg。出生后第 1 周内由于哺乳量不足、水分丧失及排出胎粪，体重要暂时性下降 3%～9%，称为生理性体重下降。

年龄越小，体重增长越快。出生后头 3 个月每月增长 700～800g 及 1000g；4～6 个月每月增长 500～600g，故前半年每月平均增长 600～800g；6 个月后体重增长减慢，下半年每月增长 300～400g。一般 3～5 个月时体重可达出生时的 2 倍（6kg），1 岁时达 3 倍

（9kg），2 岁时达 4 倍（12kg），2 岁后到 11～12 岁前每年体重稳步增长约 2kg。进入青春期后体重猛增，每年可达 4～5kg，约持续 2～3 年。故小儿体重增长速度有两个高峰，即出生后 6 个月内和青春期。一般男孩较同龄女孩为重，但女孩青春期发育较早，故 10～13 岁的女孩常较男孩为重，待男孩进入青春早期后（12～15 岁）又可超过女孩。为便于日常应用，可按下列公式粗略计算小儿体重：

1～6 个月：体重（kg）＝出生体重（kg）＋月龄×0.6（kg）；

7～12 个月：体重（kg）＝出生体重（kg）＋月龄×0.5（kg）；

2 岁～12 岁：体重（kg）＝年龄×2（kg）＋8（kg），如 4 岁小儿的体重是 4×2＋8＝16（kg）。

正常同年龄、同性别儿童的体重存在个体差异，一般波动在 10% 左右。判断某一儿童的生长状况，需连续定期监测其体重才比较确切，如发现体重增长过多或不足，均应查找原因，尽快解决，使其恢复正常。

2. 个人史及家族史

（1）营养及喂养史：如过度进食，过食（偏食）高热能、高油脂食物，过度喂养，高热能奶方喂养，过早添加辅食等。

（2）生活与行为习惯：如家庭成员挑食和偏食可影响儿童进食习惯，家庭成员参加户外活动、体力活动情况等对儿童也有较大影响。

（3）家族史：家庭中有三代人肥胖、高血压、高血脂、动脉粥样硬化、2 型糖尿病和癌症等病史。

3. 临床表现　肥胖的好发年龄为小于 1 岁、5～8 岁及 10～13 岁的青春发育早期三个阶段。明显肥胖者常有疲劳感，用力时气短或腿痛。严重肥胖者由于脂肪堆积限制了胸廓和膈肌运动，可出现肥胖-换气不良综合征。单纯性肥胖患儿往往有行为偏差（如不爱运动等）。患儿由于肥胖受到嫌弃、取笑等，可引起各种心理异常，如自卑、胆怯、沉默、孤独、抑郁等，甚至影响其学习成绩和交往能力。

4. 体格检查　常规体检可见全身皮下脂肪普遍增加，分布均匀。女孩胸部脂肪堆积，应与乳房发育相鉴别，后者可触及乳腺组织硬结；男孩大腿内侧和会阴部脂肪聚集，阴茎可隐匿在阴阜脂肪垫中而被误诊为阴茎发育不良。应注意测定血压。

5. 实验室检查　推荐的实验室检查指标有空腹血糖、血脂、肝肾功能、肝脏 B 超等，建议筛查 2 型糖尿病、检查糖代谢指标。

6. 鉴别诊断　尽管继发性的肥胖很少，但仍需排除继发性疾病所致的肥胖。继发性肥胖多有如下特点：①伴有智力发育异常；②伴有明显的身材匀称度的异常；③伴有明显的特殊面容；④伴有生殖器官的发育异常；⑤向心性或是周围性肥胖等。应与遗传性、代谢性、内分泌疾病、中枢神经系统疾病等导致的继发性肥胖和药物诱发的肥胖相鉴别。

【防治措施】

1. 预防

（1）一级预防：对群体人群开展集中式肥胖知识的宣传教育，使人们对肥胖症有正确认识，从而建立良好的生活方式、饮食习惯和合理的膳食结构等；对个体应从诱发肥胖的因素着手进行一级预防。从孕期开始监测胎儿生长情况，鼓励母乳喂养，避免过度喂养，合理适时地添加辅食；让儿童建立良好的饮食习惯及合理的生活方式，进行适宜的体育活动；加强对青春期儿童，尤其是女孩的青春期健康教育，加强对营养知识、膳食安排和运动处方训练的指导，提高其对肥胖及相关知识的认知。

（2）二级预防：应定期体检，监测儿童生长发育情况；及时干预，防止体重超重，尤其有肥胖家族史的儿童，更应重视定期检测体重、身高等指标。

2. 治疗　应辨证施治，既要控制体重，又要保证儿童生长发育所需的营养。目前主张"运动处方、行为矫正、生活方式及饮食控制"的综合治疗。肥胖儿童、家长、教师、医务人员应共同参与。注意儿童期不使用减肥或减重的观念，只使用控制增重作为指导思想。一般不主张用减肥药，也不赞成禁食疗法。

（1）饮食调整：不仅要对摄入热量严格计算和控制，有选择性地进食或避免进食某些食物，还要对摄食行为、食物烹调方式进行调整。多食含纤维素的或非精细加工的食物，少食或不食高热量、高脂肪、能量密度高的食物，如油炸食物、软饮料、西式快餐、甜食、奶油制品等，减慢进食速度，但吃饭时间不宜过长。

（2）运动疗法：增加能量的消耗，减小脂肪细胞体积。运动形式包括有氧运动、有氧运动与无氧运动交替、技巧运动等，增加日常活动（如散步、做家务、步行上学、爬楼梯、打球、游泳等）。运动强度以平均强度为主，一般为最大氧消耗的50%（约为最大心率的60% ~65%），运动频率以每周3 ~5 次，运动时间每日1 ~2h 为宜。

（3）行为矫正：通过与肥胖儿童、家长、教师进行交谈和观察分析，找出主要的危险因素，让儿童和家长认识到肥胖对健康的近期和远期影响，配合治疗，制订详细的行为矫正方案，记录行为日记（包括饮食行为和生活行为）。

（4）药物、手术治疗：在儿童时期一般不采用。

第五节　蛋白质-能量营养不良

广义的营养不良概念包括营养不足和营养过剩两个方面，狭义的营养不良即指营养素的不足。营养不良包括蛋白质-能量营养不良（PEM），或蛋白质不足、能量不足以及微量营养素不足。

1. 摄入不足　喂养不当［包括食物量和（或）质的不足、喂养方法不当等］，如婴儿奶量不足、未及时和适当地添加辅食、奶粉配制过稀、幼儿长期摄入低能量低密度食物（粥、米粉、奶糕、汤等）等；较大儿童营养不良可为婴幼儿期营养不良的延续，或由于不良的饮食习惯（挑食、偏食、过多零食和饮料、不吃早餐等）引起。

2. 消化吸收不良　主要见于消化系统解剖或功能异常，如消化道畸形（唇裂、腭裂、先天性肥厚性幽门狭窄）、过敏性肠炎、消化道感染（如迁延性腹泻、慢性痢疾、严重寄生虫感染等）、肠吸收不良综合征、严重心肝肾疾病等，也可导致营养素吸收不良或消耗增加。

3. 营养需求增加　急、慢性传染病（如麻疹、伤寒、肝炎、结核）恢复期；生长发育快速期；慢性消耗性疾病（如结核、疟疾、恶性肿瘤）；先天不足和生理功能低下，如早产、双胎、多胎追赶生长而致需要量增加等。

【诊断】

1. 诊断标准

（1）病史：多有长期喂养不当或长期偏食、营养摄入不足，伴有消化系统疾病（如腹泻、肠吸收不良综合征等），先天畸形（如唇裂、腭裂），急、慢性传染病或慢性消耗性疾病（如肝炎、结核、痢疾、肠寄生虫病）和先天不足（如早产、多胎）等。

（2）体重下降：低于同年龄、同性别参照人群正常均值的15%或2个标准差以上。

（3）皮下脂肪减少：腹部皮褶厚度＜0.8cm。

（4）常伴活动减少：易疲乏，食欲减退，烦躁不安，头发干枯，病久者身高亦低于正常。

（5）排除其他引起消瘦的疾病如糖尿病等。

具有上述第（1）、（2）、（5）或第（1）、（3）、（5）项，伴或不伴第（4）项，可诊断为本病。

2. 分度　临床分为3度：Ⅰ度：体重低于正常均值的15%～25%，伴精神状态基本正常。Ⅱ度：体重低于正常均值的25%～40%，伴情绪不稳定、易疲乏、烦躁。Ⅲ度：体重低于正常均值的40%以上，伴精神抑郁，时有烦躁不安，反应迟钝、记忆力减退。

3. 分型诊断　营养不良亦可分为3型。

（1）消瘦型：为皮下脂肪变薄、肌肉减少，皮肤干枯、多皱，失去弹性和光泽，呈老人脸，骨瘦如柴。头发纤细而无光泽、干脆，易脱落。体弱、乏力、神萎或烦躁不安。低血压、低体温、身材矮小等，无水肿。血浆总蛋白和白蛋白正常。

（2）水肿型：为水肿表现，皮下脂肪不减甚至增多，外观呈虚胖。水肿为凹陷性，表情淡漠，伴有毛发稀疏、干脆、枯黄，指甲薄脆有横沟，皮肤干燥、色素沉着或脱屑、溃疡，肝脏肿大，肌肉萎缩，肌张力低下，甚至不能站立或行走。血浆总蛋白和白蛋白明显降低，总蛋白＜45g/L，白蛋白＜25g/L，常见于用淀粉类食物（如面糊）喂养的婴儿。

（3）混合型：兼有以上两型特征，患儿体重下降明显又有水肿。

4. 分类

（1）体重低下：反映儿童过去和现在有慢性或（和）急性营养不良。

（2）生长迟缓：主要反映过去或长期慢性营养不良。

（3）消瘦：主要反映儿童近期、急性营养不良。

5. 临床表现　早期表现是活动减少，精神较差，体重及生长速度不增。随着营养不良的加重，体重逐渐下降，主要表现为消瘦。皮下脂肪层厚度是判断营养不良程度重要的指标之一。皮下脂肪消耗的顺序先是腹部，其次为躯干、臀部、四肢，最后为面颊。皮下脂肪逐渐减少以致消失，皮肤干燥、苍白，逐渐失去弹性，额部出现皱纹，肌张力渐降低、肌肉松弛、肌肉萎缩呈"皮包骨"时，四肢可有挛缩。营养不良初期，身高不受影响，但随着病情的加重，骨骼生长减慢，身高亦低于正常。轻度PEM精神状态正常；重度可有精神萎靡，反应差，体温偏低，脉细无力，无食欲，腹泻、便秘交替。血浆白蛋白明显下降时出现凹陷性水肿，严重时感染，形成慢性溃疡。重度营养不良可伴有重要脏器功能损害。

　　PEM常见的并发症有营养性贫血，以小细胞低色素性贫血最为常见。还可有多种维生素缺乏，以维生素A缺乏最为常见。营养不良时维生素D缺乏症状不明显，恢复期生长发育加快时可伴有维生素D缺乏。大部分的患儿伴有锌缺乏和免疫功能低下，可加重营养不良，从而形成恶性循环。还可并发自发性低血糖，若诊治不及时，可危及生命。

　　6. 实验室检查　营养不良的早期往往缺乏特异、敏感的诊断指标。血浆白蛋白浓度降低为其特征性改变，但其半衰期较长而不够灵敏。胰岛素样生长因子-1（IGF-1）被认为是早期诊断灵敏可靠的指标。

　　7. 鉴别诊断　蛋白质明显缺乏而出现水肿者，应与心脏病、肾病性水肿、结核性腹膜炎、肝硬化所致的腹腔积液、过敏性水肿等相鉴别。

【防治措施】

　　1. 预防

　　（1）一级预防：主要是采取各种促进性措施，预防可能导致营养不良的各种高危因素，如健康教育、指导科学喂养（母乳喂养及辅食添加等）、合理安排生活、养成良好的进食习惯、预防疾病发生、预防接种、体格锻炼等。

　　（2）二级预防：如定期监测生长速度，及时发现体格生长异常。

　　2. 常见问题及处理措施

　　（1）低体温：保暖，监测体温。

　　（2）低血糖症：监测血糖，口服（或静脉滴注）葡萄糖。

　　（3）脱水：口服补液（低钠、低钾），纠正脱水。

　　（4）微量营养素缺乏：补充铜、锌、铁、叶酸及多种维生素。

　　（5）感染：抗生素、抗疟治疗，即使无典型临床症状。

　　（6）电解质失衡：补充充足的钾和镁。

　　（7）初始营养：保持低蛋白质和容量负荷。

　　（8）组织恢复营养支持：高能量密度、高蛋白、含所有基本营养素、易于吞咽和消化的饮食。

　　（9）刺激：通过精神运动刺激预防饥饿产生的长期的社会心理效应。

　　（10）预防复发：尽早寻找导致蛋白质-能量营养不良的原因，预防应包括家庭和社区的共同参与。

　　3. 治疗　住院期间重度营养不良的治疗分为3个阶段：

　　（1）第一阶段：调整机体内环境

　　主要包括：防治低血糖、低体温、脱水，纠正电解质紊乱以及抗感染。

　　（2）第二阶段：纠正微量营养素的缺乏

　　1）多种维生素及矿物质的补充：所有严重营养不良的患儿都有维生素和矿物质的缺乏，虽然贫血是其常见的症状，但是在发病初期不应马上给予铁剂的补充，因其可能使感染恶化，应该等到患儿恢复食欲且体重开始增加时再予以补充（通常在第二周）。电解质/矿物质/维生素联合应用对严重营养不良患儿的治疗是有效的，可替代电解质/矿物质溶液和叶酸的补充，但在第1d仍应给予大剂量维生素A和叶酸的补充。

　　2）初始喂养：在病情稳定阶段，患儿脆弱的生理状态和体内平衡能力的降低决定了应采取逐步调整的方式进行喂养。因此，若患儿可进食后应马上进行喂养，给予充足的能量和蛋白质，以维持患儿基本的生理过程。

具体操作如下：①少吃多餐低渗透压和低乳糖的食物。②口服或鼻胃管饲喂食（禁止肠外制剂）；每天补充能量 418.4kJ/kg(100kcal/kg)，蛋白质 1 ~ 1.5g/kg，液体 130ml/kg（严重水肿时可每天给予 100ml/kg，液体包括牛奶）。③如果是母乳喂养的患儿，应鼓励继续进行母乳喂养，但要确保各种营养素达到其需要量。具体喂养时间及其剂量见表 4。

表 4　儿童每天牛奶补充量推荐表

时间(d)	频率(h/次)	每次量(ml/kg)	每日量(ml/kg)
1 ~ 2	2	11	130
3 ~ 5	3	16	130
6 ~ 7	4	22	130

注：每 100ml 牛奶中含能量 313.8kJ（75kcal），蛋白质 0.9g。

3）监测指标：包括进食量及食物的残留量、呕吐情况、水样便的频率和每日的体重。患儿在稳定阶段，腹泻逐渐减少，水肿患儿体重会减轻。

（3）第三阶段：追赶性生长

患儿食欲的恢复是进入康复阶段的一个信号，通常在可进食后一周出现，应逐步过渡，以避免因突然大量进食而发生心力衰竭。在康复阶段，为达到每天高的摄入量和快速的体重增长（ > 10g/kg），需要积极的喂养方式。建议采用 8% 糖牛奶［每 100ml 牛奶含能量 418.4kJ(100kcal)，蛋白质 2.9g］进行喂养。具体操作为：

1）过渡时期的喂养：①在初始的 48h 采用配方奶进行喂养。②之后在连续的喂养中每次增加 10ml，直至喂食后有食物残留。大约每次进食量达到 30ml/kg（每天 200ml/kg）时会出现食物残留。③进行连续监测，每 4h 一次，如果每分钟呼吸频率增加幅度大于 5 次、脉搏增加幅度大于 25 次时，应减少每次的喂养量。

2）过渡后期的喂养：①配方奶（至少每 4h 一次），不限量喂食。②每天能量为 627.6 ~ 920.5kJ/kg(150 ~ 220kcal/kg)。③每天蛋白质为 4 ~ 6g/kg。④母乳喂养的患儿，鼓励继续进行母乳喂养，但母乳并不能为生长追赶提供足够的能量和蛋白质。

3）过渡期后评估体重增长水平的监测：①在每日清晨喂食前测量患儿体重；②每周计算并记录体重增长情况。

4）体重增长评估及处理：①差：每天增长 <5g/kg，患儿需要全面的重新评估。②中等：每天增长为 5 ~ 10g/kg，检查摄入需求是否得到满足，或是否有被忽视的感染。③良好：每天增长 >10g/kg，继续鼓励母亲和带养者进行合理的喂养。

5）提供感官刺激和情绪上的支持：在严重营养不良的患儿中，精神和行为的发育均有延迟，应给予：①温柔的呵护。②快乐、有刺激的环境。③结构化的游戏治疗，每天 15 ~ 30min。④在患儿症状好转的前提下，尽早开始身体活动。⑤母亲的参与，如安抚、喂食、洗澡、游戏等。

6）出院后的随访：患儿的身高体重达到90%可认定为疾病康复，但因为生长迟缓，患儿年龄的体重可能仍然偏低。良好的喂养方法和感官刺激在家庭里应该继续坚持。应教会父母或其带养者频繁喂食能量和营养密集型的食物和给予结构化的游戏治疗的方法。建议父母或其带养者带患儿定期至儿保门诊复查，确保疫苗的接种和确保每6个月给予一次维生素A。

第六节　维生素缺乏

一、维生素A缺乏

维生素A缺乏病是因体内缺乏维生素A所引起的全身性疾病。

1. 代谢　维生素A是指一组紧密相关的化合物，包括视黄醇、视黄醛、视黄酯及视黄酸，而视黄醇是维生素A最基本的形式。类胡萝卜素是视黄醇的前体物，在肠道内可转变为视黄醇。视黄酸是维生素A在体内最重要的活性代谢产物，发挥调节基因表达作用。维生素A对维持正常视力、保持上皮细胞的完整性、预防感染、免疫应答、造血、骨骼生长、生殖功能、胚胎发育等具有重要作用。

（1）来源：动物性食物和植物性食物。类视黄醇来源于动物性食物，如肝、鱼肝油、蛋黄、奶油、母乳、牛奶。母乳中含维生素A 185~265U/dl，其中视黄酯占总量的94%~96%，初乳中含量更高。营养良好母亲的母乳中所含的维生素A能满足6月以下婴儿生长。视黄醇从母体运至胎儿体内主要是在妊娠最后3个月。类胡萝卜素来源于植物性食物中的各种胡萝卜素，在深红黄绿蔬菜和水果中含量较多，是维生素A的主要来源。

（2）用量：维生素A的膳食营养素每天参考摄入量，婴幼儿为400µg，4岁以上儿童为750µg，青少年为800µg，孕妇为1000µg，乳母为1200µg。

维生素A和β-胡萝卜素皆为脂溶性，每餐5~10g的脂肪就能保证维生素A的吸收。维生素A经人体摄入后，与其他脂类聚合，在小肠经胆汁和胰脂酶的作用，通过小肠黏膜上皮细胞被吸收。在肠黏膜酯化成棕榈酸视黄酯后与乳糜微粒结合，通过淋巴系统入血后转运并储存于肝。需要时再水解成视黄醇，与视黄醇结合蛋白和前白蛋白结合，转运至全身，此转运需要锌的辅助。50%~80%的维生素A储存于肝脏，β-胡萝卜素则储存于所有脂肪组织，肝储量较少。

2. 高危因素

（1）先天储存不足：早产儿、双胎儿、低出生体重儿等，体内维生素A储量不足，又因生长发育迅速，易发生维生素A缺乏。

（2）摄入不足和需求增加：如婴儿母乳不足或因无母乳长期给予单纯淀粉类食物喂养，或断母乳后，给予脱脂乳、炼乳，辅食品种贫乏，动物性食物及富含β-胡萝卜素的蔬菜、水果摄入少。另外患慢性感染性疾病、肿瘤等，可使维生素A的消耗增多。

（3）吸收不良：各种消化系统疾病，如慢性痢疾、慢性肝炎、肠炎、先天性胆道梗阻等或膳食脂肪过低影响维生素A及β-胡萝卜素的吸收。

（4）代谢障碍：肝病、甲状腺功能低下、蛋白质营养不良导致视黄醇结合蛋白合成不足、锌缺乏等，可使维生素 A 从肝脏转运产生障碍，导致血浆中维生素 A 含量降低。

【诊断】

1. 诊断标准

（1）维生素 A 缺乏：眼部有明显症状，血清维生素 A 减少至 < 0.7μmol/L（200μg/L）以下。

（2）亚临床状态缺乏：血清维生素 A 测定 < 0.699μmol/L（200μg/L）和 > 0.349μmol/L（100μg/L），或相对剂量反应试验率 > 20%。

（3）可疑亚临床状态：膳食调查维生素 A 摄入量 < 59% 膳食供给量标准，血清维生素 A 测定值 < 0.699 ~ 1.046μmol/L（200 ~ 299.9μg/L）。

2. 临床表现

（1）临床型维生素 A 缺乏（图 6）：典型的维生素 A 缺乏表现为：①眼部症状：首先是暗光下视力减退，随后暗适应时间延长，逐渐发展成夜盲症；数周后，球结膜及角膜干燥，失去光泽，称为干眼症。结膜颞侧角膜边缘处干燥，起皱褶，角化上皮细胞堆积，形成大小不等、形状似泡沫样的三角形白斑，称毕脱斑。继而出现角膜软化、畏光、眼痛、有异物感，常用手揉眼，易合并感染。严重者角膜溃疡、坏死、穿孔，虹膜和晶状体脱出而致盲。②皮肤黏膜改变：皮肤干燥、粗糙、脱屑，毛囊腔内被角化物充填而呈棘状丘疹，抚摸时有鸡皮疙瘩感，以四肢伸侧及肩部多见。毛发干枯，易脱落，指甲脆薄，失去光泽，易折裂。③其他非特异表现：易患呼吸道、消化道及泌尿道感染，常迁延不愈；贫血，常伴营养不良。

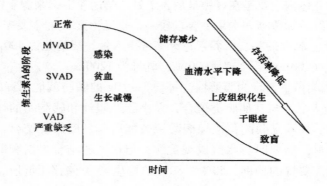

图 6 维生素 A 缺乏的表现

（2）亚临床型和可疑亚临床型缺乏：在流行地区，膳食维生素 A 摄入量 < 59% RNI，可出现反复呼吸道、消化道及泌尿道感染和贫血等非特异性维生素 A 缺乏症状，要予以考虑。

3. 个人史 详细询问孩子的喂养和患病史，可提示是否存在缺乏可能。对来自维生素 A 缺乏的流行地区，采用膳食回顾调查可发现富含维生素 A 及 β-胡萝卜素食物的摄入量不足，而早产儿、低体重儿和双胎易出现缺乏。患各种消化道疾病或慢性消耗性疾病史等应高度警惕维生素 A 缺乏的可能。

4．实验室检查

（1）血清视黄醇浓度：是评价维生素 A 营养状况的常用指标，正常水平为 0.70～2.56μmol/L，可疑亚临床型缺乏（或边缘型缺乏）为 0.70～1.05μmol/L，亚临床型缺乏为 0.35～0.70μmol/L，而临床型缺乏则为 ≤0.35μmol/L，伴眼部和皮肤的临床表现。

（2）相对剂量反应（RDR）试验：可反映肝内维生素 A 的储备状况，在高度怀疑时可用此进一步确定。测定前先测空腹血清维生素 A 浓度（A_0），然后口服维生素 A 450μg，早餐低维生素 A 饮食，5h 后午餐前复查血清维生素 A 浓度（A_5），按公式 RDR =（$A_5 - A_0$）/A_5×100% 计算。若 RDR 大于 20% 为阳性，提示肝内维生素 A 储存不足。

（3）血浆视黄醇结合蛋白浓度：此与血清维生素 A 有比较好的相关性，若低于23.1mg/L 则有维生素 A 缺乏可能，但在感染、蛋白质-能量营养不良时亦可降低，应同时检查 C 反应蛋白（CRP）。

（4）尿液脱落细胞检查：取新鲜中段尿 10ml，在其内加入 1% 甲紫液数滴，摇匀后计数上皮细胞。如无泌尿道感染，大于 3 个/mm^2 为异常，可考虑有维生素 A 缺乏；若找到角化上皮细胞则具有诊断意义。

（5）暗适应测定：可用于评估早期的维生素 A 缺乏，需排除其他疾病影响因素。此方法不适用于婴幼儿。

（6）眼结合膜印迹细胞学方法：经采样、固定、染色，显微镜下区分细胞种类、大小、形态，以判定维生素 A 营养状况，结果与血清维生素 A 浓度呈正相关，可用于检测亚临床维生素 A 缺乏。

【防治措施】

1．预防

（1）一级预防：每日膳食中的维生素 A 摄入量应达到膳食营养素参考摄入量，提倡母乳喂养，并应该在孩子出生后 15d 及时添加维生素 A 和维生素 D，对母乳不足或者没有母乳的孩子指导其食用配方奶粉。在高危地区，6 个月以下婴儿的母亲应在产后 6 周内补充 40 万 U 的维生素 A，以提高母乳中的维生素 A 浓度。早产儿吸收脂肪及维生素 A 的能力较差，生后宜给予水溶性维生素 A 制剂。在维生素 A 缺乏的流行地区，可采取每隔半年给予一次维生素 A 口服的方法来预防。对患慢性感染性疾病、慢性消耗性疾病的患者应控制传染病，及早补充维生素 A 制剂。适量食用富含维生素 A 与 β-胡萝卜素的食物。

（2）二级预防：针对早期可疑病例，应进一步进行相对剂量反应试验、暗适应检测等。对亚临床状态及边缘型维生素 A 缺乏者，除了增加膳食中维生素 A 及 β-胡萝卜素的摄入，积极治疗原有营养缺乏病及其他慢性疾病外，可每天服用维生素 A 450～600μg（1500～2000U）。

2．治疗　一旦诊断为临床型维生素 A 缺乏后，应立即给予维生素 A 口服补充，包括急诊时，以减少后遗症的发生。首次补充剂量根据年龄而定，常规的预防与治疗性剂量补充见表 5。加强眼部护理，可用油剂维生素 A 滴眼以保护角膜与结膜，用抗生素眼药如红霉素眼膏等控制感染，并用 1% 阿托品扩瞳，以防虹膜脱出及粘连。

表 5　维生素 A 常规的预防与治疗性剂量建议

年龄	治疗性	预防性	频率
<6 月龄	50000U	50000U	在 10 周龄、14 周龄和 16 周龄接种及脊髓灰质炎疫苗接种时
6～11 月龄	100000U	100000U	每 4～6 个月一次
>1 岁	200000U	200000U	每 4～6 个月一次
产妇	200000U	400000U	产后 6 周内

二、维生素 K 缺乏

维生素 K 缺乏症又称获得性凝血酶原减低症,是指由于维生素 K 缺乏导致维生素 K 依赖凝血因子活性低下,并能被维生素 K 所纠正的出血。存在引起维生素 K 缺乏的基础疾病、出血倾向、维生素 K 依赖性凝血因子缺乏或减少为其特征。

1. 代谢　维生素 K 基本不经胎盘转运,即使母体血浆中含量正常,脐带血也检测不到维生素 K,组织中的维生素 K 正常时来源于肠道菌群。摄入的维生素 K 首先与其他物质共同形成可溶于肠道含水腔的混合微团,再通过淋巴系统与乳糜蛋白结合后转运至肝脏。在肝脏内维生素 K 激活羧基酶,在肝细胞微粒体环氧化酶的作用下,维生素 K 依赖因子(Ⅱ、Ⅶ、Ⅸ、Ⅹ)的羧基与谷氨酸结合成羧基谷氨酸后,形成能与钙离子螯合的具有活性的凝血因子。在肝脏内的半衰期约为 17h,再被带入血浆中。其吸收取决于正常的胰腺和胆道功能,吸收率变化在低于 10% 至高于 80%。新生儿对维生素 K 的每天需要量估计为 5μg,中国营养学会推荐青少年的膳食适宜摄入量可据每天 2μg/kg 计算。

2. 高危因素　孕母服用影响维生素 K 代谢的药物如乙内酰抗惊厥药、头孢类抗生素或香豆素抗凝剂;人乳中维生素 K 的含量为 1～2μg/L,初乳中几乎不含维生素 K,而单纯母乳喂养时,新生儿的肝功能尚未发育完善,胆汁中胆酸含量低下;肝、胆、胰疾病引起的吸收利用障碍及长期广谱抗生素可导致肠道菌群失调等可使维生素 K 合成减少,均可增加这种类型出血性疾病的危险性。

【诊断】

1. 判定标准

(1) 主要指标:①突然出现的出血:如颅内出血、消化道出血、肺出血、皮下出血、出血部位出血不止等。②实验室检查:血小板、出血时间正常,而凝血酶原时间或部分凝血活酶时间延长,或维生素 K 缺乏诱导蛋白阳性,或血清维生素 K 浓度低下或测不到。③给予维生素 K 后出血停止,临床症状得以改善。

(2) 次要指标:①3 个月以内小婴儿;②母乳喂养;③母亲妊娠期有抗惊厥、抗凝血、抗结核及化疗用药史;④肝胆疾病史;⑤长期服用抗生素史;⑥反复腹泻史。

凡具备 3 项主要指标或 2 项主要指标及 3 项次要指标者可诊断为维生素 K 缺乏出血病。

2. 临床表现　根据发病时间分为三型:

(1) 早发型:多与母亲孕期服用干扰维生素 K 代谢的药物有关,其新生儿生后 1d 内发病。临床出血程度轻重不一,可从皮肤出血、脐部渗血到消化道、颅内及腹腔等多器官出血,颅内出血常是致命的。

（2）经典型：生后 2~5d 的新生儿发生脐部、胃肠道或弥漫性皮下出血，早产儿可晚至第 2 周。婴儿一般情况好，若能度过危险期，一般于生后 10d 自然痊愈（早产儿可迟至 2~3 周）。除外严重感染、消化道畸形及溃疡、坏死性小肠炎后应拟诊该病。应用维生素 K 或输入凝血酶原复合物、新鲜血浆后出血停止，临床可诊断该症。

（3）晚发型：生后 1~3 个月发病。以颅内出血最常见，其次是皮下、胃肠道和黏膜下出血。多见于纯母乳喂养儿，伴轻度肝功能异常。其他诱因还有营养不良、低蛋白血症或氨基酸维生素吸收不良；先天性胆道闭锁、胆总管囊肿、肝病；慢性腹泻、病毒性肠炎及长期口服抗生素等。

3. 实验室检查　可见贫血、血小板数正常，白细胞增加，凝血酶原时间延长，凝血时间正常或轻度延长。维生素 K 依赖因子缺乏的诊断多以临床诊断为主，有条件者可进行特异性检查以确诊：①维生素 K 浓度。②活性 II 因子/II 因子总量比值小于 1 表明血中存在无活性的凝血酶原，则存在维生素 K 缺乏。③维生素 K 缺乏诱导蛋白阳性，提示维生素 K 缺乏，是敏感的诊断指标。

【防治措施】

1. 预防

（1）一级预防：新生儿每日维生素 K 需要量约为 1~5μg/kg，生后常规 1 次肌注维生素 K_1 1mg（早产儿连用 3d）。若母亲在孕期使用干扰维生素 K 代谢的药物，应在妊娠最后 3 个月内及分娩前各肌内注射 1 次维生素 K_1 10mg。纯母乳喂养的乳母应口服维生素 K_1，每次 20mg，每周 2 次。

（2）二级预防：早产儿、有肝胆疾病、慢性腹泻、长期全静脉营养等高危儿应每周静脉注射 1 次维生素 K_1 0.5~1mg。应用广谱抗生素或急性腹泻者应补充维生素 K_1，每月 1 次，至生后 10 个月。

2. 治疗　出现临床表现的新生儿，应采用维生素 K_1 治疗，每次 1~5mg 缓慢静脉注射（1mg/min），不宜过快。静脉注射奏效最快，一般在注射后 4h 内凝血酶原时间可趋于正常。也可采用皮下注射，注射后可采用压迫止血。遇出血较多的患儿，应根据出血量每次输注新鲜血 10~30ml/kg。轻者可输库存血浆补充凝血因子，或输注凝血酶原复合物，能加速止血及纠正贫血。早产儿因肝功能不成熟，经维生素 K_1 治疗常不能迅速奏效，最好同时输新鲜血治疗。

三、维生素 D 缺乏

（一）营养性维生素 D 缺乏性佝偻病

由于儿童体内维生素 D 不足使钙、磷代谢异常，导致生长着的长骨干骺端和骨组织矿化不全，产生的一种以骨骼病变为特征的全身慢性营养性疾病。

1. 胎儿期维生素 D 储备不足　在母亲孕期，尤其是母亲怀孕后期缺乏维生素 D，以及早产儿或双胎儿均可使婴儿体内维生素 D 储存不足。

2. 日光照射不足　北方、冬季、衣着多、多雾多雨地区、户外活动少及工业区污染严重处紫外线照射少，均可造成内源性维生素 D 合成不足。

3. 维生素 D 摄入不足　天然食物及母乳中含维生素 D 少，也易患佝偻病。

4. 生长速度过快，需要增加　早产儿及双胎婴儿生后生长发育快；婴儿早期生长速度也较快，也易发生佝偻病。

5. **疾病影响**　胃肠道或肝、肾疾病可影响维生素 D 的吸收。

6. **药物影响**　如长期服用抗惊厥药物及糖皮质激素，治疗癫痫的药物苯妥英钠、苯巴比妥等可使维生素 D 在体内的代谢加快，需要量增加，易导致佝偻病。

【诊断】

1. **诊断标准**　诊断的金标准是血生化、骨骼 X 射线检查，其中 25-（OH）D_3 最可靠，出现变化最早。

（1）早期：①血生化改变：血清 25-（OH）D_3 降低，血钙、血磷正常或稍低，甲状旁腺激素（PTH）升高，碱性磷酸酶（AKP）正常或稍高。②骨骼 X 射线：长骨干骺端可正常或钙化线稍模糊。

（2）活动期：①血生化改变：25-（OH）D_3、血磷明显降低，PTH、碱性磷酸酶明显升高，血钙稍低或正常。②骨骼 X 射线：长骨干骺端增宽，临时钙化带消失，呈毛刷状、杯口状改变；骨骺软骨盘增宽 >2mm；骨质疏松，骨皮质变薄；可有骨干弯曲畸形或青枝骨折。

（3）恢复期：①血生化改变：血清 25-（OH）D_3、血钙、血磷、PTH 逐渐恢复正常，碱性磷酸酶需 1~2 个月降至正常水平。②骨骼 X 射线：2~3 周后有所改善，长骨干骺端临时钙化带重现、增宽、密度增加，骨骺软骨盘增宽 <2mm。

2. **神经精神症状**

（1）多汗：经常在哺乳、睡眠、哭闹时头部多汗，每次睡觉都会浸湿枕头，而与衣着、室温、气候、季节无关。

（2）夜惊啼哭：经常于睡时惊跳或外界轻微刺激而突然惊醒、哭闹。

（3）烦躁不安：脾气乖张，失去小儿活泼性。

上述症状多见于佝偻病活动期，尤以小婴儿期为著。如能除外其他引起以上症状的因素，并有轻度骨骼改变的体征，可作为早期诊断参考。

3. **骨质软化**

（1）头部：①颅骨软化：多发生于 3~9 个月的婴儿，轻者前囟边缘变软，重者颞枕部呈乒乓球样软化。②方颅：额骨和顶骨中心因骨样组织增生而呈对称性隆起，变成方盒样头型。③乳牙迟出：12 个月以上未出牙。④前囟闭合延迟：指 26 个月尚未闭合者。

（2）胸部：①肋串珠：顺着肋骨方向于肋骨与肋软骨交界处可扪及圆形隆起，从上至下如串珠样突起，以第 7~10 肋骨最明显。②肋软沟：因肋骨变软，膈肌附着处牵引致小儿肋下缘形成一水平凹陷，检查时以仰卧位为准，正常小儿两侧肋缘稍高，应进行甄别。③鸡胸：卧位时可见胸骨下 1/3 和邻近的软骨向前突起。

（3）脊柱后凸或侧弯，检查时应注意体位以免误诊。

（4）四肢：①手足镯：各骨骺膨大，以手腕、足踝最明显，形成钝圆形环状隆起。②下肢畸形：O 形或 X 形腿。

O 形腿：1 岁以上已能稳步行走的小儿，取立位，两足跟靠拢，两关节间相距 3cm（约两横指）以下者为轻度，3~6cm 者为中度，6cm 以上者为重度。此外，股骨颈、股骨及小腿的弯曲呈军刀腿、马蹄内翻等，可视其影响运动功能的轻重而定其严重程度。

　　X形腿：检查方法与检查O形腿相同，两膝关节靠拢，测两踝间距离，3cm以下为轻度，3~6cm为中度，6cm以上为重度。

　　正常1岁以内小儿可有生理性弯曲和正常的姿势变化，如足尖向内、足尖向外等，3~4岁后自然矫正。

　　4. 临床表现　主要表现为生长最快部位的骨骼改变，并可影响肌肉发育及神经兴奋性的改变。本病在临床表现上分期如下：

　　（1）早期：多见于6个月以内（特别是3个月以内）的婴儿。可有多汗、枕凸、易激惹、烦闹、夜惊等非特异性的神经兴奋性增高的表现，此期常无骨骼病变。

　　（2）活动期（激期）：<6个月的婴儿可见颅骨软化体征，前囟边软、乒乓头（双手固定婴儿头部，指尖稍用力压迫枕骨或顶骨后部，可有压乒乓球样的感觉）。

　　7月龄以后，颅骨软化消失，若病情仍在进展，骨样组织堆积可形成临床上的方颅、肋串珠、鸡胸、郝氏沟、手足镯、O形腿、X形腿或K形腿等。

　　此外活动性佝偻病亦可有肢体疼痛、骨盆畸形并易骨折等表现。婴儿会坐与站后，因韧带松弛可致脊柱后弯或侧弯。严重低血磷使肌肉糖代谢障碍，使全身肌肉肌张力降低和肌力减弱，若腹肌张力低下，腹部可膨隆呈蛙腹。重症者可伴有营养不良、贫血及肝脾肿大。

　　（3）恢复期：早期或激期患儿经日光照射或治疗后，临床症状和体征逐渐减轻或消失。①血生化改变：血清25-（OH）D_3、血钙、血磷、PTH逐渐恢复正常，碱性磷酸酶需1~2个月降至正常水平。②骨骼X射线：2~3周后有所改善，长骨干骺端临时钙化带重现、增宽、密度增加，骨骺软骨盘增宽<2mm。

　　（4）后遗症期：多见于2岁以后的儿童，因婴幼儿期严重佝偻病可遗留不同程度的骨骼畸形。一般无临床症状，血生化检查正常，X射线检查骨骼干骺端病变消失。

　　5. 鉴别诊断　与佝偻病的体征相鉴别：①头围大与脑积水鉴别；②骨骼畸形与黏多糖病、软骨营养不良等鉴别。黏多糖病是由于黏多糖在各种组织中沉积、多器官受累的一组疾病，多以骨骼的病变为主，可出现多发性骨发育不全，如头大、头型异常、脊柱畸形、胸廓扁平等体征。临床主要根据其临床表现、X射线骨片的特点和尿中排出不同的黏多糖增多来诊断。软骨营养不良为遗传性软骨发育障碍，本病头大、前额突出、长骨骺端膨出、胸部串珠、腹大等与佝偻病相似，但患儿四肢及手指短粗，腰椎前突，臀部后突，骨骼X射线可见特征性改变，如长骨粗短弯曲，干骺端变宽，呈喇叭口状，但轮廓完整。

　　【防治措施】

　　1. 预防

　　（1）一级预防：①户外照射皮肤是维生素D的主要获得途径，宣传维生素D缺乏的正确防治知识，广泛开展保健工作，通过建立健康档案对孕妇、新生儿开展健康管理，定期随访，并按计划进行佝偻病预防。②围生期孕母应多进行户外活动，食用富含钙、磷、维生素D以及其他营养素的食物。妊娠后期适量补充维生素D（每日800U）有益于胎儿储存充足的维生素D，以满足生后一段时间生长发育的需要。但使用维生素A、维生素D制剂时应避免维生素A、维生素D中毒。③婴幼儿期预防的关键是日光浴与适量维生素 D 的补充。④高危人群的补充：早产儿、低出生体重儿、双胎儿生后开始补充维生素 D（每日 800U），3 个月后改为预防量至 2 岁；夏季阳光充足，可在上午和傍晚进行户外活动，暂停或减量服用维生素 D。

户外活动是最简单易行、经济、安全的方法。出生 2～3 周后逐渐坚持户外活动，即使是冬季也要注意保证每日 1～2h 户外活动的时间。

维生素 D 的预防性补充：纯母乳喂养婴儿建议生后 2 周摄入维生素 D，每日 400U；混合喂养婴儿可延长至满月后摄取维生素 D，每日 200～400U，至 2 岁；替代喂养婴儿每日摄入 500ml 配方奶，可摄入维生素 D，每日 200U，加之适当的户外活动，进食富含维生素 D 的辅食，可酌情减少维生素 D 滴剂的补充量，甚至可不添加。

（2）二级预防：6 月以内小婴儿出现神经兴奋性增高的表现，如易激惹、烦闹、汗多刺激头皮而摇头、枕秃，应及时就诊。若有维生素 D 缺乏的高危因素，应查血 25-$(OH)D_3$、血钙、血磷、PTH、AKP 及骨骼 X 射线检查，早期发现、早期诊断、早期治疗。

2. 治疗　若确诊为维生素 D 缺乏性佝偻病活动期，则需要积极治疗，儿童每日获得维生素 D 400U 是治疗和预防的关键。治疗的目的在于控制活动期，防止骨骼畸形。治疗原则应以一般剂量口服为主。

（1）一般疗法：一般维生素 D 的口服剂量每天为 2000～4000U（50～100μg），或 1,25-$(OH)_2D_3$ 0.5～2.0μg，疗程为 1 个月，1 月后改为预防剂量，每天为 400U（10μg）。

（2）突击疗法：当重症佝偻病有并发症或无法口服者可大剂量肌内注射维生素 D 200000～300000U（5000～7500μg）一次，3 月后改为预防剂量。治疗 1 个月后应复查治疗效果，如临床表现、血生化与骨骼 X 射线改变无恢复征象，应与抗维生素 D 佝偻病鉴别。

除采用维生素 D 治疗外，应注意加强营养，保证足够奶量，及时添加转乳期食品，每日坚持户外活动。

（二）维生素 D 缺乏性手足搐搦症

此症又称佝偻病型低钙惊厥，是维生素 D 缺乏性佝偻病的伴随症状之一，是由于维生素 D 缺乏而甲状旁腺不能代偿，以致血清钙降低，引起中枢及周围神经兴奋性增高所致。

【诊断】

1. 诊断标准　根据反复发作的无热惊厥，手足搐搦或喉痉挛，佝偻病体征，神经兴奋性增高而无其他神经系统体征，血清总钙 <1.88mmol/L，离子钙 <1.0mmol/L，即可确诊。此外，使用钙剂后抽搐停止，痉挛很快停止亦有助于诊断。

2. 临床表现

（1）典型发作：血清钙低于 1.75mmol/L 时可出现惊厥、喉痉挛和手足搐搦，并有程度不等的活动期佝偻病的表现，以无热惊厥最为常见。

惊厥是婴儿期最常见的症状，其特点是患儿没有发热，也无其他明显诱因，而突然发生四肢抽动、两眼上窜、面肌颤动、神志不清，发作时间为数秒至半小时左右，每日发作的次数 1～20 次不等。不发作时，患儿神情几乎正常。

手足搐搦多见于 6 个月以上的婴幼儿，发作时神志清楚，手足痉挛呈弓状，双手腕屈曲，手指伸直，拇指紧贴掌心，双下肢伸直内收，足趾向下弯曲成弓状。

喉痉挛多见于婴儿，由于声门及喉部肌肉痉挛而引起吸气困难，严重时可突然窒息死亡。

其他症状中往往有睡眠不安、易惊哭、出汗等神经兴奋现象，其他先发或并发的疾病可致发热。

（2）隐匿型：血清钙多在 1.75～1.88mmol/L，患儿无上述症状，但当局部暂时缺血或对运动神经给予机械、电刺激时，患儿可出现特殊的运动反应。其包括：①面神经征：用手指尖或叩诊锤轻叩颧弓与口角间的面颊部（第 7 脑神经孔处），如果出现眼睑及口角抽动即为阳性；新生儿可呈假阳性。②腓反射：用叩诊锤击腓骨小头处的腓神经，足向外侧收缩为阳性。③陶瑟征：用血压计袖带包裹上臂，使血压维持在收缩压与舒张压之间，若在 5min 内出现手痉挛者为阳性。

3. 鉴别诊断

（1）中枢神经系统疾病：在新生儿时期，鉴别时要特别注意生产性损伤、先天性脑部发育不全及败血症等。若为较大的婴儿，需特别注意各种急性病（如肺炎、上呼吸道感染）起病时的脑症状、脑炎、热度不高的脑膜炎（如结核性脑膜炎，偶遇流行性脑脊髓膜炎亦可暂时缺乏高热），体弱年幼儿反应差，有时可不发热；有颅内压增高体征及脑脊液改变。

（2）低血糖症：常发生于清晨空腹时，有进食不足或腹泻史。

（3）低镁血症：常见于新生儿或年幼婴儿，有触觉、听觉过敏，肌肉颤动，惊厥、手足搐搦，血镁 <0.58mmol/L，常合并低钙血症，但补钙无效。

（4）原发性甲状旁腺功能减退：表现为间歇性惊厥或手足搐搦，间隔几天或数周发作 1 次，血钙 <1.75mmol/L，血磷 >3.2mmol/L，碱性磷酸酶正常或稍低，血 PTH 值低于正常值（0.4～2.0ng/L，或 2.5～4.6mU/ml），颅骨 X 射线可见基底核钙化灶。

（5）婴儿痉挛症：1 岁内起病，呈突然发作，发作呈点头哈腰状抽搐和意识障碍；头及躯干、上肢均屈曲，手握拳，下肢弯曲至腹部，发作数秒至数十秒后自停，伴智力异常，脑电图有特征性的高幅异常节律波出现。

（6）急性喉炎：大多伴有上呼吸道感染症状，表现为声音嘶哑伴犬吠样咳嗽，吸气性呼吸困难，常夜间发作，伴发热，无其他低钙症状和体征，血钙正常，钙剂治疗无效。

【防治措施】

1. 预防　一级预防和二级预防与佝偻病相同。对于婴幼儿腹泻应及时治疗，以防发生电解质紊乱。

2. 治疗　首先是急救，使惊厥或喉痉挛等危险症状停止；其次是补充钙质，使血钙迅速上升，惊厥等症状不再出现；然后给予大量维生素 D，使钙、磷代谢恢复正常，本病得以根治。

（1）紧急处理：①氧气吸入：惊厥能使患儿呼吸停止，喉痉挛更属危险，必须保持呼吸道通畅。惊厥期应立即吸氧，喉痉挛者要立即将舌头拉出口外，并进行口对口呼吸或加压给氧，必要时做气管插管以保证呼吸道通畅。②迅速控制惊厥或喉痉挛：可用地西泮每次 0.1～0.3mg/kg 肌内或缓慢静脉注射，或用 10% 水合氯醛 0.3～0.5ml/kg 保留灌肠。

（2）钙剂治疗：尽快给予10%葡萄糖酸钙5～10ml加入10%葡萄糖液10～20ml中，缓慢静脉注射或滴注（10min以上），迅速提高血钙浓度，反复抽搐时可每日静脉滴注1～2次。惊厥停止后可口服钙剂，每日元素钙200～500mg，但不可皮下或肌内注射钙剂，以免造成局部坏死。

（3）维生素D治疗：急诊情况控制后，按维生素D缺乏性佝偻病给予维生素D治疗。

第七节 微量营养素缺乏

一、铁缺乏

铁缺乏症是由于体内缺铁导致血红蛋白合成减少所致的一种全身性营养缺乏疾病。

1. 铁的代谢

（1）来源：孕期营养良好的母亲供给胎儿的铁能满足婴儿出生后3～4月龄的需要，体内红细胞衰老或破坏所释放的血红蛋白铁几乎全部被再利用。食物是铁的主要来源，根据含铁量的多少，可分为：①丰富来源：动物血、肝脏、鸡胗、牛肾、黑木耳、芝麻。②良好来源：瘦肉、红糖、蛋黄、猪肾、羊肾、干果。③一般来源：鱼、谷类、菠菜、扁豆、豌豆、芥菜叶。④微量来源：奶制品、蔬菜和水果。人乳与牛乳含铁量均低，但人乳的铁吸收率比牛乳高5～6倍。

（2）铁的吸收和代谢：铁的吸收是一种耗能的主动过程，主要有两种形式，即以游离铁和血红素铁的形式。植物中的铁以铁盐形式存在，在胃蛋白酶和游离盐酸的作用下，食物中的铁释放出来，变成二价铁吸收。动物食品中的血红蛋白和肌红蛋白在蛋白酶的作用下，血红素与珠蛋白分离，可被肠黏膜细胞直接吸收，在肠黏膜上皮细胞内经血红素分解酶将铁释放出来。

儿童从食物中吸收铁的量取决于食物中的铁含量、铁的类型（肉和鱼中的铁比植物和蛋中的铁容易吸收），每餐中其他食物的种类（某些食物可促进铁吸收，而有些食物则抑制铁吸收）及儿童是否贫血（贫血的儿童吸收更多的铁）。

铁的吸收主要在十二指肠，与机体内铁的营养状况、膳食铁的含量及存在形式以及膳食中影响铁吸收的因素有关，靠小肠黏膜细胞调节。小肠黏膜细胞生存周期为5～6d，可起到暂时保存铁的作用。若体内铁过多，就以铁蛋白的形式大量储存在肠黏膜细胞中，少量进入血浆中，随肠黏膜细胞的脱落而排出；在体内缺铁的情况下铁从黏膜细胞大量进入血液，很少从肠道排出。其调节机制主要决定于食物的性质和铁的含量以及体内铁储存的情况和造血功能。体内储存铁越少，吸收的铁越多。造血旺盛时，吸收的铁增加。

铁的吸收率因食物的种类而异。植物类食物中铁为铁盐，吸收率低，为1%，豆类例外，吸收率为7%；而肉类食品中铁为血红素铁，吸收率较高，为10%～25%；牛奶因含钙高而影响铁的吸收，吸收率为10%；100g蛋黄含铁6.5mg，但为络合铁，吸收率仅为2%，所以蛋黄不是补铁的好食品。抑制铁吸收的因素有喝茶或咖啡和高纤维食物。

吸收后的铁与运铁蛋白结合以后转运到骨髓、肝、脾等，以铁蛋白和含铁血红素两种形式储存在肝脾，在机体需要时由1/3运铁蛋白运送到靶器官。在正常情况下，每天只有少量铁排出体外，小儿每天排出量为 15μg/kg 左右，约 2/3 随着脱落的肠黏膜细胞、胆汁和红细胞由肠道排出，其他经肾脏和汗腺排出。

2. **高危因素** 早产儿、低出生体重儿、双胎、先天储存不足者，生长速度越快，血容量增加越快，易发生贫血。维生素 A 缺乏时，运铁蛋白合成障碍，导致肝脾等网状内皮系统储存铁不能释放到外周血，引起类似于缺铁性贫血的表现。

【诊断】

1. **诊断标准** 铁缺乏症可分为 3 个阶段，即组织铁减少期（ID）、红细胞生成缺铁期（IDE）和缺铁性贫血期（IDA）。实验室指标见表 6，凡是实验室检查出现一项，即可诊断为铁缺乏症。

表 6 铁缺乏的检测指标和方法

测量指标	测量物	界值点	意义	常用方法	备注
血清铁	机体铁储存总量	<15μg/L	储存铁减少	静脉血、毛细血管血或干血点（DBS）	感染和炎症可导致该值升高
血清转铁蛋白浓度（TIBC）	转铁蛋白浓度	360μg/dl	储存铁减少	静脉血转铁蛋白被过量铁饱和；色谱法	需要质量控制得较复杂的实验室程序
转铁蛋白饱和度	转铁蛋白	<15%	缺铁性红细胞生成减少	静脉血由血清铁及 TIBC 计算	受感染和炎症影响
可溶性转铁蛋白受体（sTfR）	表达于吸收铁的细胞表面	高（10g/L）	缺铁性红细胞生成减少	静脉血、干血点酶联免疫吸附法（ELISA）	受其他营养素如维生素 B_{12}、叶酸缺乏的影响；尤其是急性疟疾感染
游离原卟啉	血红蛋白合成前体	>0.9μmol/L（500μg/dl）	红细胞缺铁	全血（滴）	铅中毒、慢性炎症及先天性原卟啉增多症可导致该值升高
血红蛋白	血液血红蛋白浓度	<110g/L；<120g/L	儿童贫血及 15 岁以上女性贫血	Hemo Cue 或氰化高铁血红蛋白法	受某些寄生虫感染和其他微量营养素缺乏的影响，对不同地区需调整界值点；价廉，设备方便
血细胞比容	压缩的红细胞体积	<0.36	15 岁以上女性贫血	全血	价廉，但不同地区的标准化相对困难
红细胞	红细胞的颜色和形态	小细胞或低色素	贫血	全血，显微镜法	

外周血液学自动分析仪检测指标中在血红蛋白浓度出现变化之前，红细胞分布宽度和红细胞体积可作为较敏感的早期指标。

贫血的诊断标准：在海平面地区，6 月～5 岁血红蛋白 <110g/L；5～11 岁血红蛋白 <115g/L；12～13 岁血红蛋白 <120g/L，可诊断为贫血。

2. **治疗性诊断** 对怀疑缺铁或缺铁性贫血的儿童，可采用元素铁每日 1～2mg/kg 口服，连续治疗 1 个月后，若血红蛋白上升 10g/L 或铁缺乏的前 2 个阶段（组织铁减少期、红细胞生成缺铁期）血清铁指标发生相应变化，则可诊断。

3. 临床表现 在组织铁减少期和红细胞生成缺铁期临床上无特异改变，表现为细胞免疫功能降低，容易并发感染，注意力不集中、记忆力减退，认知功能障碍。婴儿缺铁达到 3 个月以上不予纠正即可造成神经系统的不可逆损害。缺铁性贫血患儿皮肤黏膜苍白，以唇、口腔黏膜及甲床较明显，疲乏，不爱活动；年长儿可诉头晕、眼前发黑、耳鸣等。肝、脾可轻度肿大。除此之外，伴有生长发育障碍，如神经系统发育及行为异常。食欲、消化吸收功能下降，异食癖（如嗜食泥土、橡皮、煤渣等），口腔炎，舌炎或舌乳头萎缩等。

4. 鉴别诊断 缺铁往往伴有多种微量营养素缺乏，最常见的有维生素 A、叶酸、维生素 B_{12} 等，叶酸和维生素 B_{12} 可引起大细胞贫血，伴神经系统改变；维生素 A 缺乏可引起高储存铁和外周血与缺铁性贫血相同的表现。

【防治措施】

1. 预防

（1）一级预防：加强孕期保健，指导孕母摄入含铁丰富的食物。监测和评估孕妇、乳母铁营养状况，每天常规补铁 60mg，预防早产、低出生体重婴儿的出生。通过与产科合作，适当延迟分娩时脐带结扎时间，使婴儿获得更多的铁。科学喂养，在食物转换期及时给婴儿添加富含铁的食物。

（2）二级预防：婴幼儿常规补铁，正常出生体重儿在 6～12 月龄或低出生体重（<2500g）在 2～24 月龄中应每天补充铁剂 1～2mg/kg 和叶酸 50μg。对使用强化铁的配方奶婴儿，一般不需另外补铁。

2. 治疗 向贫血的患儿每天提供元素铁 3～6mg/kg，两餐之间服用，每日 2～3 次，同时口服维生素 C，可促进铁的吸收。复查血红蛋白，如血红蛋白上升超过 20g/L，说明铁剂治疗有效，继续 6～8 周可增加体内储存铁。

二、锌缺乏

锌缺乏是由于锌摄入不足或代谢障碍所致。

1. 来源 食物中固有锌的含量变化很大，红肉和贝壳类食物是锌的最好来源。除了谷物的胚芽部分外，植物来源食物的含锌量一般都很低，植物中存在的植酸可限制锌的生物利用。

2. 吸收和代谢 成年男性机体总的锌含量为 2.5g，女性为 1.5g，新生儿体内锌含量为 60mg。其中骨骼肌中锌含量占机体的 60%，骨骼中含量为 1.5～3mmol/g（100～200mg/g），占机体的 20%；5% 在血液和肝脏；3% 在皮肤和胃肠道。血清锌含量仅为机体锌含量的 0.1%。脉络膜中锌含量为 4.2mmol/g 或 274mg/g，前列腺液中锌含量为 4.6～7.7mmol/L 或 300～500mg/L，为全身组织中最高。

食物中的锌主要在十二指肠和近端小肠吸收。在门静脉与白蛋白结合，约 30%～40% 被肝脏摄取，后释放回血液。血液中 80% 的锌在红细胞中。代谢后的锌 90% 通过粪便排泄，小部分通过尿液和汗液排出。

3．高危因素

（1）锌摄入量不足：动物性食物不仅含锌丰富而且易于吸收，植物性食物含锌少，素食者或不喜食动物性食物者容易缺锌。全胃肠道外营养如未加锌也可致严重缺锌。

（2）锌吸收障碍：谷类食物中的植酸和粗纤维与锌结合而妨碍其吸收。牛乳含锌量与母乳相似，约为 $45.9 \sim 53.5\mu mol/L(300 \sim 350\mu g/dl)$，但牛乳锌的吸收率（39%）远低于母乳锌（65%），长期纯牛乳喂养可致缺锌。

（3）需要量增加：婴儿期、青春期生长发育迅速，妊娠期需要量增加，或组织修复过程中，以及营养不良恢复期等可因锌需要量增多而发生相对的锌缺乏。

（4）丢失过多：如反复出血、溶血，长期多汗，大面积灼伤，蛋白尿以及应用金属螯合剂（如青霉胺）等均可因锌丢失过多而导致锌缺乏。疾病影响（如腹泻）可妨碍锌的吸收。

【诊断】

1．诊断标准

（1）血浆锌：清晨空腹血浆锌 $<10.7\mu mol/L(<70\mu g/dl)$ 或非空腹血浆锌 $<9.95\mu mol/L$ $(65\mu g/dl)$ 为锌缺乏。

（2）餐后血清锌浓度反应试验（PICR）：若 PICR $>15\%$ 提示缺锌。测定方法为，先测空腹血清锌浓度（A_0）作为基础水平，然后给予标准饮食（按全天总热量的20%计算，其中蛋白质为 10% ~ 15%，脂肪为 30% ~ 35%，糖类为 50% ~ 60%），2h 后复查血清锌（A_2），按公式 PICR $= (A_0 - A_2)/A_0 \times 100\%$ 计算。

（3）其他：如发锌检测、红细胞锌含量、白细胞锌、评估儿童的味觉迟钝状态，但这些方法易受多种因素影响。

2．临床表现

（1）消化功能减退：缺锌影响味蕾细胞的更新和唾液磷酸酶的活性，使舌黏膜增生、角化不全，以致味觉敏感度下降，发生食欲不振、厌食、异嗜癖等症状。

（2）生长发育落后：缺锌直接影响核酸和蛋白质合成和细胞分裂，并妨碍生长激素轴功能以及性腺轴的成熟，故常表现为生长发育停滞，体格矮小，性发育延迟。

（3）免疫功能降低：缺锌会严重损害细胞免疫功能而容易发生感染。

（4）智能发育延迟：缺锌可使脑 DNA 和蛋白质合成障碍，脑内谷氨酸浓度降低，从而引起智能迟缓。

（5）其他：如地图舌、反复口腔溃疡、创伤愈合迟缓、视黄醛结合蛋白减少出现视敏度降低等。

【防治措施】

1．预防

（1）一级预防：提倡母乳喂养，纯母乳喂养 6 个月对预防婴儿锌缺乏有利。食物转换期科学喂养，随着年龄的增加应及时添加富含锌的食物，如蛋类、瘦肉、鱼、动物内脏、坚果等。

（2）二级预防：增加乳母、孕妇食物中锌含量高的食物的摄入量。

2．治疗　对有临床症状的患儿，可补充锌剂。常用葡萄糖酸锌，每日剂量为锌元素 0.5 ~ 1.0mg/kg，相当于葡萄糖酸锌 3.5 ~ 7mg/kg，疗程一般为 2 ~ 3 个月。其他制剂如硫酸锌、甘草酸锌、醋酸锌，均较少应用。长期静脉输入高能量者，每日锌用量：早产儿 0.3mg/kg，足月儿 ~5 岁 0.1mg/kg，>5 岁则为每天 2.5 ~4mg。在治疗儿童腹泻时同时每天补充元素锌 0.5 ~1.5mg/kg，持续 10 ~14d，<6 月龄每天 10mg，年长儿每天 20mg。

三、碘缺乏

碘缺乏病是由于自然环境碘缺乏造成机体碘营养不良所表现的一组有关联疾病的总称。

1. 来源　大部分食物和饮料中天然含碘量较低。海产品含碘丰富。在美国和瑞士，膳食碘的主要来源是面包和牛奶。在许多国家，食盐中加碘可增加膳食中碘的摄入量。食物以外碘的来源包括净化水的药品，药物如胺碘酮、皮肤消毒剂如聚维酮碘。

2. 吸收与代谢　膳食中无机化形式的碘通过胃和小肠上段迅速而完全吸收入血，多数有机碘在肠道内需经降解、释放出碘化物后被吸收。碘不与血液中的蛋白质结合，被甲状腺和肾脏迅速摄取。甲状腺是唯一的存储碘化物的组织，含碘量为体内其他组织的千倍以上，用于合成甲状腺素。碘主要通过肾脏排泄，少量碘通过唾液分泌、乳汁分泌、胃腺分泌及肠肝循环等方式从血浆中清除。

3. 高危因素　出生或居住在缺碘地区，饮水和土壤中缺碘。植物性膳食和高钙、高氟、低蛋白低热量饮食均可影响甲状腺对碘的吸收和利用。部分药物，如硫脲类抗甲状腺药物可抑制碘的有机化和偶联过程，治疗精神病的碳酸锂能抑制甲状腺激素的分泌。育龄期妇女、孕妇和幼儿是碘缺乏的高危人群。在学龄期儿童中，女孩比男孩患甲状腺肿的风险更高。

【诊断】

1. 诊断标准

（1）必备条件：①流行病和个人史：出生、居住在碘缺乏病的病区。②临床表现：有不同程度的精神发育迟缓，主要表现为不同程度的智力障碍（智力低下），地方性克汀病的智商为 54 或 54 以下，地方性亚临床克汀病的智商为 55 ~69。

（2）辅助条件

1）神经系统障碍：①运动神经障碍：包括不同程度的痉挛性瘫痪、步态和姿势的异常。亚临床克汀病患者不存在这些典型的临床体征，可有轻度神经系统损伤，表现为精神运动障碍和（或）运动技能障碍。②听力障碍：亚临床克汀病患者可有极轻度的听力障碍。③言语障碍（哑或说话障碍）：亚临床克汀病患者呈极轻度言语障碍或正常。

2）甲状腺功能障碍：①体格发育障碍，表现为非匀称性的矮小，亚临床克汀病患者可无或有轻度体格发育障碍。②克汀病形象（精神发育迟缓外貌），如傻相、傻笑、眼距宽、鼻梁塌、耳软、腹膨隆、脐疝等，而亚临床者几乎无上述表现，但可出现程度不同的骨龄发育落后以及骨骺愈合不良。③甲状腺功能低下表现，如黏液性水肿、皮肤干燥、毛发干粗；血清 T_3 正常、代偿性增高或下降、T_4/FT_4 低于正常、促甲状腺激素（TSH）高于正常，亚临床克汀病患者一般无临床甲低表现，但可出现激素性甲低，即血清 T_3 正常；T_4/FT_4 在正常下限值或降低，TSH 可增高或在正常上限值。

凡具备上述必备条件和辅助条件中的任何一项或一项以上者，在排除由碘缺乏以外原因所造成的疾病，如分娩损伤、脑炎、脑膜炎及药物中毒等，可诊断为地方性克汀病或地方性亚临床克汀病。

2. 实验室检查

（1）尿碘浓度：是评估人群碘营养状态很好的指标，正常范围 100～199μg/L。轻度碘缺乏为 50～99μg/L，中度碘缺乏为 20～49μg/L，重度碘缺乏为 <20μg/L。而 200～299μg/L 为大于正常值，≥300μg/L 则为碘过量。

（2）全血 TSH：可作为评价碘营养状态的间接指标，并被用于筛查新生儿甲状腺功能低下症。全血 TSH 正常值为 0.17～2.90μU/ml。

（3）甲状腺肿：其判定可用触诊法和 B 超法进行诊断，当两者诊断结果不一致时，以 B 超法的诊断结果为准。

用于群体碘营养状态的评估方法有甲状腺肿率、尿碘、血浆 TSH 等。

【防治措施】

1. 预防

（1）一级预防：食盐加碘是全世界防治碘缺乏病的简单易行、有效的措施，在难以获得碘盐的高危人群中，可定期口服碘油强化碘。推荐成人每年 460mg，儿童每年 240mg，特别适用于育龄期妇女和孕妇。

（2）二级预防：育龄期妇女、孕妇补碘可防止胚胎期碘缺乏病（克汀病、亚临床克汀病、新生儿甲状腺功能低下、新生儿甲状腺肿以及胎儿早产、流产、死产和先天畸形）的发生。

通过普查、筛查可及早发现亚临床型克汀病和亚临床型甲低患者，进行早期干预治疗。①监测碘盐含碘量。②监测碘化油的口服：防止出现并发症。③疾病区监测：定期调查和比较食用碘盐前后人群甲状腺肿发病率的动态变化。④实验室检查：加碘后尿碘明显增加，群体尿碘测定有意义；甲状腺吸碘率测定（24h）低于加碘前；血清 T_3、T_4 随补碘升高；血清 TSH 低于补碘前。⑤儿童智商的测试：不低于 70。

此外，补碘应适度，补碘过量可引发高碘相关性疾病，如高碘性甲状腺肿、甲状腺功能亢进症、甲状腺功能减退症和自身免疫性甲状腺炎等。

2. 治疗　对于缺碘所引起的弥漫型重度甲状腺肿大，且病程短者可每天用复方碘溶液 1～2 滴（约含碘 3.5mg）或每天用碘化钾（钠）10～15mg，连服 2 周为一个疗程，两个疗程之间停药 3 个月，如此反复治疗 1 年。治疗时需警惕甲亢的发生。发生甲状腺功能减退症时需口服甲状腺素制剂治疗。

第二章　循环系统疾病

第一节　先天性心脏病

　　根据是否存在体循环与肺循环之间的分流，先天性心脏病分为三大类：①左向右分流型：在心房、心室或大动脉之间存在异常通道，早期由于体循环（左心系统）压力高于肺循环（右心系统），血液左向右分流，患者无发绀，病情发展到晚期，肺动脉压力持续升高成为不可逆性改变，血液右向左分流，患者出现发绀、咯血，如房间隔缺损、室间隔缺损、动脉导管未闭、主动脉窦动脉瘤破裂等。②右向左分流型（发绀型）：由于心脏解剖结构异常，大量右心系统静脉血进入左心系统，患者出现持续性发绀，如法洛四联症、完全性肺静脉异位连接、完全性大动脉转位等。③无分流型（非发绀型）：体循环与肺循环之间无分流，患者一般无发绀，如主动脉缩窄、先天性主动脉瓣狭窄、先天性二尖瓣狭窄等。

一、动脉导管未闭

　　动脉导管未闭（PDA）是小儿最常见的先天性心脏病之一，其发病率约占足月活产儿的1/2000，高原居民发病率较高，女多于男（3∶1）。动脉导管为胎儿肺动脉与主动脉之间的正常生理性血流通路，出生后应自行关闭，但在某些病理情况影响下，动脉导管仍持续开放，即构成临床上的动脉导管未闭。由于主动脉压力（100/60mmHg）远超过肺动脉（20/6mmHg），无论在收缩期或舒张期均有血流从主动脉经未闭导管向肺动脉分流，致使左心室容量负荷过重，肺血流量明显增高，产生肺动脉高压及右心室负荷过重。肺动脉高压开始由动力性发展为阻力性，最终出现右向左分流，即艾森曼格综合征。

【临床表现】

　　1. 症状　早期或分流量小者，多无明显症状；分流量较大者活动后易感疲劳，可反复发作呼吸道感染或伴有心力衰竭。并发细菌性心内膜炎时，有全身感染症状，如发热、胸痛及心血管栓塞症状。

　　2. 体征　典型者在胸骨左缘第2肋间可闻及收缩期至舒张期连续性杂音，音调粗糙，如机器轰鸣，在收缩期末最响，可向颈、背传导，常伴有收缩期震颤。肺动脉第2音亢进，但被杂音遮盖。分流量大者在心尖部可闻及舒张期流量性杂音。在新生儿PDA可仅闻及收缩期杂音，心力衰竭或肺动脉高压时舒张期杂音可减轻、变短或消失。一般多有周围血管征，如脉压可大于40mmHg（5.33kPa）并伴有水冲脉、周围毛细血管搏动征及股动脉枪击声。临床上应注意足以引起持续性杂音及周围血管征的疾病，如室间隔缺损伴主动脉瓣关闭不全，先天性主、肺动脉隔缺损，冠状动、静脉瘘和主动脉瘤穿破至右心等。

【诊断】

（一）X 线检查

分流量少者 X 线可正常，量大者示左心房、左心室增大，肺动脉段突出，主动脉结增宽，肺充血。肺动脉高压者右室也可明显增大，肺野周围血管影却稀少。透视下有肺门舞蹈现象。

（二）心电图

导管小者可正常，大者电轴左偏，左室肥厚，II 导联 P 波宽大，提示左房大。肺动脉压力轻度增高者多示左心室舒张期负荷加重和左心室肥大，RV_5、RV_6、II、III、aVF 均增高，TV_5、TV_6 高而对称直立，随着肺动脉压力逐渐增高，心电图渐转为左右心室肥大。严重者，若右心室肥大遮盖了左心室肥大，则 V_1 呈 Rs 或 RS、Qr 型。

（三）超声心动图

二维超声在主动脉短轴切面可见主肺动脉与降主动脉有交通。脉冲多普勒在主肺动脉内取样可有舒张期湍流频谱，彩色多普勒在主肺动脉内可见由降主动脉分流而来的五彩相间的分流束。

（四）核素心血管造影

目前国内主要采用单光子发射断层扫描（SPECT），放射性核素心脏造影在先天性心脏病诊断中的应用主要有分流量的确定及定量、心功能检查、心肌灌注检查、肺灌注检查等。

（五）磁共振影像（MRI）

磁共振影像是一种评价心血管解剖和功能的无创性检查方法。MRI 无电离辐射损伤，能从任何方向切面成像，不需使用造影剂即可清楚显示心血管系统的结构。但也有不足的地方，如它不是实时的影像，体位、呼吸动作及心律异常均可影响图像的清晰。

（六）心导管及造影

对疑难病例可行心导管检查，肺动脉血氧含量超过右心室 0.5vol%，肺动脉压力可超过右室压。导管自肺动脉通过开放的动脉导管，直接进入降主动脉，则可确定诊断。在诊断不能肯定时行逆行升主动脉造影可明确诊断。

【治疗】

动脉导管未闭在新生儿先天性心脏病中扮演了双重角色，如伴发于新生儿复杂畸形时可能对畸形的病理生理起到有利作用，甚至成为必不可少维持血液循环的必要通路或生命线，需要维持开放，如完全性大动脉转位、肺动脉闭锁伴完整室缺、二尖瓣狭窄或闭锁及完全性肺静脉异位引流等。但在左向右分流的先天性心脏病如室缺、房缺等合并动脉导管未闭时可使分流量加大，易导致心力衰竭，需要分期一并解决。

1. 早产儿动脉导管未闭在出生后待至成熟年龄多可自然闭合，故无症状者可不予处理。如有症状可试用前列腺素合成酶抑制剂吲哚美辛治疗，每次 0.2mg/kg 口服、灌肠或静注，如无效隔 8h 可重复 1~2 次，总量不超过 0.6mg/kg。肾功能不良、血清肌酐 >132.6μmol/L（1.5mg/dl）或尿素氮 >7.1mmol/L（20mg/dl）、有出血倾向、血小板 <50×10^9/L、胆红素代谢障碍或疑有坏死性小肠结肠炎者禁用。

2. 手术结扎 手术操作简便、效果好，手术死亡率低于 1%，所以诊断一旦成立，即可不计年龄进行手术。在婴儿期如有心衰，可先用洋地黄或利尿剂治疗，心衰控制后择期手术；如心衰顽固，术前可先用肾上腺素、异丙肾上腺素或多巴胺等滴注，使患婴获得较好的条件进入手术室。未经手术者可影响生长发育、屡发呼吸道感染、心力衰竭、感染性心内膜炎，以及发展成不可逆的肺动脉高压等。

3. 电视胸腔镜手术关闭 PDA　采用电视胸腔镜治疗动脉导管未闭是一种安全可靠、创伤小、术后疼痛轻、恢复迅速的新方法。这种方法是采用钛钉或钽钉夹闭，长度为0.9 ~ 1.3cm，导管两端分别钳闭，力度适中。切忌快速合闭钳子。

4. 介入性心导管堵闭术

（1）Porstmann 泡沫塞子：本法是用特制的细质聚己烯醇泡沫（海绵）做成大小不同的圆锥体塞子，底径与高 1∶1，先用球囊导管测出 PDA 的伸张直径，再用导管尺选择塞子大小即可。Ivalon 海绵具有对机体无抗原性、组织相容性好及透 X 线等特点，安全性好。

本法是通过导管建立完整的全轨道，即从股动脉插入经主动脉→PDA→主肺动脉→右室→右房→下腔静脉，最后从股静脉拉出；然后用 Ivalon 塞子穿入钢丝，沿此钢丝轨线送到动脉导管。因动脉导管大多为锥形，主动脉端较粗，所以塞子得以填塞堵闭。

本法的优点是效果最佳、费用最低、术后及长期随访无残余分流等。缺点是由于塞子需要从动脉鞘送入，穿刺孔较大，因此适应证范围小，一般适用于体重 20kg 以上、PDA 伸张直径不超过自身股动脉内径 1.5 倍的患儿。操作较复杂，并发症较多，如股动脉栓塞等，但只要掌握好适应证，术中充分抗凝，血管并发症是可以减少或避免的。

（2）Rashkind 双面伞闭合器：本法主要是采用伞状堵闭装置代替 Ivalon 塞子，方法是根据 PDA 内径的大小选择不同型号的双面伞器。PDA 内径大于 3.5mm 者，选用 17mm 的双面伞堵闭系统；小于 3.5mm 者，则选用 12mm 的双面伞堵闭系统。穿刺股静脉，经通过 PDA 的交换钢丝送入 8F 或 11F 长鞘至降主动脉，将双面伞器沿长鞘送至降主动脉，打开远端伞，回拉整个系统，使双面伞器中点位于 PDA 最窄处时在 PDA 肺动脉端打开近端伞，堵塞 PDA。

本法的优点是操作简便，扩大了手术指征，适用于小年龄组。国外报道可用于体重8kg 以上的婴儿。股动脉栓塞等并发症也少。缺点是术后残余分流发生率高，尤其是 PDA内径大于 4.5mm 者，可高达 55%，1 年后降至 20%，但没有连续性杂音。堵闭后残余分流的主要原因是 PDA 内径过大。

（3）Lock 蛤壳闭合器：实际上是 Rashkind 17mm 双面伞闭合器的衍生物。即延长双伞的 8 支伞臂，并在伞臂中部加绕 1 个 3 圈的弹簧，伞面改用超薄涤纶布，按对角径大小，有 17mm、23mm、28mm、33mm 和 40mm 五种规格。均用 11F 传送系统及长鞘。手术方法与双伞闭合器完全相同。

其缺点是由于蛤壳闭合器较大，近侧伞打开于左肺动脉根部，可能还会影响血流。在关闭巨大 PDA 合并重度肺动脉高压病例时，应先做导管阻断试验，以鉴别肺高压为动力性抑或阻力性。

（4）Sideris 纽扣装置：纽扣装置有多种类型，基本型由正补片和负补片组成。正补片是在 1 个 X 形的导丝支架上缝一块正方形的聚氨酯泡沫制成，中心有 2 个链条状的线环，环末各有一小段导丝作纽扣。负补片是在单根导丝上缝一块梭形的泡沫制成，中央缝一块乳胶片作纽孔。正补片的对角径与负补片的长度相等，有 15~60mm 十种尺寸。传送系统由装载导线和套在导线外的推送导管组成。装载导线与正补片相连，由 1 根尼龙线和 1 根中空导丝构成，尼龙线穿过正补片第 3 个小线环后，对折穿过中空导丝并且打结固定，根据补片大小，使用 7~11F 传送长鞘。

手术方法：从股静脉插送长鞘经右心至 PDA。捏拢正补片装入鞘内，沿鞘推送补片到左侧张开。后撤补片，盖住缺损口，将负补片串在装载导线上，经鞘推送到右侧展开。

拉住正补片，用长鞘顶端推送负补片与正补片扣合。根据 PDA 长短，负补片扣入靠近正补片的第 1 或第 2 个纽扣内。用长鞘抵住已扣合的装置，剪断装载导线尾部，拉出套在尼龙线上的中空导丝，拉住尼龙线的一端抽出，释放纽扣装置。

本法适应证范围最广，操作也较简单，并发症少，尤其适用于体重 20kg 以下或 PDA 巨大的病例。

综上所述，介入性心导管的 PDA 堵闭术是一种安全、创伤小的治疗方法，是已得到认可能代替手术的一种内科介入治疗方法。

二、室间隔缺损

室间隔缺损（VSD）简称室缺，为最常见的先天性心脏畸形。在众多复杂的心血管畸形中，室缺又常为畸形的组合部分，所以在所有心血管畸形中，几乎 2/3 有室缺的存在。

缺损的大小一般直径为 0.3~3.0cm，小于 0.5cm 者属小型缺损，位置多较低，常见于肌部；0.5~1.0cm 者属中型，大于 1.0cm 者为大型，位置多较高，常见于膜部。其解剖部位大致可分为四型：

1. 双动脉瓣下型（嵴上型）　位于流出道室上嵴上方，肺动脉瓣和主动脉瓣下方。此型国内多见，约占 20%~30%。

2. 嵴下型　位于膜部室上嵴下方，为缺损最常见部位。

3. 隔瓣后型　位于流入道肌膈的后部，三尖瓣隔叶的下方，一般缺损较小。

4. 肌部缺损　位于室间隔肌部，可以同时存在几个缺损或成筛孔型。

【临床表现】

1. 症状　小者可无症状；中型缺损易患呼吸道感染，偶发心力衰竭；大型缺损可于生后 1~3 个月即发生充血性心力衰竭。常患肺炎，生长迟缓。

2. 体征　小型缺损仅在胸骨左缘第 3、4 肋间有粗糙的收缩期杂音，有或不伴有震颤。中型和大型缺损胸骨左缘 3、4 肋间（高位可在第 2 肋间）闻及Ⅲ~Ⅳ级粗糙响亮全收缩期杂音，向胸骨右缘及背部传导，同时伴收缩期震颤。分流量大者心尖区可闻及Ⅰ~Ⅱ级舒张期杂音。缺损很大时，杂音又可减轻，震颤不明显，杂音响度与缺损大小成反比。伴有肺动脉高压时，肺动脉第二音亢进。继发性漏斗部肥厚，则肺动脉第二音减轻。伴主动脉瓣关闭不全时，在主动脉瓣第二听诊区可闻及泼水样舒张期杂音及周围血管征阳性。

【诊断】

（一）X 线检查

分流量小者，心脏显示正常形态或左室肥大，肺野轻度充血。中型至大型缺损，示左右心室均扩大，肺动脉段突出，主动脉结小，肺野充血明显。若有肺动脉高压伴右向左分流时，则肺动脉段明显突出，肺野外侧带纹理减少，心脏扩大程度减轻。

（二）心电图

缺损小者心电图多数正常，中型以上缺损示左心室舒张期负荷加重现象，如 RV_5、RV_6 增高伴深 Q，T 波直立高尖对称。分流量大或肺动脉高压时可示双室肥大。严重的肺动脉高压时，可示电轴右偏，右室肥大劳损，RV_1、RV_3 拉高，T 波直立。

（三）超声心动图

二维四腔及左室长轴切面可见室间隔有连续回声中断。脉冲多普勒在室间隔右室侧回声中断处可探及收缩期湍流频谱。彩色多普勒于收缩期在右室可见由左室分流来的五彩相间的血流束。

（四）心导管及造影

上述检查有可疑者可作心导管检查，如右心室水平血氧含量超过右心房平均血氧含量 0.9% 或 3% 饱和度，可确认有心室水平的左向右分流。有时导管可通过室缺进入左室而确诊。常规左室造影可确定室缺的部位、大小、数目，疑有右心室漏斗部肥厚者可行右室造影，伴主动脉瓣关闭不全时行逆行性主动脉造影。

【治疗】

（一）自然闭合

室间隔缺损的自然闭合率可达 30% ~ 50%，其中 80% 发生于 2 岁以内，因此时期心脏增长最快，而缺损口往往不相应长大，因此缺损相对缩小。5 岁以上自然闭合的机会很少。另一特点是所有自然闭合的病例缺损多位于室间隔膜部，其次为肌部，而瓣下型病例几乎没有自然闭合的机会。小型缺损固然比大型缺损容易闭合，但是能引起心力衰竭的大型缺损也有自行闭合的机会，因此缺损的位置比缺损的大小更为重要。

婴幼儿室缺在随访过程中，如症状好转，杂音减轻，X 线检查和心电图有进步，特别是二维超声心动图有膜部向右室的瘤突样形成，则提示缺损趋向自然闭合，因此对小型缺损、肺动脉压力正常的婴幼儿，不需急于手术。即或不闭合，由于其血流动力学改变轻微，一般不影响生长发育，但需定期随访。

（二）手术治疗

1. 小型缺损　0.5cm 以下的小型室缺临床多无症状，是否需要手术治疗看法不一。鉴于此类型病例手术死亡率很低，以及为防止并发感染性心内膜炎（小室缺左右室压差较大，冲击力强，所以比大型室缺易并发感染性心内膜炎），故仍主张手术关闭。但有人认为小型室缺血流动力学变化不大，不影响其生长发育及成长后的工作与生活，加上心脏直视手术毕竟创伤性大，术后可能发生心脏传导阻滞、感染等，其危险度与并发感染性心内膜炎不相上下，故不主张手术。

2. 双动脉瓣下型室缺应提前手术　瓣下型室缺（崤上、圆锥隔、双动脉下）不仅自然闭合机会很少，且易并发主动脉瓣脱垂、反流及乏氏窦瘤形成或破裂，因此一旦确诊需早期手术。该型由于圆锥肌的缺损，使主动脉瓣与室间隔缺乏连续性，主动脉瓣失去支撑，在心脏收缩、舒张二期血流动力学影响下引起主动脉瓣脱垂，如不及早手术，随着病程的进展，脱垂的瓣膜常变长、增厚，最终可导致脱垂的瓣叶塌陷在缺损口，并与之粘连，丧失活动度，形成主动脉反流的不可回逆期，届时必须进行瓣膜置换术，因此对瓣下型室缺主张早期手术。

3. 介入性心导管堵闭术　室缺堵闭术操作较 PDA 堵闭术复杂，操作不当，将阻碍二尖瓣、三尖瓣和主动脉瓣的开放和关闭。对病例的选择有较严格的要求，由于左右心室的出入口均有瓣膜，心腔内有腱索，关闭室缺时，首先应考虑不损害它们的功能。因此，既不能关闭紧靠主、肺动脉瓣下的瓣下型室缺，也不能选用太大的闭合装置。由于主动脉瓣的位置比肺动脉瓣低，功能又远较后者重要，所以在选择适应证时，只需要考虑室缺与主动脉瓣之间的距离，此距离从室缺的上缘或中心点至主动脉瓣的下缘计算，应该≥待植入闭合装置的半径。距离越长，能关闭室缺的直径也越大，但有限度。一是要求闭合装置在心腔内打开时不会夹住腱索，尤其是左侧；二是装置植入后不会妨碍心室的收缩。为安全起见，左侧伞或补片应在左室流出道打开。室缺附近还有传导束，关闭时无法避开，但伞或补片仅覆盖于室间隔表面，对传导束的影响不会太大。左侧伞或补片受左心室较高压力的影响，可压迫室缺周围组织引起局部水肿，出现左束支传导阻滞，但这是可逆的，随着水肿的消退可自行消失。

三、房间隔缺损（继发孔型）

房间隔缺损（ASD）简称房缺，为心房间隔先天性发育不全。有原发孔和继发孔两型。本部分所述仅是继发孔型房缺。

根据缺损部位可分为四型：

1. 卵圆窝缺损型（中心型缺损）　最为常见，约占80%。
2. 上腔型（高位型缺损）　较少见，仅占3%~4%。
3. 下腔型（低位型缺损）　仅次于中心型，约占13%。
4. 混合型　两种或以上畸形同时存在，约占5%。

【临床表现】

1. 症状　缺损小者，分流量小，可长期无自觉症状；缺损较大者在学龄期可有乏力、气急，易发生呼吸道感染。

2. 体征　一般在3岁前杂音不明显，往往被漏诊或误认为无害性杂音。2/3病例在胸骨左缘第1、2肋间处闻及Ⅱ级收缩期杂音，传导不广泛，一般无震颤。杂音的产生是由于过多的血流经过正常的肺动脉瓣而产生的，而不是来自房缺的杂音，因左右房间压力阶差小，流速慢，无涡流形成，故并不产生杂音。第二音亢进，呈固定性分裂，分流量大者于三尖瓣区可闻及舒张中期充盈性杂音。

【诊断】

（一）X线检查

缺损小者可无变化；中等以上者右房、右室扩大，肺血增多，肺动脉段膨隆，主动脉结小，透视下有时可见肺门"舞蹈"现象。

（二）心电图

多见电轴右偏及不完全性右束支传导阻滞。重者右心房扩大，P波高尖，右室肥大，呈 RV_1 大于 SV_1、SV_5、SV_6 波，伴劳损时则 TV_1 倒置。

（三）多普勒超声心动图

二维超声四腔面可示房间隔有连续回声中断，右房及右室扩大。脉冲多普勒在房间隔右房侧可探及舒张期湍流频谱，彩色多普勒在右房舒张期可见到由左房分流而来的五彩相间的血流束。

（四）心导管及心血管造影

如上述无创性检查不能确诊或疑有合并畸形者，可做右心导管检查。右房平均血氧含量 >上腔静脉 1.9vol% 或 >下腔静脉 1.0vol% 有诊断价值，导管可通过缺损进入左心房。

【治疗】

1. 手术指征　房缺自然闭合的可能性极小，一般在学龄期也很少出现心衰和肺动脉高压。择期手术一般在 4 岁以后。有临床症状（心脏扩大及肺充血、肺循环量:体循环量 >1.5:1）的患儿均应手术治疗。

2. 介入性心导管堵闭术　可采用伞状装置或纽扣式补片关闭中央型继发孔房缺。

四、肺动脉瓣狭窄

肺动脉瓣狭窄（PS）按形态学分为两种类型。较常见的是三个瓣膜在交界处融合，形成隔膜，呈圆顶状或乳头状向肺动脉突出，中间有狭小出口（口径多在 2~3mm）；另一种较少见类型是肺动脉瓣膜显著增厚且短小，边缘不规则，狭窄程度较轻（口径为 5~10mm）。

【临床表现】

典型的肺动脉瓣狭窄有三大主征，即右室肥大、肺血减少和 P_2 减弱或消失。

1. 症状　轻者多无症状，重者在婴幼儿期即发生青紫及心力衰竭。偶也发生晕厥。

2. 体征　在肺动脉瓣区可闻及响亮粗糙的 Ⅲ~Ⅳ 级喷射状收缩期杂音，伴震颤。重度者可出现三尖瓣区相对性收缩期杂音及第四心音。肺动脉第二音减弱或消失。

【诊断】

（一）X 线检查

轻至中度者一般心脏不大，肺血大致正常；重型者常有心脏扩大，以右室为主。心脏呈二尖瓣型，肺血少。肺动脉段膨出（狭窄后扩张）。透视下左肺门动脉搏动增强，而右肺门动脉则相对静止，致使两肺门不对称（左大于右），对本症诊断有重要参考价值。

（二）心电图

轻者大致正常或示右束支传导阻滞；中型病例常有电轴右偏，有一定程度的右室肥厚，伴胸导联 T 波广泛倒置。75% P 波高尖，示右房亦肥大。

（三）多普勒超声心动图

二维超声主动脉短轴切面可见肺动脉反光加强，瓣环小，主动脉及左肺动脉内径增粗，心尖四腔切面可见右心系统增大征象。脉冲多普勒在主肺动脉瓣内可探及收缩期湍流频谱。

（四）心导管及心血管造影

对可疑病例或合并畸形者，可行右心导管测右心室及肺动脉压力并记录肺动脉-右心室连续压力曲线，两者间压力阶差 >2kPa（15mmHg），则可诊断。选择性右心造影可示右室流出道部位、程度及狭窄后扩张等情况以及是否伴有肺动脉及其分支狭窄，以指导治疗。

【治疗】

（一）经皮气囊肺动脉瓣成形术（PBPV）

目前 PBPV 是治疗 PS 的首选方法。单纯肺动脉瓣狭窄，跨瓣压力阶差 > 6.6kPa（50mmHg），可施行 PBPV，单球囊、双球囊、双叶球囊三种方法的对比认为双叶球囊疗效最佳。目前一致认为扩张疗效与采用的球/瓣比值有很大关系，球/瓣比值为 1.2 ～ 1.6，平均为 1.46 可取得满意扩张效果。

PBPV 可能发生肺动脉破裂或大出血，也可能发生轻至中度肺动脉瓣关闭不全。长期随访偶有发生瓣膜再狭窄，但可再次球囊扩张。

（二）手术治疗

手术适应证：凡在右心室与肺动脉间收缩期压力阶差 > 6.6kPa（50mmHg）或右心室收缩期压力 > 13.3kPa（100mmHg）又不适于做 PBPV 治疗者，需行手术治疗。如压力阶差 < 6.6kPa（50mmHg）而临床无症状，心电图及 X 线检查无明显变化者，一般暂不手术治疗，但应定期随访。

手术方法：行心内直视下肺动脉瓣切开术；合并漏斗部狭窄者，应在体外循环下施行矫治术。

五、法洛四联症

法洛四联症（TOF）是年长儿中最常见的发绀型先天性心脏病，可归纳为四种病理变化，即肺动脉狭窄、主动脉骑跨、室间隔缺损及右心室肥厚。由于肺动脉狭窄致使肺血流减少，同时使右心室压力增高，部分或大部分体静脉血经室间隔缺损流入左心室及骑跨的主动脉内，导致右向左分流，致使动脉血氧饱和度降低，并代偿性引起毛细血管扩张与红细胞增多现象。

【临床表现】

1. 症状

（1）发绀常在生后 3 个月左右出现，当动脉导管关闭后方见显著。随着生长发育的进行，发绀逐渐加重，在活动或哭闹后加剧。

（2）约 20% ～30% 的患儿有缺氧发作史。表现为起病突然，阵发性呼吸加深、加快，伴发绀明显加重，甚至发生昏厥、抽搐。可持续数分钟至数小时，常能自然缓解。发作多在清晨、哭吵、吸乳或活动用力后，感染、贫血可诱发。其原因可能为右室流出道平滑肌收缩，漏斗部痉挛使右室排血暂停所致。发作频繁时期多在生后 6 ～18 个月，18 个月后发作减少，有人认为可能与侧支循环的建立有关。

（3）蹲踞：是四联症患儿活动后常见的症状，在其他畸形中少见，因此发绀加蹲踞者多可诊断为四联症。其发生机制可能是蹲踞压迫下肢动脉使体循环阻力增高，心内右向左分流减少，入肺的血流增多，有助于发绀迅速好转。同时由于蹲踞体位压迫了股动脉，使主动脉血流向上肢和头部，血量相对增多，中枢神经系统缺氧情况有所改善。

四联症患儿由于有巨大室缺及主动脉骑跨，因此左右心室负荷不重，少有大心脏及心力衰竭，也少有心律失常及呼吸道感染。

2. 体征　生长发育延迟。多伴有杵状指（趾），胸骨左缘第 2、3 肋间可闻及Ⅲ～Ⅳ级喷射性收缩期杂音，可伴有震颤，杂音响度与漏斗部狭窄成反比。P_2 减弱或单一增强，是由右跨的主动脉传来。

【诊断】

（一）X 线检查

典型者心脏较小，呈木靴形，肺动脉段凹陷，心尖上翘，可出现右位主动脉弓致上纵隔增宽，肺纹理明显减少，2～3 岁后出现网状侧支循环阴影。

（二）心电图

电轴右偏及右室肥大，V_1 呈 Rs、rSR′ 或 R 波型，V_3～V_6 转为 rS 波型，TV_1 直立。

（三）超声心动图

左室长轴切面可见主动脉增宽，前壁与室间隔回声中断并骑跨于室间隔上。主动脉短轴切面显示右室流出道变窄及肺动脉瓣狭窄等。脉冲多普勒在收缩期可见到右室向主动脉内分流的异常血流束。

（四）心导管及造影

左室、主动脉血氧含量低于正常。右室压力明显升高，与体循环压力相似，选择性右心室造影仍为本症诊断及鉴别诊断的可靠方法，并可对肺动脉狭窄的类型、范围及室间隔缺损的情况作出解剖观察，为手术提供参考。典型所见为右室显影后，主动脉、肺动脉同时显影，侧位可见主动脉骑跨于室间隔上。可见漏斗部狭窄，亦可有肺动脉瓣、环或肺动脉干等的狭窄。左心室造影示室间隔缺损的位置、大小及是否合并冠状动脉及主动脉弓的畸形。

【治疗】

（一）缺氧发作的防治

轻者将患儿下肢屈起，置膝胸卧位；重者可用吗啡皮下注射，每次 0.2mg/kg，可立即缓解。也可用心得安 0.1～0.2mg/kg 加 10% 葡萄糖静脉注射（心率慢、血压下降者，不宜用心得安），口服心得安每日 1mg/kg，数周或数月，以预防发作。缺氧时间长者可产生代谢性酸中毒，应适当以碳酸氢钠纠正，也有助于症状缓解。如症状仍不缓解，可用新福林 0.2mg/kg 静脉注射，以升高血压，减少右向左分流。

（二）防治脑血管栓塞及脑脓肿

1. 在减少四联症的自然死亡中，除控制缺氧发作外，避免脱水和预防感染也是很重要的。由于发绀，红细胞增多，血液黏稠度增加，当血细胞比容超过 70% 以上时血管内灌注力升高，血流缓滞，易致血栓形成。栓子可通过缺损直接进入骑跨的主动脉口到达脑，形成脑栓塞，患儿可突然发生意识障碍或偏瘫。此时应立即给予静脉滴注肝素，1mg/(kg·h)，4～6h 后可改用 0.5mg/(kg·h)，并测凝血时间作为对照，要求凝血时间保持在 10min 左右，通过肝素维持 48h 即可停止。其次可给予地塞米松，以减轻脑水肿。平时每日应有足够的液体入量，特别是夏日出汗或腹泻时，以防血液浓缩。

2. 脑脓肿也是很重要的并发症，多发生大于 2 岁的患儿。脓肿可发生于脑的任何部位，但较少在脑干或颅后凹处，常单个发生。发生脑脓肿的机制有：

（1）间发性的菌血症使脑血栓感染而成。

（2）静脉血流中的感染血栓未经肺血管床的吞噬、滤过作用而由骑跨部位直接进入动脉到达脑部。

（3）由于脑血流减少，使脑组织缺氧，引起局灶性脑组织软化并继发感染。本症较脑血栓发病晚，起病缓慢，初发病常出现头痛、恶心、呕吐、发热等，以后根据病变部位出现定位性体征（视神经乳头水肿、颅高压等），但较少发生偏瘫，治疗包括全身抗感染、局部穿刺或手术引流等。

（三）手术治疗

1. 姑息手术　由于心胸技术的提高，麻醉技术及体外循环技术的迅速发展，目前多主张早期一期根治术，姑息手术只见于对病危的新生儿及婴幼儿暂时不适于做根治术者。四联症目前所用的姑息手术共有 5 种：

（1）锁骨下动脉与肺动脉吻合术：本手术的优点是简易，手术死亡率低，易拆除，故不影响二期心内纠治术；缺点是部分病例可发生吻合口处阻塞现象。

（2）降主动脉与左肺动脉分流术：较适用于婴儿，目前很少用，关键是很难掌握吻合口的大小。

（3）升主动脉与右肺动脉吻合术：多用于新生儿，手术死亡率较低，但由于主动脉血直接流入肺动脉，易引起早期肺水肿。

（4）闭式漏斗部切除和肺动脉瓣切开术：即切除右室流出道的肥厚肌肉，补片扩大右室流出道，增加肺血流量。但手术时应切除多少肌肉最为合适较难掌握，切除过多可导致左向右分流，造成肺动脉瓣关闭不全；而过少又未能解决梗阻问题。

（5）上腔静脉与右肺动脉吻合术：使上腔静脉血直接进入右肺氧合，减轻右室负荷，发绀可以改善；但术中容易发生脑水肿，此外手术吻合口不能再行拆除，给二期根治术带来困难，故较少采用。

2. 心内根治术　目前手术病死率在 5% 以下，疗效比较满意，故每例均应争取一期根治术。择期手术年龄为 2~6 岁。

（1）手术指征：反复缺氧发作，且疗效差，肺动脉总干大于升支动脉 1/3 以上；发绀明显，血细胞比容达 60% 以上，体循环氧饱和度下降至 75%；6 个月即出现严重发绀，肺动脉主干或主要分支严重狭窄。应先行体、肺循环分流术，至 1.5~3 岁时再进行根治术。

（2）手术方法：目前多应用低温、体外循环心内直视下进行，先作胸骨正中切口，然后根据冠状动脉的走向选择右室切口。切除梗阻的壁束、右室前壁肥厚肌肉束，疏通右室流出道。若肺动脉狭窄则将瓣膜交界融合处切开。用聚四氟乙烯修补室间隔缺损并将骑跨于右室部分的主动脉透过补片归入左心室。术毕应测心内压力及右室流出道内径，了解梗阻是否解除，还应测体、肺循环及右房氧饱和度，观察有无残余室缺的分流。要求术后右室与左室压力之比不超过 0.65，若超过则可能发生低心排血量综合征，导致早期死亡。

四联症心内纠治术的成功与否在于右室流出道的梗阻是否解除以及室缺补片有无残余分流。

六、完全性大动脉转位

完全性大动脉转位（TGA）占新生儿期发绀型先天性心脏病的首位。未经治疗者约50%在1个月内死亡，90%在1岁前夭折。由于胚胎期共同动脉干发育的异常，使主动脉和肺动脉对调位置，主动脉瓣不像正常人在肺动脉瓣的右后，而到了右前，接右心室；而肺动脉瓣在主动脉瓣的左后，接左心室。左右心房心室的位置未变，心房与心室的关系亦无误。这样静脉血回右房右室后出主动脉又到全身，而氧合血由肺静脉回左房左室后仍出肺动脉进肺，使体循环和肺循环各走各路，失去循环互交的生理原则，中间必须有房缺、室缺或动脉导管未闭等的交换血液，患婴才能暂时存活。

【临床表现】

1. 症状　主要表现为严重缺氧、酸中毒及充血性心力衰竭。常在出生时或3d内出现发绀、气促，生后2周内即表现出心力衰竭，生后5个月左右可出现杵状指。

2. 体征　新生儿约1/3有杂音，其特点是由合并畸形所决定的。肺动脉瓣区第二音响亮，无分裂。由于肺动脉压力增高，虽动脉导管未闭，可无典型连续性杂音。

【诊断】

（一）X线检查

初生时心影可正常。生后1~2周心脏进行性扩大，可呈蛋形，心底部血管影狭窄（因主动脉、肺动脉前后重叠）。一般病例肺野充血，伴肺动脉狭窄时呈肺缺血。

（二）心电图

电轴右偏，右房扩大，右室肥厚，右胸导联T波直立，左胸导联T波可能平坦或有切迹。伴有室缺者可表现为双室肥大。

（三）多普勒超声心动图

二维超声可显示大血管的行径、分支及相互的空间关系，有助于确定大血管错位的诊断，室隔完整者，室隔凸向左室。超声检查对诊断合并畸形也有帮助。

（四）心导管及造影

导管可直接自右心室进入主动脉内。主动脉血氧含量显著下降，右心室与主动脉压力相等。心血管造影可见到主动脉直接出自右室漏斗部，位于右前；肺动脉起自左心室，在左后。主动脉瓣位置高于肺动脉瓣，恰与正常相反。若伴有大型室缺，则右心室与主动脉、左心室与肺动脉可同时显影。

【治疗】

1. 球囊房隔造口术　经超声心动图、心血管造影证实为完全性大血管错位，室隔完整者即可经导管以球囊撕裂房隔卵圆窝部位，造成缺损，增加心房水平的分流，可改善发绀。

2. 控制心力衰竭、继发感染及代谢性酸中毒。由于给氧可促进动脉导管闭合，加重病情或促进死亡，要加以重视。

3. 手术治疗

（1）心房内分流术：即将腔静脉回流血液经二尖瓣至左心室，肺静脉血经三尖瓣入右心室至主动脉。这样以右室代替左室功能而使血流方向得到纠正。

（2）解剖纠正手术：即将肺动脉与主动脉根部吻合，同时冠状动脉起始部移植至肺动脉根部。此法需在新生儿期进行，因左室承担肺循环血泵，功能日渐减退，一旦换自体循环血泵难以支持。

第二节　风湿性心脏瓣膜病

风湿性心脏瓣膜病又称慢性风湿性心脏病。在儿童期风湿活动常潜隐存在，而单纯由于瓣膜机械性障碍所致者并不多见。在风湿性心脏瓣膜病中，以二尖瓣反流或伴狭窄者最多见，其次为主动脉瓣反流伴二尖瓣病变，偶有三尖瓣受累但常伴有二尖瓣或主动脉瓣病变，单纯主动脉瓣病变极少。

【临床表现】

（一）风湿性二尖瓣关闭不全

为儿童期慢性风湿性心脏病最常见的病变，也是急性风湿性心肌炎最早的临床表现之一。

1. 症状　轻者多无任何症状，反流量大者因排血量减少，可表现为心悸、乏力、气促及苍白等。左心衰竭症状较二尖瓣狭窄出现为晚，但约有 1/3 的患儿后来发生明显的二尖瓣狭窄，症状则趋严重。

2. 体征　心前区饱满，心尖冲动活跃且范围扩大，向左下扩展。心尖部可闻及 II 级以上高音调全收缩期反流性杂音，并向腋下传导，其响度与反流量不成比例。可伴有心尖区低调短舒张中期杂音（相对性二尖瓣狭窄或二尖瓣口高流量）。第三心音常明显。

（二）风湿性二尖瓣狭窄

在慢性风湿性心脏病中，二尖瓣狭窄在儿童时期并不多见。尽管二尖瓣最易受侵犯，但一般从初次感染至形成二尖瓣狭窄约需 2 年左右，狭窄程度需达到正常的 50% 时始出现症状，故临床约需 10 年甚至 20 年才有明显症状，且与二尖瓣关闭不全同时存在。

1. 症状　与狭窄程度有关，轻度可无症状，中至重度狭窄患儿可出现疲乏、心悸、气短，活动后呼吸困难，并伴有口周轻度青紫，面颊潮红，即所谓二尖瓣面容，严重者可出现咯血或血性泡沫痰、端坐呼吸及阵发性夜间呼吸困难或发生急性肺水肿。长期肺静脉高压可引起右心衰竭，体循环静脉充血，肝脾肿大、腹水。如心房内血栓脱落，可引起栓塞症状。

2. 体征　心前区饱满，心尖部可闻及低调隆隆样舒张期杂音，常伴有舒张期震颤。心尖部第一心音亢进，肺动脉第二音亢进且分裂。胸骨左缘第 3~4 肋间或心尖部内上方可听到二尖瓣开瓣音。如有左房扩大、压力增高并发房性期前收缩、房性心动过速及心房纤颤等，多提示有风湿活动。

（三）风湿性主动脉瓣关闭不全

风湿性主动脉瓣关闭不全单独存在者极少，大多同时合并有二尖瓣病变。因此，临床上遇到单纯主动脉瓣病变患儿，应多考虑先天性或梅毒性所致。

1. 症状　心脏代偿期长，左心室代偿可维持多年而不产生肺淤血，因此轻者多无症状。重者首发症状为身体各部动脉的强烈搏动感、心悸、劳力性呼吸困难、端坐呼吸及夜间阵发性呼吸困难。有的患儿有心绞痛，多在夜间熟睡后发作。

2. 体征　胸骨左缘第二肋间可听到高音调泼水样舒张期杂音，偶有震颤。心尖向左下移位，搏动广泛，颈动脉搏动也清楚可见。多有周围血管征：脉压增宽、水冲脉、股动脉枪击声及毛细血管搏动等。

【诊断】

因儿童风湿性心脏瓣膜病常有风湿活动潜隐存在，因此心脏瓣膜病是否为风湿性以及有无风湿活动存在是首先要考虑的。

（一）主要表现

1. 心肌炎。

2. 多发性关节炎。

3. 舞蹈病。

4. 皮下小结。

5. 环形红斑。

（二）次要表现

1. 临床表现　发热、关节痛。

2. 实验室检查　急性反应物质增高，血沉快，C 反应蛋白阳性，心电图 P-R 间期延长。

（三）曾有链球菌感染证据

1. 咽培养阳性或咽拭子 A 组链球菌抗原快速诊断阳性。

2. 链球菌抗体滴度增高。

（四）确诊依据

有上述 A 组链球菌感染的证据，同时有两个主要指标；或 1 个主要指标加 2 个次要指标者即可诊断。

【鉴别诊断】

1. 类风湿性关节炎　尤其是既往称变应性亚败血症的幼年性类风湿性关节炎，除关节症状外，全身症状明显，如发热、皮疹、心脏损害等。但风湿性心脏病多见于年长儿，关节病变多为大关节，呈游走性，不遗留关节畸形和心脏损害等；一般类风湿性关节炎为多发性对称性指掌等小关节或脊柱炎，指间关节呈梭形肿大，后期常伴有关节畸形，并发心脏损害者较少。

2. 感染性心内膜炎　感染性心内膜炎多见于原有心脏瓣膜病变者。风湿性心脏瓣膜病是常见的基础心脏病之一，患儿有发热等全身感染症状，心脏杂音短期内有动态变化。可有血管栓塞症状，尤其是超声心动图检查可发现心内膜有赘生物、血培养阳性等，为其特点。

3. 系统性红斑狼疮　本病有关节痛、发热、心肌炎、肾脏病变等，类似风湿病；但对称性脸部蝶形红斑、白细胞减少、血液或骨髓液涂片可找到狼疮细胞，抗核抗体及抗双股 DNA 抗体阳性等，有助于诊断。

4. 病毒性心肌炎　由于近年来风湿病发病率在国内日趋减少，临床表现也较轻且不典型，因此两者的鉴别诊断有一定困难。但风湿性心肌炎多发生于学龄儿童，且女孩发病率相对较高；病毒性心肌炎可发生在任何年龄，以4岁以下者居多，风湿病近期有链球菌感染史；而病毒性心肌炎有病毒感染史。风湿病活动期血沉明显增快；而病毒性心肌炎血沉很少超过50mm/h。多普勒超声心动图对瓣膜病变的探查有鉴别意义。

【治疗】

（一）抗风湿热治疗及预防风湿热复发

在儿童时期，多数慢性风湿性心脏病患儿有活动性风湿热，且早期风湿性心肌炎几乎均伴有二尖瓣反流，临床虽有二尖瓣关闭不全的体征，实属活动性风湿热的表现之一，因此治疗方案应完全按急性风湿热治疗。伴有心力衰竭的病例多有风湿热活动，而临床上风湿热检验指标可不典型，如血沉可正常等。

儿童慢性风湿性心脏病患儿，应行预防风湿热复发治疗。由于风湿热的发生与链球菌感染有关，因此应预防链球菌感染，如长效青霉素120万U，每4周1次肌内注射；对风湿多发地区，以每3周注射1次为宜。对青霉素过敏患儿可使用红霉素或复方磺胺甲噁唑，但其预防效果差，长期使用不良反应较大。预防用药时间可至青春发育期甚至终身，近来有人提出预防期为1~2年。对病灶性扁桃体炎反复发作者，可考虑扁桃体切除；对有鼻窦炎、龋齿或其他慢性感染病灶者，均应治疗。复发次数越多，对心脏瓣膜的损害越严重，甚至引发心力衰竭。

（二）防治感染性心内膜炎

对拔牙、补牙、牙周病、鼻窦炎等均应给予抗生素治疗，在心导管检查、瓣膜扩张术或瓣膜置换术前后均应做防治感染性心内膜炎的治疗。

（三）防治心力衰竭

有心力衰竭者按充血性心力衰竭处理，可用洋地黄等正性肌力药物、利尿剂及血管扩张剂，但血管扩张剂在严重二尖瓣狭窄病例不宜应用。洋地黄在严重二尖瓣狭窄患儿的应用上也有争议，有学者认为洋地黄的正性肌力作用加强了左心室的收缩力，增加了心排出量，同时也增加了左房压力，会加重二尖瓣狭窄症状；反之也有学者认为洋地黄药物可通过增加左心室压力，降低左心室舒张压力，从而达到降低左房压力的作用，因此主张用地高辛每日维持量的疗法。

（四）球囊导管瓣膜扩张术

目前虽有主动脉瓣狭窄和主动脉缩窄球囊导管扩张术应用成功的报道，但一般用于二尖瓣狭窄，成人病例应用较多。

（五）二尖瓣交界分离术或二尖瓣成形术

因儿童期多伴有风湿活动，术后容易再粘连狭窄，故较少用。手术指征为：

1．明显和日益加重的劳力性气急。

2．有急性肺水肿的发生。

3．有阵发性呼吸困难伴有咯血。

（六）瓣膜置换术

严重病例内科治疗效果不佳，心功能差者可考虑瓣膜置换术，包括二尖瓣置换、主动脉瓣置换或双瓣联合置换。

瓣膜置换术在儿童病例应用不多，原因为患儿多伴有风湿热；置换瓣环随年龄增长、心脏发育而逐渐不适应，需再次换瓣；再有目前人工瓣多采用机械碟瓣或球瓣，术后要终身抗凝治疗，给患儿带来诸多不便，如女孩月经来潮时、急症外科手术及怀孕分娩等，均受影响。

第三节 病毒性心肌炎

病毒性心肌炎是指由病毒感染后，对心肌产生直接损伤，或通过自身免疫反应引起心肌细胞坏死、变性和心肌间质弥漫性或局限性炎症的病变；也可引起心内膜、心包或其他脏器的炎症改变。

【临床表现】

临床症状轻重悬殊，病程长短不等，恢复过程较长，预后大多良好；但少数可发生心力衰竭、心源性休克甚至猝死；也可迁延不愈，心脏肥大，呈慢性心肌病变过程。有时病毒感染可累及其他脏器，特别是新生儿和小婴儿易发生，如胸膜炎、肌炎、肠炎、肺炎、胰腺炎、肝炎等。

1. 急性期 多数在出现心脏症状前 2~3 周内有上感、腹泻或其他病毒性疾患。临床症状明显，心电图易变而多变，病程多不超过 6 个月。

（1）轻型：可无明显自觉症状，一般以乏力为主；其次有多汗、苍白、心悸、气短、胸闷、头晕、精神及食欲不振等。年长儿可诉心悸或心前区疼痛不适。心尖区第一心音低钝，可闻及柔和的吹风样收缩期杂音，有时有期前收缩。

（2）重型：呈暴发型，起病急骤，1~2d 内出现心功能不全或突发心源性休克、心脑综合征，病情发展迅速。患儿常在上呼吸道感染过程中，以精神萎靡、明显乏力、极度面色苍白、多汗为主要症状，可在极短时间内发生阿-斯综合征。

此外，数种腺病毒可引起儿童左心室功能障碍，因此，临床上遇流感样症状后有明显乏力和气短的患儿，应注意腺病毒引起的病毒性心肌炎。

（3）新生儿病毒性心肌炎：可呈散发流行趋势，特点是症状不典型，常表现为嗜睡、厌食、呕吐、腹泻、黄疸、上感症状等。起病多较急，呻吟不安、呼吸急促、苍白或发绀、心率快，常出现奔马律及心律失常，应及时诊断及治疗，以免延误。

2. 迁延期 急性期过后，临床症状反复出现，常在感冒后症状及体征反复或心电图改变重新出现，病情迁延不愈，多在半年以上，但心功能尚好。

3. 慢性期 多见于较大的儿童，有进行性心脏增大或反复心力衰竭，病程多在 1 年以上。有的起病隐渐，发现时已呈慢性；有的急性期休息不够或治疗不及时而多次反复，转为慢性。临床以慢性充血性心力衰竭为主，其表现类似扩张型心肌病。常因感冒或过劳导致病情反复或加重，致使心脏进行性增大，最终常因心力衰竭难以控制或并发感染、严重心律失常发作或心室附壁血栓脱落发生栓塞现象等而致命。

【诊断】

（一）辅助检查

1. 实验室检查 急性期周围血白细胞和中性粒细胞可以明显升高，血沉增快，心肌酶可以有改变。其中以肌钙蛋白最为敏感，急性期可成百乃至上千倍升高；肌酸激酶同工酶（CK-MB）因检查方法不同其特异性各异；α-羟丁酸乳酸脱氢酶虽然敏感但不特异；病原学检查因心肌活检很难被患儿以及家长接受而不能开展，而大量心包积液者较少，故心包穿刺术受限，因此，血清病毒学检查便被认为是较有参考意义的病原学检查方法之一，尤其在恢复期其同型病毒效价比急性期增高 4 倍以上更有说服力。其次是急性期咽拭子检查，再其次为粪便中分离出病毒。

2. 心电图　主要表现为 ST 段偏移，T 波低平、双向或倒置；其次出现各种心律失常，如期前收缩，阵发性心动过速，Q-T 间期延长，心房扑动和心房纤颤，房室传导阻滞，暴发性者多有低电压、束支传导阻滞。运动试验阳性。

3. X 线检查　心脏大小正常或呈不同程度的增大，多呈普大心，拨动减弱，常伴有肺淤血或肺水肿，较少见到心包积液和胸腔积液。

4. 超声心动图　如有心力衰竭可见左心室增大，二和（或）三尖瓣环扩大，瓣膜关闭不全，少量心包积液，重者可有心室壁运动不协调，心脏收缩和（或）舒张功能减低。

（二）诊断标准

1. 临床诊断依据

（1）心功能不全、心源性休克或心脑综合征。

（2）心脏扩大（X 线、超声心动图检查具有表现之一）。

（3）心电图改变：以 R 波为主的 2 个或 2 个以上主要导联（I、II、aVF、V_5）的 ST-T 改变（持续 4d 以上，伴有动态变化），窦房传导阻滞，房室传导阻滞，成联律、多型、多源、成对或并行期前收缩，非房室结及房室折返引起的异位性心动过速，低电压（新生儿除外）及异常 Q 波。

（4）CK-MB 升高或心肌肌钙蛋白（cTnI 或 cTnT）阳性。

2. 病原学诊断依据

（1）准确指标：自心内膜、心肌、心包（活检、病例）或心包穿刺液检查发现以下之一者可确诊：①分离到病毒；②用病毒核酸探针查到病毒核酸；③特异性病毒抗体阳性。

（2）参考依据：有以下之一者结合临床表现可考虑为心肌炎由病毒引起：①自粪便、咽拭子或血液中分离到病毒，且恢复期血清同型抗体滴度较第一份血清升高或降低 4 倍以上。②病程早期血中特异性 IgM 抗体阳性。③用病毒核酸探针自患儿血中查到病毒核酸。

（3）确诊依据：具备临床诊断依据两项者可以诊断；发病的同时或发病前 1~3 周有病毒感染的证据支持诊断者。①同时具备病原学确诊依据之一者，可确诊为病毒性心肌炎。②具备病原学参考依据之一者，可临床诊断为病毒性心肌炎。③凡不具备确诊依据者，应给予必要的治疗或随诊，根据病情变化，确诊或排除心肌炎。④应排除风湿性心肌炎、中毒性心肌炎、先天性心脏病、由风湿性疾病以及代谢性疾病（如甲状腺功能亢进症）引起的心肌损害、原发性心肌病、原发性心内膜弹力纤维增生症、先天性房室传导阻滞、心脏自主神经功能异常、受体功能亢进及药物引起的心电图改变。

3. 心电图诊断依据　心电图示明显的心律失常或运动试验阳性。

（1）明显的心律失常包括：除频发、偶发、良性期前收缩以外的异位节律；窦停搏，I 度以上的房室、窦房以及左束支、完全右及双、三束支传导阻滞。除此和 ST-T 改变以外为轻度异常。

（2）Ⅰ度房室传导阻滞、Ⅱ度Ⅰ型房室窦房传导阻滞、不完全右束支传导阻滞，以往认为是迷走神经张力增高所致，目前认为如果以往没有此项改变，现在又有除此心电图以外的心肌炎临床诊断依据者，这种改变就有意义。

【治疗】

（一）一般治疗

急性期应卧床休息，以减轻心脏负荷。一般需坚持 3 个月，病情稳定后可轻微活动，恢复期仍应限制负荷量。如恢复期不顺利，特别是反复感冒，应根据心脏情况适当延长时间。急性期心脏增大者，卧床时间更应延长，到心脏明显缩小，再缓慢增加活动量。切忌在心脏仍有一定程度增大时即恢复入学，因为这样常使心脏不再继续缩小。有心力衰竭者应严格卧床，待心衰控制稳定，心脏逐渐缩小，再开始轻微活动。烦躁不安者可给予镇静剂，如苯巴比妥钠，每次 3 ~ 5mg/kg。

（二）以大剂量维生素 C 为主的综合治疗

1. 第 1 个月

（1）10% 溶液，维生素 C 100 ~ 200mg/kg，每日 1 次，静脉缓慢注射；抢救心源性休克时，第 1d 可用 3 ~ 4 次。

（2）必要的抗心源性休克、抗心衰、控制心律失常和控制感染治疗。

（3）必要的对症治疗。

（4）口服 B 族维生素，必要时口服维生素 AD。

2. 第 2 ~ 4 个月

（1）辅酶 Q_{10} 5 ~ 10mg/d 肌内注射 2 ~ 3 个月。

（2）维生素 C、B 族维生素口服及必要时的对症治疗。

3. 第 5 ~ 12 个月

（1）维生素 E 50mg/d。

（2）继续服用维生素 C 和 B 族维生素。

（3）可根据病情辅以中药，如生脉散、丹参、刺五加、黄芪等。

（4）也可佐以肌苷。

（5）必要的对症治疗。

（三）抗病毒治疗

由于病毒在心肌细胞内复制，目前的抗病毒药又难以进入细胞内，因此疗效受到一定的影响。近年来，有人采用 α-干扰素肌注加阿昔洛韦口服联合治疗方案，取得一定疗效。

α-干扰素每隔日 100 万 U/次，肌内注射。阿昔洛韦每次 50 ~ 100mg，每 4h 口服一次。疗程 15 ~ 30d。

α-干扰素具有广谱抗病毒能力，其作用为抑制病毒蛋白质的合成，抑制病毒核酸密码的转录和分解病毒的 RNA 核酸，故早期病毒血症（1 ~ 18d）及细胞被病毒溶解后，病毒散布在间质时，药物能起到作用，因此可控制病情，缩短病期；同时干扰素可调节免疫力，增强细胞免疫，促进心肌炎的恢复。阿昔洛韦为无环鸟苷类的抗病毒药，两者合用，能增强抗病毒能力。

（四）心肌代谢酶活性剂

多年来常用的三磷酸腺苷（ATP）、能量合剂等因难进入心肌细胞内，故疗效差。目前多推荐下列药物：

1.1，6二磷酸果糖（FDP） 是一种有效的心肌代谢酶活性剂，有明显的保护心肌作用，它既作为代谢调节物，也作为一种能量代谢底物，有助于糖酵解活性，增加心肌细胞内磷酸肌酸及ATP含量，减轻心衰所致的组织损伤。

剂量为 $0.7 \sim 1.6ml/kg$ 静脉注射，最大量不超过 $2.5ml/kg$（$75mg/ml$），静注速度为 $10ml/min$，每日1次，每 $10 \sim 15d$ 为1个疗程。

2. 辅酶 Q_{10} 存在于人细胞线粒体内，作为辅酶因子参与能量转换的多个酶系统，因此是人类维持生命的必需物质。但辅酶 Q_{10} 需特殊的脱辅基酶的存在才能发挥作用，而其生物合成需 $2 \sim 3$ 个月时间，故临床70%的患儿3个月内始显效。

剂量为每日 $5 \sim 10mg$，肌内注射，口服每次 $12.5mg$，3 次/d。

（五）肾上腺皮质激素

目前尚有争论，多数作者认为感染早期不宜应用，因激素可抑制体内干扰素的合成，动物试验表明有促使病毒增殖及病变加剧的情况。临床仅用于心源性休克、严重心律失常及洋地黄治疗不能控制的心力衰竭或慢性期心衰不能控制的病例。

剂量：地塞米松每日 $0.3 \sim 0.6mg/kg$，或氢化可的松每日 $15 \sim 20mg/kg$，静脉滴注。口服泼尼松每日 $1 \sim 1.5mg/kg$，疗程 $3 \sim 4$ 周，症状缓解后逐渐减量停药。对反复发作或病程迁延者，可考虑较长期的激素治疗，疗程不少于半年。

（六）防治细菌感染

由于链球菌具有和心脏细胞的共同抗原，因此防止此菌引起心肌的免疫反应机制以及细菌感染是本病的重要条件因子，所以治疗开始时应清除链球菌感染和带菌状态。一般每次用水剂青霉素80万U，肌内注射，每天2次，疗程 $1 \sim 2$ 周；青霉素过敏者，可用红霉素或美欧卡霉素，剂量为每日 $20 \sim 40mg/kg$，分 $3 \sim 4$ 次口服。必要时每月肌注长效青霉素120万U。疗程中伴发细菌感染时，应及时应用有效的抗生素。

（七）免疫增强剂

实验证明本病急性期常伴有免疫功能降低，特别是细胞免疫功能下降明显。为加速痊愈，避免反复感染而致病情加重，必要时加用免疫增强剂，可选用的有：

1. 胸腺素 为自小牛或猪胸腺提取的肽类蛋白质分解产物，可使骨髓产生的干细胞转化为T淋巴细胞，是一种细胞免疫增强剂。患儿有反复呼吸道感染时，应尽早应用。

剂量：每次 $0.1mg/kg$，每周 $2 \sim 3$ 次，肌内注射，30次为1疗程。一般作用可维持两年左右。注射前需用溶液稀释10倍，皮内注射0.1ml，20min后观察是否有过敏反应。

本品副作用较少，偶有局部痒感或低热。

2. 转移因子 是从健康人白细胞提取的小分子（分子量小于5000）肽类，可将细胞免疫活性转移给受体，以提高机体的细胞免疫功能，属被动免疫，无抗原性。

剂量：每次2ml（相当于 1×10^9 白细胞提取物），皮下注射，每周 $1 \sim 2$ 次。1个月后改为每2周1次，再用2个月。

本品副作用少，偶见淋巴增生、皮疹、发热、局部疼痛等。

3. 丙种球蛋白　为自人血或胎盘中提取的丙种球蛋白，含有健康人群血清中所具有的各种抗体，系被动免疫制剂，有预防细菌感染作用。

剂量：每次 0.15～0.3g/3ml，肌内注射，每月 1 次。半衰期为 15～30d。静脉滴注：每次 0.2～0.4g/kg，每 3～4 周重复 1 次。

本品副作用有局部红肿、发热、关节痛、皮疹、心动过速等，偶有过敏性休克发生，多发生在注射的头 10min 内。

第四节　川崎病

川崎病又称黏膜皮肤淋巴结综合征（MCLS）。本病是一种以全身血管炎为主要病变的急性发热出疹性小儿疾病。高发年龄为 5 岁以下婴幼儿，男多于女，成人及 3 个月以下小儿少见。临床表现可有发热、皮疹、颈部非脓性淋巴结肿大、眼结合膜充血、口腔黏膜弥漫充血、杨梅舌、掌跖红斑、手足硬性水肿等。由于本病可发生严重心血管并发症而引起人们重视，未经治疗的患儿发生率达 20%～25%。

【临床表现】

川崎病的临床表现比较复杂，全身多系统均可受累，病情轻重相差较大。主要临床表现有：

1. 发热　持续 5d 以上，体温常达 39～40℃，重症可持续 3～4 周，热型不一，多为稽留热。对抗生素治疗无效为其特点。发热为最早的临床症状，且为必发症状。

2. 四肢末端变化　急性期手背、足部皮肤出现广泛的硬性水肿，一般为对称性。掌跖及指（趾）端有红斑。手足硬肿与掌跖红斑随体温下降而逐渐消退。恢复期出现甲床皮肤移行处有膜状脱皮，少数可见脱皮扩大至手掌、足跖，呈大片脱皮。四肢末端的变化为具有诊断意义的临床表现，且多为必发项目，发生率可高达 98%。

3. 皮疹　于发热同时或发热后不久出现多形皮疹，多为多形性红斑，或为荨麻疹样、猩红热样、风疹样皮疹，多见于躯干及四肢，不发生水疱或痂皮，消退后一般不留色素沉着。

4. 黏膜表现　口唇潮红、杨梅舌、口腔和咽部黏膜弥漫性充血，但不出现溃疡或化脓。

口腔黏膜的临床表现也为重要的必发项目之一，可高达 90% 以上。

双眼常呈球结膜充血，但无流泪与脓性分泌物。

5. 颈淋巴结肿大　常于发热时或发热后 3d 出现一侧或双侧颈部淋巴结肿大，直径 >1.5cm，非化脓性，可自行消退。

此外，部分患儿发热时可出现膝、腕、肘等大关节肿痛。少数患儿病初发热出疹时，于卡介苗接种处的皮肤呈现局部显著发红，可形成水疱、结痂、溃疡等反应，在病程早期具有诊断参考价值。部分患儿于恢复期后可出现指（趾）甲线性凹陷性横沟。

【诊断】

（一）辅助检查

1. 实验室检查　白细胞总数及粒细胞百分数常增高，核左移。血沉明显增快，第 1h 可达 100mm 以上。血小板增多。血液常有高凝状态。

血清蛋白电泳显示球蛋白升高，尤以血清 α_2 球蛋白增多为显著。C 反应蛋白阳性。

2. 多普勒超声心动图检查　是有效的无创性检查，可重复，其特异性、敏感性与冠状动脉造影相比分别为 97% 和 100%。不足之处是对冠脉狭窄及远端病变不易探出。正常冠状动脉主干内径：0~3 岁 <2.5mm，3~9 岁 <3mm，9~14 岁 <3.5mm。冠状动脉内径超过正常范围或冠状动脉内径与主动脉根部内径之比 >0.3 提示扩张（多为一过性，病程 3~4 周恢复正常），如病程超过 4 周仍扩张或呈瘤样改变，则为动脉瘤。如内径 >8mm 为巨大动脉瘤。此外，超声心动图还可准确探测心包积液、冠状动脉血流储备和管腔内是否有血栓、心内结构和心功能变化等。

3. 冠状动脉造影　可准确、直观地了解冠状动脉狭窄及其程度和远端病变，但属创伤性检查。冠状动脉造影可确定冠状动脉瘤的类型（弥漫型、球囊状型、梭状型及小瘤或扩张型）、分级（1~3 级）及部位。

4. 电子束 CT　是利用电子枪产生电子流，由电子束射向四个弧形的钨镉靶环，每个靶环发出 2 股扇形光子束，通过患儿身体后经过高速探测器测得。

5. 心电图及动态心电图　心电图为常规定期检查方法。急性期可及时协助检查出心肌炎、心律失常、心肌缺血等，利于指导治疗。动态心电图可 24h 动态监测，有利于复杂型心律失常的判断。

（二）诊断要点

诊断可以从以下要点进行参考：

1. 发热 5d 以上，如有其他征象，5d 之内可确诊。

2. 具有下列中的四条

（1）双侧眼结膜充血，无渗出物。

（2）口腔及咽部黏膜有充血，口唇干燥、皲裂，杨梅舌。

（3）急性期手足红肿，亚急性期甲周脱皮。

（4）出疹主要在躯干部，斑丘疹，多形红斑样或猩红样。

（5）颈部淋巴结肿大，直径超过 1.5cm。

3. 无其他疾病可解释上述表现。如有发热且只伴有其他三条，但有冠状动脉瘤者亦可诊断。

【治疗】

目的为控制全身血管炎症，防止冠状动脉瘤形成及血栓性阻塞。

1. 阿司匹林　为本病首选药物，具有抗炎、抗血小板作用，为前列腺素合成酶抑制剂。推荐中等剂量（每日 30~50mg/kg），热退后改为每日 5~10mg/kg，每日 1 次，直至症状消失，血小板恢复正常，疗程 2 个月。视冠状动脉有无损害决定，如有冠状动脉病变者，延长用药时间并加用维生素 E，每次 50mg，每日 3 次或双嘧达莫 3~5mg/kg，直至冠状动脉内径恢复到 3mm 以下。有肝损害〔血清谷丙转氨酶（ALT）及谷草转氨酶（AST）

升高]时,可改用氟比洛芬,口服剂量为 2 ~ 4mg/(kg·d),分 3 次服。

2. 静脉注射丙种球蛋白　目前多主张早期（发病 7d 以内）静脉注射,可明显减少冠状动脉病变的发生。其机制主要为阻断了引起血管损伤的免疫反应,降低血小板凝集功能。

剂量:在病程 10d 内应用,每日 400mg/kg 配成 5% 浓度静脉滴注,速度 0.5 ~ 1ml/min,连用 5d,同时服用阿司匹林。目前国际上有推荐使用丙种球蛋白单次剂量 29mg/kg,10 ~ 12h 输完,取得较好疗效。

3. 心肌梗死时的溶栓疗法　目前以尿激酶最为常用,剂量为 1 万 ~ 2 万 U/kg,静注（30 ~ 60min 内注完）;或冠状动脉内给药,剂量为 3000 ~ 5000U/kg（10min 内注完）。

4. 恢复期和慢性期治疗及长期管理　治疗目的是继续抗凝、预防心肌梗死、解除冠状动脉狭窄及闭塞。

（1）病初二维超声心动图检查有冠状动脉扩大,内径 > 5mm,经治疗 1 ~ 2 个月后有缩小者。发病 1 ~ 2 年内要反复复查,包括二维超声或冠状动脉造影,并给予小剂量抗凝剂如阿司匹林,每日 5mg/kg,1 次口服,直至冠状动脉恢复正常为止。

（2）冠状动脉瘤直径在 8mm 以上的和球形、腊肠形及复发的冠状动脉瘤,必须进行抗凝治疗,阿司匹林每日 5mg/kg,1 次口服,连续 3 年进行规律治疗,直至扩大病变恢复正常为止。除抗凝治疗外,要注意预防心肌梗死的发生,及时抢救治疗,以防猝死。

（3）严重冠状动脉狭窄可用球囊导管做血管成形术,以扩张狭窄的冠状动脉。

5. 外科手术治疗

（1）冠状动脉旁路移植术:经冠状动脉造影检查,有下列高度闭塞病例:

1）左冠状动脉主干的高度闭塞。

2）多支（2、3 支）的高度闭塞。

3）左前降支高位的高度闭塞。

4）侧支循环呈危险状态或发生再梗死者。

（2）瓣膜置换术:严重瓣膜病变引起顽固性心力衰竭者。如二尖瓣关闭不全可行二尖瓣置换术。

第三章 呼吸系统疾病

第一节 急性上呼吸道感染

急性上呼吸道感染是由病毒或细菌感染引起的鼻、鼻咽、咽部和喉部黏膜及黏膜下充血、水肿等病理改变，临床上以发热、咳嗽或流涕为表现的上呼吸道感染性疾病，是急性鼻咽炎、急性咽炎、急性扁桃体炎或咽结合膜热等疾病的统称。

引起急性上呼吸道感染的病原微生物种类繁多，早期90%以上是由病毒感染引起的。常见的病毒有鼻病毒（包括100余种不同血清型）、柯萨基病毒、埃可病毒、流感病毒（分甲、乙、丙三种血清型）、副流感病毒（分1、2、3、4四种血清型）、呼吸道合胞病毒以及腺病毒（有30余种不同血清型）。小部分由细菌感染引起，常见的细菌有β-溶血性链球菌A组、肺炎球菌、流感杆菌及葡萄球菌。此外肺炎支原体和肺炎衣原体也可引起上呼吸道感染。

上呼吸道感染一年四季均可发病，以冬春季多见。目前由于空调器的广泛使用，夏季病例明显增多。好发年龄多为幼儿时期。一般通过飞沫传播或直接接触传染，偶可通过肠道。可造成流行或散发。

病变部位早期表现为毛细血管和淋巴管扩张，黏膜充血、水肿，腺体及杯状细胞分泌增加及单核细胞和吞噬细胞浸润，以后转为中性粒细胞浸润，上皮细胞和纤毛上细胞坏死、脱落。恢复期上皮细胞新生，黏膜修复，恢复正常。

【临床表现】

本病多为散发，偶然亦见流行。婴幼儿患病症状较重，年长儿较轻。婴幼儿患病时可有或无流涕、鼻塞、喷嚏等呼吸道症状，常突发高热、呕吐、腹泻，甚至因高热而引起惊厥。年长儿患儿常有流涕、鼻塞、喷嚏、咽部不适、发热等症状，可伴有轻度咳嗽与声嘶。部分患儿发病早期可出现脐周围阵痛、咽炎、咽痛等症状，咽黏膜充血，若咽侧索也受累，则在咽两外侧壁上各见一纵行条索状肿块突出。疱疹性咽喉炎在咽弓、软腭、悬雍垂黏膜上可见数个或数十个灰白色小疱疹，直径1～3mm，周围有红晕，1～2d破溃成溃疡。咽结合膜热患儿，临床特点为发热39℃左右，咽炎及结膜炎同时存在，而有别于其他类型的上呼吸道感染。急性扁桃体炎除了发热、咽痛外，扁桃体可见明显红肿，表面有黄白色脓点，可融合成假膜状。

【诊断】

病毒感染时，一般白细胞偏低或在正常范围，但在早期白细胞总数和中性粒细胞百分数可较高。细菌感染则白细胞总数大多增高，但严重病例也可减低。

【治疗】

上呼吸道感染的治疗原则是充分休息、加强护理、对症处理和支持疗法、预防并发症等综合治疗。

（一）一般护理

患儿年龄越小，越需要休息和护理。空气要新鲜，室温宜恒定，避免太高或太低。相对湿度维持在50%～60%，对并有喉炎的患儿有利。保证充足的热量摄入，在发热期宜给予易消化而营养丰富的流食或软食，并供给足够的液体。

（二）对症处理

1. 降温　对发热的病例最好能进行温水浴，以增快血液循环。也可用生姜、红糖、葱白煎汤热服治疗，具有镇痛解热的作用，且可缩短病程。体温超过38.6℃时，可给予退热剂如复方阿司匹林，每次10mg/kg口服；或扑热息痛10～15mg/（kg·次）口服；或5%安乃近滴鼻，2～4滴/次；或阿司匹林赖氨酸（来比林）10～25mg/（kg·d）肌注或静注。根据病情可4～6h重复1次。对小婴儿，尤其是新生儿，更要慎用或忌用大剂量退热剂，避免体温骤降，大量出汗，诱发虚脱。使用退热剂后，注意给患儿多饮温开水，既可促进排泄，又可补充因大量出汗丢失的水分。

2. 祛痰　对轻咳者，尤其是小婴儿，不宜给予止咳剂。对于干咳严重者，因其可影响患儿的休息和睡眠，甚至影响循环功能，可适当应用镇静剂或镇咳剂，如可待因糖浆0.3～0.5mg/（kg·次）。

3. 镇静　对烦躁不安者，可适当应用镇静剂，如苯巴比妥每次2～3mg/kg，或10%水合氯醛每次0.5ml/kg口服。

4. 止痛　对咽痛和颈淋巴结疼痛者，可用冷敷或热敷以减轻其疼痛。

5. 鼻塞　对鼻塞明显者，可采取局部热湿敷或热蒸气吸入。若仍不能缓解，可给予0.25%～0.5%麻黄素滴鼻，每日4～6次，每次每侧鼻孔1～2滴，在进食或睡眠前应用。注意：麻黄素对心脏有兴奋作用，应避免长期应用，因鼻黏膜血管持续收缩，可导致鼻黏膜萎缩。

（三）抗病毒治疗

病毒感染初期可选用以下药物：

1. 利巴韦林　是一种较强的单磷酸肌苷脱氢酶抑制剂，能抑制磷酸肌苷脱氢酶，使鸟嘌呤核苷酸不能合成，阻止病毒核酸的合成。对流感病毒还能特异地抑制病毒蛋白的合成，所以它是一种对多种病毒有抑制作用的广谱抗病毒药物。在组织培养上能抑制13种RNA病毒和7种DNA病毒的复制，但对病毒无直接灭绝作用。治疗方法尚不统一，有人采用1%利巴韦林溶液滴鼻治疗，病初每15min滴一次，共4次，以后1～2h一次，夜间停用，热退后改为4h一次，3～4d为1疗程。也有人在滴鼻基础上加用利巴韦林含服，每次2mg，每2h1次，每日6次，夜间停用，热退后改为每日4次，3～5d为1疗程。口服、静脉给药，剂量为10～15mg/（kg·d），分2～3次给予。口服易吸收，血浆$t_{1/2}$为72h。

2. 金刚烷胺　是人工合成的抗病毒药，能抑制病毒核酸脱壳，还能阻止病毒穿入细胞。组织培养和动物实验证明，金刚烷胺能预防亚洲甲型流感病毒的感染，在流行期间，用药后的保护率可达50%～79%。早期发现患儿及时进行治疗可加快临床症状的消失，缩短病程，减少并发症。口服吸收完全，1～4h达血药浓度高峰。易透过生物膜，在脑脊液、唾液中能达到一定浓度。体内不被代谢，服药后 4d 内约 86% 以原形药物自尿排出。$t_{1/2}$ 约为 20h。口服剂量为 $3mg/(kg \cdot d)$，分 2 次服用，最大用量不超过 150mg/d，最长服用 10d。

3. 锌片含服治疗　锌除了是机体内很多酶的构成成分，对核酸代谢、细胞合成和修复等起着重要的生理作用外，还有抑制病毒的作用。当锌与病毒蛋白衣壳结合时，装配病毒所需的蛋白酶失去活性，抑制病毒 DNA 的合成，从而抑制病毒的复制。用法：首次给予葡萄糖酸锌 1~2 片（每片含锌23mg），口中含服，以后每2h含药1片，1d 总量不超过 8 片，至症状消失后 6h 停药。

4. 潘生丁治疗　治疗病毒性上感，每天 3mg/kg，分 1~2 次口服，连服 3d。

5. 双黄连气雾剂治疗　双黄连具有宣肺祛邪、清热解毒的作用，可用于治疗急性病毒性和（或）细菌性上呼吸道感染、支气管炎和肺炎。体外实验证明，其对副流感病毒和呼吸道合胞病毒有明显的抑制作用，对21种细菌有抑制作用，对表皮葡萄球菌有抑菌和杀菌作用，对普通变形杆菌也有抑制作用。使用时将气雾剂倒置，强力振摇均匀，喷头圆孔对准口腔，在用力吸气的同时，立即按压阀门上端喷头，药液呈气雾状被吸入肺部。每次揿压 2~3 次，每日使用 4 次。本药直接作用于病变部位，奏效快，携带使用方便，安全可靠，无毒副作用。

（四）抗生素治疗

大约有10%左右的病例为原发细菌感染引起。多数病例为病毒感染后，上呼吸道黏膜失去抵抗力，细菌乘虚而入，引起化脓性感染。一旦有细菌感染的临床或实验室证据，即可适当选用抗生素。若为 β-溶血性链球菌 A 组感染，青霉素收效较快。如在 2~3d 后完全无效，应考虑其他细菌感染，选用敏感的抗生素治疗。

（五）局部治疗

对急性单纯性咽炎、急性扁桃体炎，可在红肿的淋巴滤泡或肿大的扁桃体上涂布 1%~3% 碘甘油、10% 弱蛋白银或 2% 硝酸银；也可用复方硼砂溶液漱口，或冰硼散喷涂患处，有消炎、清凉、止痛的作用。对咽结合膜热，可用干扰素溶液滴眼，或 0.5% 金霉素液或软膏，或皮质激素类药物点眼。

（六）防治并发症

对常见并发症的治疗是处理急性上呼吸道感染的一个重要环节，必须根据轻重缓急采取适当措施。

（七）中医治疗

上感在祖国医学中称为伤风感冒，根据临床表现，可分为风寒感冒和风热感冒两型。中医称流行性感冒为时行感冒，其临床表现与风热感冒相似，属于风热感冒的重症。

1. 普通感冒　分风寒与风热两型。

（1）风寒感冒：多见于较大儿童患感冒初期，出现恶寒、发热、无汗、鼻流清涕、头身疼痛、咳嗽有痰、舌质淡红、舌苔薄白、脉浮紧等症状及体征，治以辛温解表法。处方：葱豉汤或香苏饮加减：葱白与淡豆豉，或香附、苏叶、陈皮、甘草、生姜等。

（2）风热感冒：多见于婴幼儿，发热较重，或虽经出汗而热不解，鼻塞、流黄涕、面赤、咽红，或咳嗽有痰，舌苔白或黄白相间，脉浮数或滑数，治以辛凉解表、清热解毒法。处方：银花、连翘、荆芥、桔梗、芦根、牛蒡子、甘草；热重加生石膏、大青叶；舌苔厚加神曲、山楂。

2. 流行性感冒　发热急，病情较重，全身症状较明显，容易出现营分证候，可采用风热感冒的治疗方法，结合临床随症加减。加减法：按上述普通感冒各型，随症选加下列药物：

（1）高热加黄芩，高热且大便干者，可加小儿牛黄散。

（2）暑季感冒，有高热神倦、恶心、呕吐、苔腻，可加藿香、佩兰。

（3）咳嗽重加前胡、杏仁。

（4）高热惊厥可选加钩藤、蝉衣或珍珠丹。

（5）兼食滞者可选加焦山楂、神曲或莱菔子。

第二节　急性支气管炎

急性支气管炎是由病毒或细菌感染、理化刺激或过敏等因素引起的支气管黏膜广泛急性炎性改变的，临床听诊以不固定干湿啰音为特征的急性支气管炎性疾病。

【临床表现】

发病可急可缓，大多数先有上呼吸道感染的症状，逐渐出现明显的咳嗽。也可忽然出现较多较深的咳嗽，咳嗽一般持续 7～10d。一般症状或轻或重，轻者无明显病容，重者可有发热、头痛、乏力等，甚至可伴随腹痛、呕吐、腹泻等消化道症状。如不及时治疗可引起肺炎。体检胸部可闻及或多或少不固定的干性啰音及大、中水泡音，咳嗽后或体位变化后啰音可减少或消失。

【诊断】

胸部 X 线检查多为阴性或双肺纹理增粗、紊乱。

急性支气管炎根据其起病初期有上呼吸道感染的病史以及以咳嗽为主要临床表现和肺部听诊可闻及不固定的干湿啰音为特征，结合 X 线检查无异常或仅有肺纹理增粗，一般不难诊断。

【治疗】

急性支气管炎的治疗原则是加强护理，对症处理；继发细菌感染时除选用有效抗生素外，还应积极预防感冒，避免有害理化因素的刺激。

（一）一般治疗

注意保暖、休息，加强营养，调节室温和湿度。婴幼儿应经常更换体位或抱起拍背，使痰液易于排出。蒸气吸入或 0.9% 盐水超声雾化吸入以湿润气道，对减轻刺激性咳嗽和稀释痰液有帮助。咳嗽过频妨碍休息和睡眠时，可适当选用镇咳剂。有支气管痉挛时，可应用氨茶碱等药物平喘。

（二）抗生素的应用

1. 青霉素 G　当急性支气管炎继发细菌感染时，可选用抗生素治疗。据报道支气管感染多由链球菌引起，故可选用青霉素 G。青霉素 G 抗菌作用强、疗效好、毒性低，应用广泛。该药竞争性抑制细菌的粘肽水解酶，干扰细胞壁的形成，使细胞壁缺损的细菌因大量水分内渗，菌体膨胀、破裂而死亡。青霉素 G 对已合成的细胞壁无影响，故对繁殖期细菌作用强，对静止期细菌作用弱。青霉素 G 肌注吸收迅速，脂溶性低，很快经肾脏排泄。半衰期为 0.5～1h。注射后 15～30min 血清浓度可达高峰，肌注 100 万 U 峰浓度为 20U/ml，每 2h 静脉注射 200 万 U，可获得约 32U/ml 的平均血清浓度。常用剂量为 5 万～10 万 U/(kg·d)，分 2 次肌注或静脉滴注。青霉素的水溶液在室温下不稳定，20 万 U/ml青霉素 G 溶液在 30℃下放置 24h 后效价下降 56%，所以，静滴时应注意输液中青霉素溶液的浓度和输液速度。

2. 氨苄青霉素　对 A 组链球菌、B 组链球菌、肺炎链球菌和青霉素敏感的金葡菌有较强活性，但略逊于青霉素。对草绿色链球菌也有良好作用，对肠球菌属和李斯特菌属的作用优于青霉素，对 β-内酰胺酶不稳定，口服吸收尚好，食物可延迟和减低血药峰浓度。口服 1.0g 的血药峰浓度为 2h 达 7.6μg/L；肌内注射 0.5g 的血药浓度于 0.5～1h 达 12μg/L；静注 0.5g 后 15min 的血药浓度为 17μg/L。$t_{1/2}$ 为 1～1.5h。轻、中度感染每日口服 50～100mg/kg，分 4 次给药；重度感染静脉给药，每日 100～200mg/kg。

3. 羟氨苄青霉素　抗菌作用基本与氨苄青霉素相同，对多种细菌的杀菌作用较氨苄青霉素迅速而强，可能与穿透细菌壁的能力强、能抑制细胞壁的合成、能使细菌迅速成为球形体而破裂溶解以及作用于中隔细胞壁使细菌形成丝状体有关。食物对吸收的影响不大。快速静推 0.5g 后，1min 的血药浓度为 83～112mg/L。痰中药物浓度为血药浓度的 1/16～1/2。口服每日 40～80mg/kg，分 4 次给药。

第三节　儿童哮喘

支气管哮喘是由嗜酸性粒细胞、肥大细胞和 T 淋巴细胞等多种炎性细胞参与的气道炎症。易感者对各种激发因子具有气道高反应性，并可引起气道狭窄，表现为反复发作性的喘息、呼吸困难、胸闷或咳喘等症状，常在夜间和（或）清晨发作、加剧，常出现广泛多变的可逆性气流受阻，多数患儿可自行缓解或经治疗缓解。

【临床表现】

哮喘的主要病理改变是非特异性气道慢性炎症，在急性发作时其主要临床表现是气道阻塞的结果，如咳嗽、哮鸣、胸闷和气短，它们既可以单独存在，也可同时或几种症状联合出现。年长儿哮喘开始往往是突然的，常以一阵阵咳嗽为开端，咳出的痰液多呈白色泡沫状，晨起痰液较黏稠，有时可见到半透明且有弹性的胶胨样颗粒，有人称之为哮喘珠。还可能出现黄色但较透明的痰液，不一定为感染所致，但应排除感染。咳嗽、咳痰同时常伴鼻痒、流涕，前额、前颈部或胸部瘙痒，喘息可能出现在流涕后 1d 或更多天，主要为呼气性呼吸困难，可有鼻翼扇动，呼吸辅助肌收缩并伴胸闷和气短，重者大汗淋漓，口唇、指甲发绀，甚至出现端坐呼吸，多不伴发热，肺部听诊可闻及哮鸣音和干啰音，有时呼吸音可被掩盖，单纯小气道闭塞时，反而听不到哮鸣音。心率增快，可出现奇脉。当肺气肿严重时，在肋缘下可触及肝脾。病毒感染所致的哮喘发作，大多起病较慢，但持续时间长。哮喘症状出现的频度、严重度、持续时间与肺功能检查基本一致，呈现不同程度的阻塞性通气功能障碍，但也有约 1/3 的患儿肺功能气道阻塞明显，但自觉症状极少甚至没有，因此仅凭患儿的主诉并不能确定哮喘的严重度，哮喘缓解期的儿童可以无任何症状和体征。

婴幼儿哮喘发病前常有 1~2d 的上呼吸道感染症状，包括鼻痒、喷嚏、流清涕、鼻塞或眼部瘙痒，部分患儿可有明显咳嗽，且以夜间为主。呼吸增快，喘息时有肋间肌收缩，但呼气相延长不十分显著，两肺可闻及哮鸣音和湿啰音，多误诊为气管炎或肺炎。感染引发的哮喘在 3 岁以下的婴幼儿十分常见，主要为病毒感染所致，如呼吸道合胞病毒、副流感病毒等，细菌感染一般不诱发哮喘。

【诊断】

（一）实验室检查

1. 外周血检查　嗜酸性粒细胞计数通常在 6% 以上，有特应性体质的患儿可高达 20%~30%，直接计数在（0.4~0.6）×10^9/L，有时可高达 2.0×10^9/L。血清总 IgE 增高，但也有约 30% 左右的患儿不高。特异性 IgE 升高是病因学诊断的重要依据。

2. 痰液检查　在哮喘发作时痰液多呈白色泡沫样。晨起痰液较为黏稠，有时可见半透明且有弹性的胶胨样颗粒，有人称之为哮喘珠。痰涂片显微镜检查可见库什曼螺旋体及雷布晶体，痰细胞学检查见较多的嗜酸性粒细胞，均有助于哮喘的诊断。当哮喘患儿合并感染时，嗜酸性粒细胞的比例降低，而中性粒细胞比例增高。

3. 气道炎症指标　支气管哮喘的病理基础是气道慢性炎症，判断气道炎症的存在及其严重性，对哮喘病情的评估、疗效的判断及用药剂量和疗程的掌握均有重要意义。通过纤维支气管镜做支气管黏膜活检固然是判断气道炎症的可靠指标，但在临床应用中存在困难。至今仍无一项能正确反映气道炎症的可靠而又准确的指标，目前已进行了不少有益的尝试。

（二）X 线检查

在无合并症的哮喘患儿中，肺部 X 线大多无特殊发现。但在重症哮喘和婴幼儿哮喘急性发作时，较多见两肺透亮度增高。在支气管哮喘的鉴别诊断中，胸部 X 线检查有较大价值。

（三）肺功能检查

1. 肺功能测定　对于哮喘的诊断、鉴别诊断、病情的评价和疗效的判断均有极大帮助。哮喘患儿的吸气肺活量大于呼气肺活量，发作期残气容积（RV）、肺总量（TLC）和 RV/TLC% 均增大，但在缓解期可恢复正常。哮喘患儿肺活量（VC）可能正常，但用力肺活量（FVC）可减低，因而出现 FVC < VC 的现象。第 1s 用力肺活量（FEV_1）测定在哮喘病诊断上具有重要价值，目前世界各国均将 FEV_1 测定列入哮喘诊断标准。患儿 FEV_1 测定值 <80% 预计值，有助于哮喘的诊断。FEV_1 实测值/预计值（FEV_1% pre）用来表示哮喘患儿气道闭塞的程度。哮喘患儿流速容量曲线的特点是降支凹向横轴。

2. 支气管舒张试验　受试者基础 FEV_1 <70% 预计值，然后吸入 200~400μg $β_2$ 受体激动剂，吸入后 15min 重复测定 FEV_1，若 FEV_1 改善率≥15% 则认为试验阳性。

FEV_1 改善率 =（吸药后 FEV_1 – 吸药前 FEV_1）×100%，支气管舒张试验阳性有助于哮喘的诊断，阴性不足以否认哮喘诊断。

3. 气道反应性测定-支气管激发试验 气道反应性测定，即测定 FEV_1 下降 20% 时所需激发物的浓度和累计剂量，用来判断气道反应性的高低。由于哮喘患儿的气道对某些药物和刺激物的反应程度比正常人或患有其他肺与支气管疾病的人高数倍甚至数十倍，因此气道反应增高是诊断支气管哮喘的较为可靠的指标；而气道反应性的高低与气道炎症的严重程度密切相关，因此对哮喘病情的评估、药物治疗前后气道反应性的变化、对疗效的评估均有重要意义。

可以根据不同的测试目的选择不同的激发物，临床常用组胺、醋甲胆碱、蒸馏水、高张盐水或运动激发，必要时可用可疑致敏原激发，因有较大风险，故临床较少用。气道反应性测定应在哮喘的缓解期进行，至少 1 周内无哮喘发作，FEV_1 不得低于预计值的70%，并应在停用支气管扩张剂 12h，停用抗组胺药和吸入激素 48h，停用口服激素 72h后，才能进行。有心肺功能不全者不宜进行气道反应性测定。

（四）免疫学检查

1. 特异性免疫学检测试验

（1）变应原皮试：常用的变应原皮试有皮内试验、点刺法、抓痕法、斑贴法和被动皮肤转移试验 5 种，临床常用的是前两种方法。由于点刺法方法简单，局部疼痛较轻，进入患儿体内变应原量少，引起全身过敏反应的可能性小，比较安全，假阳性率也较低。目前，国内外皮试多采用此法，但该法的敏感性不如皮内试验。临床主要通过皮试了解哮喘患儿的变应原以及机体的敏感状态，以指导患儿避开变应原，减少发作，是病因诊断，也是制定免疫疗法的依据。但哮喘的靶器官是支气管，而不是皮肤，因此变应原皮试的结果与实际上引起患儿哮喘发作的变应原种类及其反应程度之间有一定差距，甚至不一致，所以必要时应进行变应原激发试验或直接检测抗原特异性 IgE。

（2）激发试验：常用的有支气管激发试验、鼻黏膜激发试验、眼结膜激发试验和口服激发试验。但均由于危险性大，因此不作为常规检查用，只在特殊情况下病因诊断有困难时采用。其中较安全的是眼结膜激发试验，适合儿科临床应用。

（3）特异性 IgE 检测：通过对抗原特异性 IgE 的检测来明确变应原的方法已得到广泛应用，其中包括放射性变应原吸附试验、酶联免疫吸附试验等。目前已有现成的试剂盒供检测用，但仪器和试剂昂贵，使临床应用受限。

2. 非特异性免疫学检测试验 哮喘患儿血清中总 IgE 升高，但临床也有约 30% 的患儿血清 IgE 不高。嗜酸性粒细胞是支气管哮喘发病过程中的重要细胞，因此哮喘患儿外周血、痰液和肺泡灌洗液中嗜酸性粒细胞及其在活化过程中释放的介质均升高。目前对嗜酸性粒细胞阳离子蛋白（ECP）研究较多，多数学者发现，哮喘患儿发作期血清、肺泡灌洗液和痰液中的 ECP 明显增高，并且与哮喘发作的严重程度有关。

【治疗】

（一）哮喘的治疗目的

目的是缓解症状，改善生活质量，保证儿童正常的身心发育，防止并发症，避免治疗后出现的不良反应。

1. 避免致敏因子 避免致敏因子及刺激物等。

2. 免疫治疗 有明确变应原不能避免，一般治疗无效的慢性患儿可考虑用特异免疫治疗，以增强免疫耐受。

3. 自我管理教育 将防治知识教给家属及患儿，调动他们的抗病积极性。

4. 药物治疗 治疗必须个体化，吸入治疗在任何时候均是最好的方法，吸入方法依年龄而异。

（1）＜18 月：用气流量≥6L/min 的氧气或压缩空气作为动力，通过雾化器吸入雾化溶液。

（2）18 月～5 岁：除应用雾化吸入外亦可采用带有活瓣的储雾罐或气雾吸入器辅助吸入手控式定量气雾剂（MDI）；＞3 岁亦可用旋碟式吸入器、涡流式吸入器或喷雾吸入器吸入干粉。

（3）＞6 岁：已能使用 MDI 但常有技术错误，用时指导吸入方法十分重要。

（二）治疗方案

1. 轻度 间歇吸入肾上腺素能 β_2 受体激动剂（β_2 激动剂）：沙丁胺醇（舒喘灵、喘乐宁）、特布他林（博利康尼、喘康速）或口服茶碱类/β_2 激动剂，＜1 岁代替（或联合）溴化异丙托品吸入。

2. 中度 吸入 β_2 激动剂和（或）口服氨茶碱类（或 β_2 激动剂），如有夜间发作改用缓解 β_2 激动剂（或缓释氨茶碱类）＋长期吸入色甘酸钠或激素。

3. 重度 吸入（或口服）β_2 激动剂和（或）口服氨茶碱＋持续用糖皮质激素-丙酸培氯松（必可酮、信可松、安得新）吸入治疗。

持续及危重者在已应用糖皮质激素吸入时可用口服代替（或加用）糖皮质激素，或静脉给短程糖皮质激素（3～5d），好转后个别可以小剂量或隔日服用维持治疗。

（三）药物剂量

1. β_2 激动剂 沙丁胺醇（舒喘灵、喘乐宁）：0.5% 舒喘灵溶液每次 0.01～0.03ml/kg，最大量 1ml，用 2～3ml NS 稀释，4～6h/次雾化吸入。喘宁碟干粉 200μg/囊泡，1 囊泡/次，3～4次/d。舒喘灵 MDI 100μg/撤，1～2 撤/次，3～4 次/d。口服，2～4mg/片。＜5 岁：0.5～1mg/次，3～4 次/d；5～14 岁：2mg/次，3～4 次/d。

特布他林（喘康速）：MDI 250μg/撤，1～2 撤/次，3～4 次/d。博利康尼 2.5mg/片，1～2 岁：1/4～1/3 片/次，3 次/d；3～5 岁：1/3～2/3 片/次，3 次/d；6～14 岁：2/3～1 片/次，3 次/d。

其他：普鲁卡地鲁（美喘清）25μg/片。1～2 岁：1/3～1/2 片/次，12h/次；3～5 岁：1/2～2/3 片/次，12h/次；6～14 岁：1 片/次，12h/次。

氨哮素（咳喘素）40μg/片。6～14 岁：1/2～1 片/次，3 次/d。

2. 氨茶碱 100mg/片，每次 4～5mg/kg，6～8h/次，缓释茶碱 0.1g/片或茶喘平胶囊 125mg/胶囊，每次 8～10mg/kg，12h/次。有条件者应进行血药浓度监测。

3. 色甘酸钠 MDI 1mg/撤或 5mg/撤，每次 2 撤，每日 3～4 次。

干粉（胶囊）吸入，20mg/粒，每次 20mg，3～4 次/d。

酮替芬 1mg/片。＜3 岁：每次 0.5mg，每日 2 次；＞3 岁：每次 1mg，1～2 次/d。

4. 抗胆碱药物 溴化异丙托品：≤2 岁 125μg（0.5ml），＞2 岁 250μg（1ml），

0.025%溶液用 NS 稀释至 2~3ml,3~4 次/d 雾化吸入。爱全乐 MDI 20μg/揿,1~2 揿/次,3~4 次/d。

5. 糖皮质激素　丙酸培氯松、必酮碟干粉:丙酸培氯松 100μg/囊泡,每次 1 囊泡,每日 3~4 次。必可酮、安得新、信可松 MDI 50μg/揿,每次 100μg,每日 2~4 次。丁地去炎松 MDI 每次 50~100μg,每日 2~4 次。

泼尼松短程 3~5d 口服,1~2mg/(kg·d)(最大 40mg/d),分 2~3 次服。

(四)其他

因反复呼吸道感染诱发喘息发作者可加用免疫调节剂(胸腺素、卡曼舒糖浆、死卡介苗、卡介苗多糖核酸、乳珍、哮喘菌苗、核酪等)。

中药:急性发作期,辨证施治;缓解期,健脾、补肾扶正(补肾防喘片)等方法进行预防治疗。

哮喘是慢性病,应根据患儿具体情况,一般中重症患儿维持无症状 3 个月或更长时间才考虑减少 β2 激动剂剂量,而激素类吸入剂则在症状控制后半年至 1 年后逐渐减量,亦可持续用数年后才停用。

第四节　肺　炎

肺炎系由不同病原体或其他因素所致的肺部炎症,以发热、咳嗽、气促、呼吸困难和肺部固定湿啰音为其主要临床特点。本病是儿科重要常见病,也是我国城乡婴儿及 5 岁以内儿童死亡的第一位原因。本病发病率和死亡率尤以婴幼儿居多,与此期小儿免疫功能低下及呼吸道解剖生理特点有关,故加强小儿肺炎的防治十分重要。

临床上对肺炎的分类尚未统一,目前主要包括以下分类。

1. 按病理分类　支气管肺炎、大叶性肺炎、间质性肺炎等。

2. 按病因分类　病毒性肺炎、细菌性肺炎、肺炎支原体肺炎、衣原体肺炎、真菌性肺炎、原虫性肺炎、吸入性肺炎等。

3. 按病程分类　急性肺炎(1 个月以内)、迁延性肺炎(1~3 个月)、慢性肺炎(3 个月以上)。

4. 按病情分类　轻症肺炎和重症肺炎。

5. 按临床表现典型与否分类　典型肺炎和非典型肺炎。

6. 按发生肺炎的地区分类　社区获得性肺炎和院内获得性肺炎。

临床上若病原体明确则以病原体命名,以便指导治疗,否则按病理分类命名。本节着重讲解支气管肺炎。

【临床表现】

(一)一般症状

起病多数较急,发病前数日多先有上呼吸道感染症状。发热较高,可达 39~40℃,热型多数不规则,亦有表现为弛张热或稽留热者;新生儿及体弱儿可不发热,甚至体温低下。

重症除呼吸系统以外，还可累及循环、神经和消化等系统，出现相应的临床症状。

（二）循环系统

常见者为心肌炎及心力衰竭。前者表现为面色苍白、心动过速、心音低钝、心律不齐，心电图示 ST 段下移和 T 波低平、倒置。出现下列表现应考虑并发心力衰竭。

1. 心率突然增快，婴幼儿 >180 次/min，学龄前儿童 >160 次/min，学龄儿童 >140 次/min。

2. 呼吸突然加快，婴幼儿 >60 次/min，学龄前儿童 >50 次/min，学龄儿童 >40 次/min。

3. 突然极度烦躁不安，经镇静治疗后症状无缓解。

4. 面色明显发绀，皮肤苍白、发灰、发花、发凉。

5. 心音低钝，有奔马律，颈静脉怒张，X 射线检查示心脏扩大。

6. 肝脏在短期内增大超过 2cm 及颜面、眼睑或下肢浮肿，伴有少尿或无尿。

具有其中 3 项者即可诊断为心力衰竭。

（三）神经系统

轻度低氧表现为烦躁或嗜睡。合并中毒性脑病时常出现不同程度的意识障碍，惊厥、昏迷、呼吸不规则，双眼凝视，前囟膨隆，或有脑膜刺激征。脑脊液检查除压力增高外，均在正常范围内。

（四）消化系统

常有食欲缺乏、吐泻、腹胀等。若发生中毒性肠麻痹，则腹胀明显，肠鸣音减弱或消失，腹胀严重时呼吸困难加重。重者呕吐咖啡样物，便血或粪便隐血试验阳性。

（五）几种特殊类型肺炎的临床表现

1. 呼吸道合胞病毒性肺炎　呼吸道合胞病毒是引起小儿病毒性肺炎最常见的病原，可引起间质性肺炎及毛细支气管炎。常呈流行性，多见于 2 岁以内，尤以 2~6 个月婴儿多见。主要病变在毛细支气管，支气管及肺泡亦可累及。喘憋为临床突出表现。

临床上一般以上呼吸道感染症状开始，2~3d 后出现持续性干咳和发作性呼吸困难，呼吸困难远较中毒症状严重，迅速出现发作性喘憋，低至中度发热。查体可见呼吸困难，明显的呼气性喘鸣及吸气三凹征，多数有发绀，双肺叩诊呈鼓音，可闻及广泛性喘鸣音，正常呼吸音减弱。喘憋缓解时可闻及细湿啰音，严重者可出现心力衰竭。胸部 X 射线以肺间质病变为主，常有不同程度的梗阻性肺气肿和支气管周围炎，有时可见小点片状阴影或肺不张。经随访观察，本病引起继发性喘息的患病率较高，应引起重视。

2. 腺病毒性肺炎　3、7 两型腺病毒是引起腺病毒性肺炎的主要病原体，11、21 型次之。多见于 6 个月~2 岁小儿，骤起稽留高热，发热高达 39℃ 以上，多为弛张热或不规则发热。轻症一般在起病后 7~14d 体温骤降，重症可持续 2~3 周。咳嗽较剧，多为频咳和阵咳，可出现喘憋、呼吸困难、发绀等现象。肺部体征出现较晚，发热 4~5d 后开始出现湿性啰音，以后因肺部病变融合而出现肺实变体征。早期易发生肝脾肿大，严重病例常并发心力衰竭、心肌炎或中毒性脑病。白细胞总数正常或偏低，分类以淋巴细胞为主，常有异形淋巴细胞出现。X 射线肺部改变常较肺部体征出现为早，显示大小不等的片状阴影或融合成大病灶，肺气肿多见，有时出现胸膜反应或积液。

3. 金黄色葡萄球菌肺炎　多见于新生儿及婴幼儿。起病急骤，病情严重，发展迅速。多呈弛张热，婴儿可呈稽留热。中毒症状明显，面色苍白、咳嗽、呻吟，呼吸困难明显。肺部体征出现早，双肺可闻及中、细湿啰音或有实变体征。可合并循环系统、神经系统及胃肠道功能障碍。皮肤常见猩红热样或荨麻疹样皮疹。易并发肺脓肿、肺大疱、脓胸或脓气胸等，并出现相应体征。白细胞总数及中性粒细胞增高，核左移或有中毒颗粒，胸部 X 线片示肺内有大小不等斑片状阴影，可出现多发性肺脓肿、肺大疱、脓胸或脓气胸等。

4. 革兰阴性杆菌肺炎　多见于新生儿及免疫功能低下者。病情较重，治疗困难，预后较差。大多有发热、咳嗽、呼吸困难，全身中毒症状明显，面色苍白，唇周发绀，病情严重者有意识障碍，甚至发生休克，肺部有湿性啰音或实变体征。肺部 X 射线表现具有多样性，但基本改变为支气管肺炎征象，呈一叶或多叶节段性或大叶性炎性阴影，易见胸腔积液征。

5. 肺炎支原体肺炎　病原体为肺炎支原体，是一种介于细菌与病毒之间的微生物。主要通过呼吸道传染，占小儿肺炎的 20% 左右，常年均可发生，起病多数缓慢。全身中毒症状不明显，发热 38～39℃，热型不规律，热程短者 1～2 周，长者可达 1 个月左右。咳嗽较重，呈刺激性咳嗽，重者呈百日咳样咳嗽。痰液黏稠，偶带血丝。呼吸困难不明显，可合并多系统肺外并发症，如溶血性贫血、心肌炎、脑膜炎、格林巴利综合征、肝炎、各型皮疹、肾炎等。肺部体征常不明显，部分可听到干湿性啰音，病灶融合时有实变体征。

白细胞正常或偏高，中性粒细胞偏高，血沉增快，血冷凝集试验阳性，大于 1:32 以上有诊断意义。一般 1～2 周升高，3～4 周达高峰，注意动态复查。肺部 X 射线改变有 4 种：①以肺门阴影增大增浓为突出表现；②支气管肺炎改变；③间质性肺炎改变；④云雾状阴影或大片密度增高阴影。

6. 嗜酸性粒细胞性肺炎　是一种肺部过敏性表现，又称过敏性肺炎。常见的过敏原有寄生虫、药物、食物、过敏物质等，其中以蛔蚴引起的肺部浸润最多见。起病多缓慢，轻症无热或仅有低热、疲乏、轻咳，重症可有高热、阵咳、咯血、气急等症状。体征多不明显，肺部可有干湿性啰音。婴幼儿常有肝脏肿大。

肺部 X 线片可见大小不等絮状斑片影，且多变，阴影可很快消失，不久又可在其他部位复现，表现为游走性浸润的特征。周围血嗜酸性粒细胞增多，可达 20%～70%。

【诊断】

（一）辅助检查

细菌性肺炎白细胞总数大多增高，一般可达（15～30）×10⁹/L 以上，中性粒细胞增加。但婴幼儿、体弱儿及重症肺炎者，白细胞总数可正常或反而降低。病毒性肺炎白细胞总数正常或降低，分类以淋巴细胞为主。一般应于起病 7d 内取鼻咽拭子或下呼吸道分泌物（限气管插管者）作细菌培养和病毒分离，可明确病原学诊断。目前病毒病原学快速诊断技术已普遍开展，一类是直接测定标本中的病毒抗原或病毒颗粒，另一类是直接测定感染急性期出现的特异性 IgM、IgG 抗体以判定抗原。

胸部 X 射线改变早期为肺纹理增粗，以后可见两肺中下野有大小不等点片状或斑片状浸润，或融合成片状阴影，常并发肺气肿、肺不张等。

（二）诊断要点

典型的支气管肺炎有发热、咳嗽、气促、呼吸困难，肺部有较固定的细湿啰音，据此可作出诊断。确诊后根据条件作相应的病原学检查，辨别病情轻重、有无并发症等。

【治疗】

采取综合措施，积极控制炎症，改善肺通气功能，防治并发症。

（一）一般治疗

保持室内空气流通，室温 18 ~ 20℃，湿度以 60% 为宜。饮食宜清淡、富含维生素和蛋白质，少量多餐，重症不能进食者可给予静脉营养。及时清除上呼吸道分泌物，定期拍背或改变体位以利痰液排出，保持呼吸道通畅。对营养不良或免疫力低下患儿可酌情输新鲜血液或血浆，每次 5 ~ 10ml/kg。重症患儿有条件者可静脉给予免疫球蛋白输注，以增强免疫功能。

（二）病原治疗

对细菌性肺炎和病毒性肺炎继发细菌感染或不易鉴别者宜用抗生素治疗。用药原则为选用敏感抗生素，及时足量，联合应用，静脉给药。

WHO 推荐 4 种第一线抗生素，即复方新诺明、青霉素、氨苄青霉素和羟氨苄青霉素，其中青霉素为治疗肺炎的首选药物。肺炎链球菌肺炎一般首选青霉素。金黄色葡萄球菌肺炎应选用氯唑西林、苯唑西林、万古霉素或头孢菌素类等。革兰阴性杆菌肺炎可选用氨苄西林、林可霉素、庆大霉素、阿米卡星等。真菌性或细菌性肺炎可用制霉菌素、克霉唑等。支原体肺炎可选用红霉素或阿奇霉素等。用药时间一般应持续至体温正常后 5 ~ 7d，临床症状、体征基本消失后 3d。支原体肺炎疗程至少 2 ~ 3 周；葡萄球菌肺炎体温正常 2 ~ 3 周可停药，总疗程 6 周。

病毒性肺炎可选用利巴韦林（病毒唑），每日 5 ~ 10mg/kg，肌内注射或静脉滴注。人工 α-干扰素对病毒性肺炎有效，雾化吸入局部治疗比肌内注射更好。其他尚有聚肌胞、丽科伟等。

（三）对症治疗

1. 退热　高热时用物理降温或用退热药。

2. 镇静　对烦躁不安或有惊厥者，可给镇静剂，常用苯巴比妥钠、异丙嗪、氯丙嗪或地西泮。

3. 清理呼吸道　及时清除口、鼻腔分泌物和吸痰，注意翻身、拍背和体位引流，可酌情选用祛痰剂氯化铵、溴己新（必嗽平）、沐舒坦等口服，或沐舒坦、高渗盐水等雾化吸入，不宜选用镇咳剂。

4. 止喘　喘憋严重者可用复方氯丙嗪，每次 1mg/kg，每 6h 一次肌内注射；也可用氨茶碱，每次 2 ~ 4mg/kg，稀释于 10% 葡萄糖 20 ~ 40ml，缓慢静脉滴注。还可选用异丙基肾上腺素 1mg，地塞米松 2.5 ~ 5mg，庆大霉素 2 万 U，糜蛋白酶 5mg，超声雾化吸入，每 6 ~ 8h 一次。亦可选用 β_2 受体激动剂如沙丁胺醇、特布他林等。抗胆碱类药物与 β_2 受体激动剂有协同作用。

5. 氧疗法　对病情较重、呼吸困难明显者给予吸氧。一般用鼻前庭导管给氧，氧流量为 0.5 ~ 1L/min，氧浓度不超过 40%。若有三凹征及明显发绀者宜用面罩给氧，氧流量为 2~4L/min，氧浓度为 50%~60%。若出现呼吸衰竭，则应使用机械通气正压给氧。

6. 心力衰竭的治疗 除给氧、镇静、休息外，常使用强心剂，必要时可加用利尿剂和血管扩张剂。

（1）强心剂：常用毛花苷 C（西地兰），<2 岁饱和量为 0.03~0.04mg/kg，>2 岁为 0.02~0.03mg/kg。首次用饱和量的 1/2，余量分 2 次，每间隔 4~6h 给药 1 次，依病情轻重肌内注射或加入 10% 葡萄糖 10~20ml 缓慢静脉注射。一般经洋地黄制剂治疗 1~2d 后心力衰竭即可改善，故不需要维持量。伴有先天性心脏病或心力衰竭严重者应维持用药，剂量为饱和量的 1/4，每日 1 次。也可用毒毛花苷 K 或地高辛治疗。

（2）利尿剂：呋塞米每次 1~2mg/kg 肌内注射或静脉注射。

（3）血管扩张剂：常用酚妥拉明，每次 0.3~0.5mg/kg，最大剂量不超过 10mg，加入 10% 葡萄糖 20ml 静脉滴注。根据病情可 2~6h 给药 1 次，病情缓解后减量或停用。

7. 中毒性脑病的处理 主要是纠正低氧，减轻脑水肿。可静脉注射 20% 甘露醇，每次 0.5~1g/kg，每 4~8h 可重复，一般不超过 3d。必要时可使用地塞米松，每日 2~5mg。其他亦可用利尿剂、冬眠药物和能量合剂等。

8. 腹胀的治疗 伴低钾血症者应及时补钾。中毒性肠麻痹者应禁食、胃肠减压或肛管排气；皮下注射新斯的明，每次 0.04mg/kg；或联用酚妥拉明（0.5mg/kg）及间羟胺（0.25mg/kg）溶于 10% 葡萄糖 20~30ml 溶液中静脉滴注，2h 后可重复使用，一般 2~4 次可缓解。

（四）肾上腺皮质激素的应用

一般肺炎无须用肾上腺皮质激素。对中毒症状明显，严重喘憋，并发脑水肿、中毒性脑病、感染性休克、呼吸衰竭等的重症肺炎患儿，在足量使用抗生素的前提下可短期使用肾上腺皮质激素。常用地塞米松，每次 0.2~0.3mg/kg 静脉滴注，疗程 3~5d。

（五）并发症的治疗

对并发脓胸、脓气胸者，及时抽脓、抽气，每日或隔日 1 次。遇下列情况则考虑胸腔闭式引流：①年龄小，中毒症状重。②脓液黏稠，经反复穿刺排脓不畅者。③张力性气胸。对并存佝偻病、营养不良者，应给予相应治疗。

（六）物理疗法

对病程迁延者应用超短波等物理治疗，有促进肺内炎症消散、吸收的作用，每日 1 次，5 次为一个疗程；也可使用松节油（稀释 1:8）敷胸或拔火罐等。

第四章　消化系统疾病

第一节　腹泻病

腹泻病系儿科常见病，曾称为消化不良、婴幼儿腹泻，目前统称为腹泻病。

1. 按病程分类

（1）急性腹泻病：病程＜2周。

（2）迁延性腹泻病：病程2周至2个月。

（3）慢性腹泻病：病程＞2个月。

2. 按病情分类

（1）轻型：无脱水，无中毒症状。

（2）中型：轻至中度脱水或有轻度中毒症状。

（3）重型：重度脱水或有明显中毒症状，如烦躁、精神萎靡、嗜睡、面色苍白、高热或体温不升、白细胞计数明显增多等。

3. 按病因分类　可以分为感染性的和非感染性的。感染性的如霍乱、痢疾，非感染性的如症状性的腹泻、过敏性腹泻等等。

【临床表现】

1. 腹泻

（1）大便性状改变，呈稀便、水样便、黏液便或脓血便。

（2）大便次数比平时增多。

2. 呕吐　多数患儿在早期伴有呕吐，为胃肠运动功能失调所致，亦有部分患儿全病程中不伴呕吐。

3. 水、电解质及酸碱平衡失调　中、重症患儿均有不同程度的脱水表现，部分重症患儿可发生电解质紊乱（如低钠、低钾血症等）及代谢性酸中毒。

4. 尿量减少或无尿　为脱水所致。

5. 体征

（1）伴有脱水患儿可表现为眼窝及前囟凹陷、黏膜干燥、皮肤弹性减低等。

（2）合并代谢性酸中毒明显者可见呼吸深长，呼出气呈烂苹果味。

（3）腹胀，常为肠管运动障碍（如低钾血症或中毒症状表现），部分患儿肠鸣音活跃或亢进伴腹鸣。

【诊断】

（一）实验室检查

1. 大便常规检查

（1）大便外观检查：正常小儿粪便性状因年龄而异，婴儿粪便呈淡黄色、黄色或金黄色，成形、膏状或糊状。异常粪便的颜色、粪质、附带物（如脓、血、黏液、泡沫）和气味（腥、恶臭、酸臭）均有变化。

（2）显微镜检查

1）直接涂片镜检：白细胞计数（高倍镜下观察 10 个视野，记录白细胞最多的某一视野，超过 30 个记录为满视野）、红细胞及吞噬细胞（方法同白细胞）；此外应注意寄生虫（如阿米巴原虫、鞭毛虫等）、虫卵及真菌。

2）悬滴涂片检查：霍乱弧菌和 El-Tor 弧菌呈穿梭样直线运动，沙门菌运动方向不停地改变。

3）暗视野检查细菌动力：依据动力特点可及时检出空肠弯曲菌、O-1 和 O-139 群霍乱弧菌。

4）涂片染色检查：含有大量白细胞和红细胞的粪便标本应涂片行革兰染色检查，可提示葡萄球菌、难辨梭状芽孢杆菌性肠炎等。

（3）大便 pH 值测定：正常大便 pH 值为 7 左右，吸收不良性腹泻粪便 pH 值降低，分泌性及渗出性腹泻粪便 pH 值偏碱性，可作为诊断参考。

2. 大便细菌培养

（1）细菌培养基选择：迄今尚无一种培养基能满足所有腹泻病原菌的生长要求，常用培养基包括：

1）中等选择性鉴别培养基：如沙门菌、志贺菌（SS）琼脂，可抑制埃希菌、变形菌属、葡萄球菌等和肠球菌属生长；为避免少数志贺菌在 SS 琼脂上生长不良，可补充使用麦康凯琼脂。

2）高选择性培养基：煌绿琼脂、亚硫酸铋（BS）琼脂、脱氧胆盐枸橼酸盐琼脂，用于伤寒沙门菌和其他沙门菌的培养。

（2）根据大便标本性状增加某些特殊的选择性培养基

1）血水样便接种山梨醇-麦康凯琼脂，可增加 O_{157}∶H_7 和其他出血性大肠埃希菌的检出率。

2）黄色稀水样便及 3 岁以下儿童大便标本需要增加接种不含胆盐的伊红亚蓝（EMB）琼脂平板，可抑制革兰阳性菌生长，使大肠埃希菌生长良好。

3）米泔水样大便应增加碱性蛋白胨水接种于碱性琼脂平板、庆大霉素平板或硫代硫酸盐柠檬酸盐胆盐蔗糖琼脂培养基（TCBS）琼脂平板，有助于霍乱弧菌鉴别。

（3）大便标本采集要求

1）避免混有尿液、污水、清洁液或泥土。

2）特殊处理（如开塞露、肥皂液）通便后粪便标本不可取。

3）首次细菌培养标本应在使用抗生素前留取。

4）标本采集后即刻送检，培养操作应在 1h 内完成，否则应加入保持液。

3. 腹泻病原菌聚合酶链反应（PCR）检测 优点是敏感、特异、高效或快速。已用过抗生素的患儿仍可获阳性结果，直接鉴定病原菌和分离的菌株鉴定致病性，并可进行细菌分型、流行病学调查和发现新的腹泻病原菌。

4. 病毒病原检测技术

（1）电镜和免疫电镜检查：病初 3d 内留取新鲜水样便标本，检测大便中病毒颗粒，诊断阳性率可达 45% ~ 90%，但费用昂贵、周期长，仅用于研究工作。

（2）病毒抗原检查：采用补体结合试验、反向间接血凝抑制试验、乳胶凝集试验及 ELISA 法检测粪便标本中病毒抗原，以上各法特异性高，敏感、快速，简便易行，阳性率为 40% ~ 80%。

（3）病毒核酸检测：采用聚丙烯酰胺凝胶电泳技术，检测轮状病毒 RNA，阳性率在 75% 左右，可鉴别不同的组别病毒。

（4）血清学检测：采用微量补体结合技术检测急性期和恢复期双份血清轮状病毒 IgM 和 IgG 抗体，IgG 抗体滴度 4 倍以上升高为阳性，或恢复期抗体滴度 ≥1∶64 或急性期血清 IgM 抗体升高亦有诊断意义。

（二）诊断要点

1. 临床诊断　根据腹泻病程、大便性状、大便外观及镜检所见，结合发病季节、发病年龄及流行情况，估计最可能的诊断。

（1）急性水样便腹泻：多为轮状病毒或产毒素细菌感染。小儿（尤其 <2 岁者）发生在秋冬季节，以轮状病毒性肠炎可能性大；发生在夏季，以产毒性大肠埃希菌（ETEC）肠炎可能性大。

（2）水样便或米汤样便：腹泻不止伴有呕吐，迅速出现脱水，应考虑霍乱。

（3）黏脓便或脓血便：应考虑细菌性痢疾；如血多脓少，呈果酱样，多为阿米巴痢疾。此外，亦应考虑侵袭性细菌感染，如侵袭型大肠埃希菌、空肠弯曲菌或沙门菌肠炎。

2. 病因诊断　在未明确病因之前，统称为腹泻病。病因明确后应按病因学诊断，如细菌性痢疾、阿米巴痢疾、霍乱、鼠伤寒沙门菌肠炎、致泻大肠埃希菌肠炎、空肠弯曲菌肠炎、轮状病毒、腺病毒、小圆病毒以及冠状病毒肠炎，兰氏贾第鞭毛虫肠炎、隐孢子虫肠炎、真菌性肠炎等。

3. 脱水的评估　见表 7。

表7　患儿脱水状况评估

	1 度	2 度	3 度
一般状况	良好	烦躁、易激惹	*嗜睡或昏迷、软弱无力
眼窝	正常	下陷	明显下陷
眼泪	有	少或无	无
口舌	湿润	干燥	非常干燥
口渴	饮水正常,无口渴	*口渴,想喝水	*只能少量饮水或不能饮水
皮肤弹性	捏起后恢复快	*捏起后恢复慢（<2s）	*捏起后恢复很慢（>2s）
诊断	无脱水征	有些脱水:患儿有 2 个或 2 个以上上述体征,其中至少包括一个 *所示的体征;丢失水分占体重的3% ~ 10%	重度脱水:患儿有 2 个或 2 个以上上述体征,其中至少包括一个 *所示的体征;丢失水分大于体重的10%

4. 各类肠炎的诊断要点

（1）致泻性大肠埃希菌分型

1）产毒性大肠埃希菌（ETEC）：是婴幼儿腹泻的主要病原之一，流行于夏季。该菌产生肠毒素，作用于肠壁，使肠壁细胞分泌功能亢进，向肠腔分泌大量的水和电解质，引起水样腹泻。临床表现有发热、呕吐、频繁多次水样便，多伴有脱水、酸中毒。确诊需要依据粪便培养及血清学鉴定。据统计，该菌在 2 岁以下腹泻中占 20%~28%，仅次于轮状病毒。进一步作细菌毒力试验，ETEC 的肠毒素又可分为耐热型及不耐热型两种。本菌现在可用 PCR 法检测。

2）致病性大肠埃希菌（EPEC）：一般认为在散发病例中检出 EPEC，病原学意义不大，仅当流行时大量检出 EPEC，且血清型集中，方有肯定的病原学意义。一部分 EPEC 也可产生肠毒素。近年来经常在 3 个月以下的小婴儿或新生儿病房发生 EPEC 的小暴发。由于耐药菌株增多，病情容易迁延。临床症状基本同 ETEC 感染。

3）侵袭性大肠埃希菌（EIEC）：一般不产生肠毒素，但对肠黏膜有侵袭性，可引起小肠和结肠黏膜炎症渗出，产生脓血便，其临床表现类似细菌性痢疾。培养出的 EIEC 浓缩液滴入豚鼠眼结膜，24h 后见眼结膜炎症性反应，即可鉴定为 EIEC。本菌可用 PCR 法快速检测。EIEC 平时检出率为 0.3%。

4）黏附性大肠埃希菌（EAEC）：此型细菌具有特殊的毒力，可引起迁延性腹泻，可能与它们对肠黏膜的黏附能力或侵袭能力有关。EAEC 的特征是能黏附在肠黏膜刷状缘上。EAEC 至少有三种：①局部黏附型；②弥散黏附型；③自动聚集黏附型。三者可通过基因探针鉴别诊断。局部黏附型大肠埃希菌曾被确定是迁延性腹泻的病原，当它们在小肠繁殖，可引起特殊的黏膜改变（刷状缘消失，基底变平）。EAEC 在迁延性腹泻中的致病作用不清楚。自动聚集黏附型在肠壁集成团和链，不仅黏附在细胞表面，而且互相黏附，对迁延性腹泻有非常重要的致病作用。

5）出血性大肠埃希菌（EHEC）：有 $O_{157}:H_7$、$O_{26}:H_{11}$ 和 O_{11} 等三个血清型，而 $O_{157}:H_7$ 占绝大部分。

$O_{157}:H_7$ 在外环境中存活力强，对酸有较强的抵抗力，在 pH 值为 4.0 环境中可存活 56d 以上，在牛肉糜内 -20℃可存活 9 个月；对热抵抗力弱，75℃ 1min 即被杀死；对氯亦敏感，浓度为 1:100 万（1ppm）即迅速死亡。$O_{157}:H_7$ 对肠上皮细胞有黏附力，并产生细胞毒素，能溶解并杀死 Vero 细胞，亦称类志贺毒素。$O_{157}:H_7$ 产毒量可分为高、中、低三个档次，肠炎患儿多属高、中档毒株。

自然界中已有部分畜、禽被证明是 $O_{157}:H_7$ 的储存宿主，$O_{157}:H_7$ 可在它们的肠道定居，并随粪便排出，污染环境，污染水源，成为 $O_{157}:H_7$ 肠炎的传染源。

感染 $O_{157}:H_7$ 的人，临床表现分为健康带菌者（约占 5%）、轻型患儿（指仅有水样便腹泻）、典型患儿（指血性腹泻）与溶血性尿毒综合征患儿。他们排出的粪便常有此菌，可起着人传染人的作用。

典型患儿排菌期在 2~62d，平均 13d；溶血性尿毒综合征患儿中有 13% 的患儿排菌超过 32d，有的在培养阴性后 8d 又阳性，人直接或间接染上含菌粪便，均可得病。

$O_{157}:H_7$ 肠炎好发于夏秋暖季，各年龄组均可发病，但以儿童为多，老人发病率亦高。

$O_{157}: H_7$ 的传播途径近似沙门菌，可通过食物、水源接触传播。由于其感染力强，耐酸，只要 1000 ~ 10000 个菌经口进入消化道，就可突破胃酸屏障，在肠内大量繁殖而致病，因而常呈食物中毒型暴发。

饮用水受污染也可引起暴发。

$O_{157}: H_7$ 肠炎主要的临床症状有发热、呕吐、痉挛性腹痛、水样便，尚能产生溶血素引起的血水样便，严重者可导致溶血性尿毒综合征、血栓性血小板减少性紫癜等并发症，病死率较高。

（2）沙门菌感染：沙门菌感染在食物中毒及急性胃肠炎中占重要位置。由于耐药性增强，沙门菌感染已成为难治性的疾病之一。

我国沙门菌感染有增多趋势，其中以鼠伤寒沙门菌和婴儿沙门菌在婴儿中最常见，常在医院内发生严重交叉感染。鼠伤寒及婴儿沙门菌多侵袭 1 岁以内久病体弱的婴儿。该病的特点是：病情重、并发症多、病死率高，成为当前儿科重点关注的问题。

（3）空肠弯曲菌肠炎：空肠弯曲菌是引起小儿腹泻的常见病原菌，该菌在腹泻病原中占 5% ~ 14%。3 岁以下婴幼儿多见。

家禽家畜可作为中间宿主传播该病，其粪便污染环境可能是人类空肠弯曲菌肠炎的重要感染来源。

临床表现主要有：发热、腹泻，粪便呈稀水便，也可呈痢疾样黏液脓血便。确诊依据为细菌培养。空肠弯曲菌以微需氧技术培养。

（4）耶氏菌肠炎：耶氏菌是一种人畜共患疾病的病原菌，猫、狗、猪等均可感染而患病，是小儿急性腹泻的病原体之一。临床主要表现为小肠结肠炎。多数为散发，少数呈暴发流行，以婴幼儿多见。主要症状有发热、腹痛、腹泻。腹泻可持续 1 ~ 2 周，粪便呈水样、黏液样或胆汁样。镜检有多形核白细胞。由于严重腹泻，患儿可发生低蛋白血症和低钾血症。耶氏菌肠炎可合并肠系膜淋巴结炎及末端回肠炎，常伴有严重腹痛。确诊依据细菌培养。

（5）金黄色葡萄球菌肠炎：发生于较长期应用抗生素的患儿，高热、中毒症状严重，粪便稀水样，带黏液，量极多，呈海蓝色，可见脱落的肠黏膜。确诊依据粪便涂片镜检，可见大量革兰阳性球菌；常合并败血症，粪便及血培养葡萄球菌阳性。

（6）真菌性肠炎：腹泻迁延，有滥用抗生素史，常伴有鹅口疮，肛门周围可见黄白色假膜，假膜及粪便涂片可见真菌和菌丝，即可确诊。

（7）假膜性肠炎：病原菌为难辨梭状芽孢杆菌。主要引起小肠及结肠黏膜急性坏死性炎症，并有假膜形成。诱因是滥用抗生素及腹部手术。腹泻常发生在抗生素治疗后 2 ~ 9d 或手术后 5 ~ 20d。临床表现有高热、中毒症状重（嗜睡、萎靡、谵妄），粪便为黄稀便、水样便或水样黏液便，可有假膜脱落，少数为血便，可伴有痉挛性腹痛，有时有压痛和反跳痛，应与急腹症相鉴别。严重者并发脱水、急性肾功能衰竭、休克及弥散性血管内凝血（DIC）等。确诊依据粪便作厌氧菌培养。

（8）隐孢子虫肠炎：本病患儿、畜共患，牛、羊、猪、鼠、鸟均可受感染。人体感染隐孢子虫后，寄生在小肠黏膜，破坏微绒毛，引起小肠吸收障碍及双糖酶缺乏，造成渗透性腹泻。本病病程 4d 至 2 年，20d 至 2 个月者占多数。表现为发热、腹泻稀水便，带黏液，有恶臭，腹痛，由于腹泻日久常伴营养不良。本病对有免疫缺陷者易感染，为艾滋病患儿的重要死亡原因。诊断依据粪便、呕吐物及痰中找到隐孢子虫卵囊。

（9）轮状病毒性肠炎：病程一般在 7～10d。临床表现有发热、腹泻水样便，伴轻度呕吐，呕吐常在腹泻前 1～2d 即停止，吐泻严重者多伴有脱水、酸中毒。40%～50% 的患儿伴有咳嗽等呼吸道症状。采用气管导管抽取气管内灌洗液可发现轮状病毒，提示轮状病毒也可能是呼吸道感染的病原之一，并可通过呼吸道传播。轮状病毒肠炎一般预后较好，但有少数患儿可合并心肌炎而猝死。对精神、面色差，心音低钝患儿应查心电图以早期发现并发的心肌炎。已知轮状病毒有 A、B、C、D 四个血清型，用核酸电泳检测又可分为长链与短链两个亚型，用基因探针检测发现有 13 个类型，所以小儿患轮状病毒肠炎后，还有再感染其他型别的轮状病毒的可能。

【治疗】

原则：①预防脱水；②纠正脱水；③继续饮食；④合理用药。

1. 口服补液　有预防脱水和纠正轻、中度脱水之功效。除小婴儿、重度脱水及频繁呕吐者，其他均适用，特别在农村和偏远山区，推广口服补液已收到卓著疗效。无脱水患儿提倡家庭治疗，采用米汤加盐溶液、自制糖盐水及标准口服补液盐（ORS），可有效预防脱水。家庭治疗期间，家长应密切观察病情，当出现下列情况之一者，应速去医院治疗：①腹泻次数和量增加；②频繁呕吐；③明显口渴；④不能正常饮食；⑤发热；⑥大便带血。

2. 继续饮食　应给患儿足够的食物以预防营养不良并促进疾病恢复。①母乳喂养婴儿应继续哺喂母乳。②可选用日常哺喂奶制品喂养。③月龄 >6 个月者，给予已习惯的平常饮食（粥、面条、烂饭）。鼓励患儿多进食，并每日加餐 1 次，直至腹泻停止后 2 周。在此期间，患儿大便次数可能有所增加，但无须过多顾虑，因肠道病变可能为局部性，并仍有部分肠黏膜维持正常的消化吸收功能。

3. 合理用药，纠正滥用抗生素现象　国际卫生组织（WHO）认为 90% 的腹泻病不应使用抗生素，我国目前约有 70% 的病例无需抗菌药物。因水样便腹泻主要由病毒或产毒型细菌所致，但国内治疗腹泻病时 50%～90% 均应用抗菌药物，说明滥用抗生素现象十分严重。根据上述情况，提出细菌性腹泻病抗菌药物应用指征如下：①痢疾。②霍乱。③婴儿患沙门菌感染。④重症细菌性腹泻病。⑤特殊人群患细菌性腹泻病，如艾滋病、肝硬化、糖尿病、血液病及肾功衰竭患儿。一般临床指征如下：①血便；②有里急后重；③大便镜检白细胞满视野；④大便 pH 值 >7。

第二节　小儿功能性便秘

便秘系指大便次数减少，粪质干硬，且排便困难。正常儿童排便次数随年龄及个体差异而不同，某些患儿虽每日排便，但排便后左下腹仍可触及粪块，或直肠中仍有较多粪便，仍应视为便秘。有人认为便秘与大便次数及量无关，也有人认为小儿便秘系指大便时间间隔延长（2d 以上不排便）、排便困难，同时必须有粪块干燥、坚硬。国外学者认为婴儿排便次数可自每日5~8次至8d一次不等，如无其他症状，均属正常现象；2岁以内正常幼儿粪便常不成形，每日排便1~3次；4岁学龄前儿童对排便有完全的控制力。成人便秘的定义：系指排便次数减少，大便排出困难，粪便干结、坚硬、细小，每天排便量<50g（我国正常成人平均每次排便200g左右）。临床实践显示：排便次数减少、排便困难及粪便过硬三种现象，在每个患儿中表现程度存在差异。排便困难是主观感觉，排便用力的阈值是模糊的，表现为排便费力、伴有排便不畅感或疼痛或排便不尽感，一般均在15min以上，甚至超过30min；而粪便过硬亦无客观标准，粪便软硬度变化很大，正常成形便含水量约70%，便秘者干结粪便含水量40%~60%，甚至更低。因此，涉及便秘的定义中仅排便次数减少是客观的指标。但亦有作者认为，仅只是排便间隔时间超过48h，不伴任何痛苦，不应视为便秘。功能性便秘曾被称为慢性习惯性便秘、潴留性便秘，甚至特发性巨结肠，系小儿排便障碍的常见原因。本症在儿童中发病虽多，但由于一般并不影响小儿的正常生长发育，因此未予以系统的重点研究，至今缺乏权威性准确统计资料。有资料报道，便秘占综合性儿科门诊总数的3%~5%，占小儿胃肠病门诊的10%~20%，功能性便秘占小儿便秘的90%以上。国外资料认为，儿童慢性功能性便秘系指学龄前儿童中每3~10d排便1次，大便硬结而量多，排便非常困难。约25%的患儿发病在1岁以内，多数病例为2~4岁。发病年龄<6个月者，应与先天性巨结肠相鉴别。本节重点讨论小儿功能性便秘。

【结肠、直肠、肛门动力学】

（一）结肠动力学

1. 结肠的主要功能

（1）吸收水分、某些电解质、短链脂肪酸和细菌代谢产物。

（2）缓慢地将其内容物向远端推送。

（3）将粪便贮存于远端结肠。

（4）结肠集团性运动时将肠内容物快速向远端推送，并产生便意。

2. 结肠运动的控制 节段性和推进性的结肠运动依赖于肌肉收缩和放松的协调，取决于：

（1）电活动在肠肌肉内的扩散。

（2）肠内神经反射。

（3）交感、副交感神经反射。

（4）胃肠激素的调节功能。

3. 结肠动力的变化

（1）便意的产生与结肠巨大移行性收缩相关。某些个体直肠已贮存粪便但不产生便意，巨大移行性收缩在晨起时发生率最高，与大多数人在早晨起床后有便意相吻合。24h连续记录结肠动力，表明结肠收缩在早晨醒后明显增加，结肠集团性运动在上午6时至下午2时之间比下午4时至早上4时明显增多。此推进性运动在夜间和睡眠时减少，而在早晨起床后或进食后增加，提示结肠运动是由中枢神经系统的潜意识控制的。

（2）结肠内容物的通过时间因人而异，同一个体在不同时间也不相同，因此，结肠通过时间受多种因素影响，如性别（男性为30h，女性为40h）、禁食（近端结肠通过率快于中段结肠）、结肠内容物（脂类可引起近端结肠传递性收缩而降低近端结肠容量、加快结肠通过时间，进而引起排便）等因素。

（3）食物及其气味可引起乙状结肠和直肠的集团运动，从而引起便意，曾称之为胃结肠反射，准确的表达应称之为结肠对进食的反应，说明食物可导致结肠动力增加，与食物中的能量、脂类含量呈正相关，与糖类无关，但氨基酸对结肠无刺激作用，反而可产生抑制。动力增加最多的部位为结肠脾曲及近端降结肠，饮食习惯改变、食物成分变化、肠道炎症均可导致结肠对进食的反应发生变化，如饮咖啡 4min 后即见结肠动力明显增加。

（4）情绪紧张可影响肠道通过时间（交感神经张力过高抑制结肠运动），因情绪紧张时交感神经输出增加。有时情绪紧张并不被注意，如旅行时经常便秘，但最严重的情绪紧张亦可引起相反结果（腹泻），可能与中枢神经对结肠的直接作用有关。

（二）直肠、肛门动力功能

1. 直肠、肛门主要生理功能

（1）保持排便节制。

（2）控制正常排便。

其控制初级中枢位于腰骶脊髓，该反射中枢受大脑的随意控制。

2. 直肠动力功能　直肠为结肠的延续，成人长 12~15cm，直肠壁平滑肌内层为环形肌，外层为纵行肌。环形肌下端与盆底肌和肛门外括约肌共同参与肛门的自制与维持功能，纵形肌来源于结肠带。直肠壶腹有暂时贮存粪便的作用，并不仅只是排便的通道，习惯性便秘的成因可能与直肠排空功能调节异常有关。直肠在正常休息状态下是静止的，基础压为 2~5mmHg，当粪便或气体进入直肠后引起直肠收缩。直肠收缩活动有以下 3 种形式：

（1）连续的简单收缩，频率为 5~10 次/min。

（2）慢收缩，频率为 3 次/min。

（3）向直肠远端蠕动，白天延续 80~90min，夜间 50~60min。

以上间歇性活动可被进食打断 150~180min，以上多变的活动被称为间歇性动力活动。

3. 直肠扩张反应

（1）直肠容纳。

（2）快速间歇性扩张。

（3）连续缓慢扩张。

【排便生理学】

（一）排便反射器官

1. 大脑皮质下层可反射性抑制排便，而大脑皮质上层又可抑制下层反射，控制意识性排便（如熟睡时不排便）。

2. 脊髓　通过盆神经丛、骶前下腹丛，控制自主肌与不自主肌。

3. 肠壁神经　控制不自主肌。

（二）排便反射规律

正常小儿排便是复杂的生理活动，受神经系统调控。排便反射类型包括：

1. 反射性排便 为分次排便，有排便反射时即刻排出，不受控制（如婴儿排便）。

2. 意识性排便 属自由控制的随意排便（如幼儿及学龄前儿童），虽然 1~2 岁幼儿已开始对排便有此控制能力，但排便不选择时间、地点和场合。

3. 规律性排便 按社会生活规律排便，已有自控能力（如部分学龄前及学龄期儿童排便），受到社会环境影响，排便场合不适宜时可避免立即排便而推迟排便（此为中止排便反射），即通过大脑皮质活动指令加强脊髓性耻骨直肠肌环收缩及外括约肌收缩，进而清除肛窦内粪便，将粪便推回直肠前倾角以上，而消除便意。

（三）排便相关因素

1. 结肠蠕动 能推送肠内容物至远端结肠，当乙状结肠内容物充满时，引发收缩活动，粪便进入直肠，随后通过肠壁内下行神经元调节，使肛门内括约肌舒张，于是粪便进入肛管，肛管上段内壁感觉异常灵敏，接触粪便后形成复合感觉则产生便意。直肠扩张又引发直肠肛门抑制反射，此时肛门内括约肌松弛，外括约肌收缩，防止直肠内容物排出，具有节制排便作用。此抑制反射是在婴儿期后经过训练形成的反射，以避免立即排便。但过早地或强制性地对婴幼儿进行排便训练，常可导致其无排便兴趣或发生内在的抵触，从而造成多年的功能性便秘。

2. 肛门直肠角阀的作用 在非排便时间内，提肛肌及耻骨直肠肌存在静息压，直肠被向前提拉，直肠与肛管之间维持一定角度（107° ± 25°）。盆底肌群收缩时，盆底抬高，角度变小（平均83°），起到阀的作用；排便时耻骨直肠肌和提肛肌松弛，盆底下降，肛门直肠角变大（平均125°），此时呼气后屏气可增加腹内压，将粪便推入肛管。

3. 粪便性质 稀薄粪汁12h 达结肠，24h 水分吸收后排出；如48h 以上尚未排出，则形成不可塑形之硬便。球形硬便系在乙状结肠内滞留时间过长，柱形硬便通常为在直肠内停留时间过长。坚硬粪块可引起括约肌痉挛性收缩及血液循环障碍，此时强制性排便可导致黏膜病变、皲裂及痔形成，又可引发直肠炎及肛炎。肛裂及炎症的瘢痕性愈合的后果为肛门内括约肌纤维化及内括约肌不能再完成反射性松弛。此时硬便只有在很高的压力下才能被排出，由功能性便秘转化为由于肛门括约肌弛缓不能而导致机械性梗阻形成。

【临床表现】

1. 小儿功能性便秘的主要临床表现均集中于便秘症状，有如下特点：

（1）排便形态不规则，1~2 周才解 1 次大量粪便。

（2）排便后可发现粪便多到可以阻塞马桶。

（3）常做出强忍排便的姿势，有大便失禁、烦躁不安、活动减少及厌食等现象。

（4）排出粪便后，便秘现象就会戏剧性的消除了。

（5）患儿用不合理的行为来掩饰排便，如对排便有显著的淡漠态度、缺乏排便感、隐藏染有粪便的衣服。

以上描述是否准确有待探讨，但基本反映了小儿功能性便秘的临床特征。

2. 便秘程度的量化是复杂的问题，某些标准值得参考，分级如下：

（1）Ⅰ级：大便干结，肛检有干硬粪块，<2d 排便 1 次。

（2）Ⅱ级：每周 1~2 次排便或腹部可扪及粪块或 X 线检查有大的粪块。

（3）Ⅲ级：每周 1 次排便，有大的粪块阻塞，X 线平片有大的粪块阴影。

（4）Ⅳ级：每月仅 1~2 次排便，腹胀，X 线检查有明显的巨直、乙状结肠。

患儿生长发育、营养及智力均正常。

3. 体征

（1）腹胀：严重病例（10%）可合并腹胀（胀气状态）。

（2）结肠走行区域可触及硬粪块，但无压痛。

（3）肛门指诊检查：全部患儿均有直肠内积粪，多为粗而坚硬的粪块。但有人认为结肠慢运输型便秘者直肠内空虚。

（4）部分病例合并肛裂、肛周湿疹及污粪（大便失禁）。

【诊断】

（一）辅助检查

轻型病例依据病史、体检即可确诊；严重病例需进行必要的辅助检查，明确病因。

1. 粪便常规　主要观察粪便外观，一般认为直肠型便秘的粪便多呈大块状；结肠型便秘的粪块呈小球形，类似羊粪状。干硬粪便可刺激直肠黏膜分泌黏液，伴有肛裂及干硬粪块擦伤黏膜可使粪块表面附有黏液及血。粪便镜下检查无炎症性改变。

2. X 线检查

（1）通过腹部 X 线平片及钡剂、钡灌肠检查可以观察肠管分布、长度、测量直肠肛角、蠕动强弱、肠腔是否扩张或狭窄，有无肿物、梗阻、气腹及了解排钡功能。小儿功能性便秘者钡灌肠显示直肠及乙状结肠内有大量粪块，乙状结肠迂曲冗长，直肠扩张率为 81.5%（正常儿童直肠扩张率为 45%）。钡灌肠检查亦可鉴别小儿乙状结肠冗长症，显示乙状结肠增长，并有蜿蜒、扭曲，有的呈环状绕圈，突向右下腹。

（2）排便造影：在生理状态下（静息、收缩和排便状态）观察直肠肛管活动，可测量漏出量、各种状态下的直肠肛管形态和会阴下降程度，评估肛门综合控制能力和耻骨直肠动态功能。采用快速摄片（2~4 张/s），可发现功能性便秘以外的情况，如直肠套叠、直肠前突及盆底肌痉挛综合征等，以上出口梗阻经临床及内镜检查难以发现。近年来采用核素直肠造影，定量检查直肠排空，但不能发现直肠壁异常（如直肠套叠），故其应用价值有限。

3. 肛管直肠压力检测　肛门直肠静息压由内、外括约肌及耻骨直肠肌活动形成，肛门内括约肌松弛反射系排便动作的主要环节，可防止直肠内容物泄漏。严重便秘病例通过测压术确定直肠扩张时的阻力、肛管静息时的紧张度、肛门随意肌收缩强度以及患儿对直肠扩张的自我感觉，并对肛门括约肌的反射作出评价，藉此了解肛门直肠功能。

4. 结肠传输试验　采用不透 X 线标志物进行结肠通过时间和分段通过时间检查，3d 内每日分别吞下圆形、短棒及长棒形 20 个标志物，至第 72h 行腹部平片检查，计算全段结肠内残留的不同形状标志物，提示各段结肠动力障碍情况，以了解便秘类型及其程度。

5. 盆底肌电图（EMG）　主要观察肛门外括约肌静止、自主收缩及刺激后肌电位时程、幅度变化。正常人静息时盆底横纹肌维持紧张状态，应用体表皮肤电极探测，正常小儿排便时肛门外括约肌张力下降，而便秘小儿仅 43% 有耻骨直肠肌或肛门外括约肌肌电活动下降。肛门括约肌协同失调症患儿 EMG 可见排便时肛门外括约肌和耻骨直肠肌的异常矛盾运动。

小儿功能性便秘通过辅助检查可明确有无结肠无力或功能性出口梗阻。目前多选择不透 X 线标志物法检测结肠传输功能，肛直肠测压和排粪造影可用于诊断有无功能性出口梗阻。其他检测方法尚未普及，较少用于临床。

（二）诊断要点

1. 病史

（1）详细询问起病时间，便秘为急性或慢性。

（2）新生儿期即有便秘者应了解首次胎便排出时间及排净时间。

（3）排便次数、大便性状（体积、形状、硬度、是否带血）、排便难易、痛性排便有否强忍排便。

（4）便秘时曾采用的治疗措施，如轻泻剂、灌肠剂等。

（5）排便训练：能有意控制排便年龄、家长是否予以督促、有无贪玩或其他原因导致强忍排便后迫不得已去解大便。

（6）喂养史：婴儿期奶类（母乳、牛奶、配方奶粉）、辅食种类，进食水果、蔬菜的量及品种；幼儿期、学龄前期小儿的食欲、进食量，有否偏食或拒绝水果、蔬菜。

（7）长期服药史。

（8）精神及心理状况：过度紧张、恐惧、惊吓、父母离异、家庭不和睦及环境和生活习惯突然变化等。

2. 体格检查

（1）功能性便秘：患儿于左下腹可扪及存留在乙状结肠的粪块（灌肠后消失）。

（2）肛门指诊：在直肠便秘者可触到粗而坚硬的粪块，结肠型便秘者直肠空虚。

（3）针刺会阴部皮肤可引起肛门收缩（肛门反射亦称肛门眨眼），传入、传出神经或脊髓损伤者此反射消失。

（4）可要求年长患儿尽力模仿排便动作，以判断耻骨直肠、肛门和肛门括约肌是否有矛盾收缩，阳性者提示存在功能性出口梗阻，同时观察骨盆底是否下垂（用力时肛门向下移动 >2cm）。

（5）注意甲状腺功能减退或糖尿病等全身性疾病征象。

3. 小儿功能性便秘诊断标准

（1）大便次数减少，每周排便少于 3 次。

（2）排便困难，在排便中有 1/4 以上时间在用力。

（3）大便干燥硬结粗大或呈球状。

（4）患儿生长发育正常，无全身性疾病。

4. 临床分型

（1）按病程分类：急性便秘 <4 周；慢性便秘 >4 周。

（2）按类型分类：结肠慢运输型便秘（肠动力型便秘）；功能性出口梗阻型便秘；混合型便秘。

【治疗】

小儿功能性便秘的治疗原则为：①清除结肠、直肠内粪块潴留。②重建良好的排便习惯。③合理安排膳食。④解除心理障碍，鼓励患儿按时排便。具体措施如下：

（一）一般指导

1. 向家长明确解释排便的生理过程和便秘的发生机制，使家长了解便秘治疗的原理，并积极参与治疗过程，尤其是病程较长、就诊次数较多的患儿家长。

2. 告知患儿家长应克服急躁情绪，对患儿开始治疗时不要期望过高，在治疗出现暂时退步时也不要对患儿责罚埋怨，以免加重患儿的紧张心理。

3. 应根据便秘的持续时间安排疗程，对治疗的顺应程度进行调整。

4. 临床痊愈后应坚持数月的治疗、预防指导，这对预后至关重要。

5. 饮食调整应根据地区、生活习惯、季节及家庭条件灵活掌握，切忌死板教条，以达到理想的临床疗效为准则。

（二）清除积存粪块

患儿多时未排便，粪便干结成块，难以自行排出，应采取措施，将直肠、乙状结肠中积存的粪便全部排净，解除患儿痛苦，并切断慢性便秘的恶性循环。

1. 开塞露（处方规格不一，常用者为含山梨醇 42.7% ～47.3% 及含 10% 硫酸镁制剂）　属高渗性泻药，不被肠壁吸收，在肠道内呈高渗状态，自肠道吸收水分，软化粪块。含甘油 52% 制剂，属润滑性泻药，可润滑肠壁、软化粪便。每支 10ml，酌情选用，每次 5～10ml，由肛门注入，于数分钟或 0.5h 内生效；如粪块尚未排净，0.5～1.0h 后可再注 1 次，必要时 12h 后仍可重复 1 次。

2. 灌肠法　生理盐水灌肠为简便、见效快的促进舒适排便的方法，<6 个月 50ml，6 个月至 3 岁 200ml，3～7 岁 250～350ml，>7 岁 300～500ml，以粗导管插入肛门内缓慢注入，使灌入量及排出量大致相等。

3. 粪便嵌塞时直肠穹窿内填满坚硬粪块，可导致暂时性完全或不完全结肠梗阻，患儿腹痛、腹胀，异常痛苦。有的灌肠导管无法插入，可采用指套外涂以液状石蜡，以手指将嵌塞块捣碎逐次排出。操作时应手法轻柔，避免损伤直肠黏膜及肛门括约肌，极少数应在麻醉下实施。

（三）维持治疗

目的为防止粪便重新积存。

1. 调整膳食结构　增加膳食纤维，避免食物过于精细，以谷类及植物性食物为主，并注意增加豆类及豆制品的摄入量，多吃水果和蔬菜，以上食物均富含膳食纤维。不同年龄组患儿的膳食供给应结合各地区、各家庭及患儿既往饮食习惯在具体实施中区别对待。目前已有纤维素制剂可供治疗选用，如小麦纤维素，为自小麦麸子中提取的优质纤维素，含量高达 80%，其中 90% 以上为不可溶纤维素，已去除植酸（不妨碍钙、铁及锌的吸收）及游离蛋白（无过敏反应），用药后可增加粪便体积，使粪便硬度及肠道转运正常化。粉剂型每袋 3.5g，小儿每次 1.75g，加水 100ml（亦可加入汤、粥、牛奶、果汁中）食用，每日 1～2 次，疗程 7d。少数患儿有腹胀、腹泻等不适，1～2 周内消失。

2. 缓泻剂　因便秘病程较长，在一般治疗的基础上，应予以缓泻剂维持大便通畅，药物选择应注意年龄及制剂。常用制剂有：液状石蜡，为润滑性泻剂，肠壁不吸收，可软化及润滑粪便，1.5~3.0ml/(kg·d)，分2次晨起及临睡前服用，直至每日排软便1~3次，疗程可8周至半年不等，恢复正常排便后逐渐减量乃至停药，长期服用可影响维生素K、维生素A、维生素D的吸收，婴儿禁用。服药后可出现肛门漏油现象，应适当减量。乳果糖制剂（杜秘克）亦可选用，每毫升口服溶液含有活性物质乳果糖667mg和极少量半乳糖（<110mg）和乳糖（<60mg），其药物活性成分为乳糖的合成衍生物，不被小肠吸收，可完整进入结肠，被双歧杆菌等分解为低分子有机酸（乳酸、醋酸），降低肠道pH值，并刺激结肠蠕动，加快转运，软化粪便，使之易于排出。起始剂量：婴儿、1~6岁、6~14岁分别为5ml、5~10ml、15ml，维持剂量分别为每日5ml、5~10ml、10ml，应规律服药。每日1次者，于早餐后服用；每日剂量分成2次者，于早、晚各服1次。若48h内无效，可增加剂量，出现腹泻时应减量，疗程视排便次数及性状而定，宜个体化。服药最初数日可出现腹胀，继续用药常自行消失，剂量过大可致腹泻，应予以减量或停药；聚乙二醇为渗透性缓泻剂，系长链聚合体，通过其氢键固定水分于结肠腔内，软化粪便，因其高分子量而不会在消化道内分解代谢，不产生有机酸和气体。粉剂型每袋10g，成人每日10~20g，过量可致腹泻，无毒性作用（不吸收入血），无不耐受性。

3. 肠动力剂 对结肠无力型便秘者，应通过药物改善肠神经及结肠平滑肌功能。西沙必利（亦称普瑞博思），该药主要促进胃肠道肌间神经丛中乙酰胆碱的生理学释放，加强并协调胃肠道运动，促进大肠转运。口服吸收迅速，1~2h内达峰值血药浓度。每片5mg，口服混悬液1mg/ml，剂量为0.1~0.2mg/kg，每日2次，疗程1~2周。近年临床应用发现有腹泻、痉挛性腹痛等不良反应，美国发现本药有引起严重心律失常导致死亡的病例，因此应慎用。微生态调节剂可调整肠道菌群。结肠是细菌定居浓度最高的部位，有50余个菌属，400余个菌种，对宿主健康与营养起重要作用，对肠道生理功能的产生有益。便秘患儿存在菌群失调，致肠蠕动减慢，肠道内pH值上升，肠功能紊乱。双歧杆菌可降低肠道pH值，刺激肠蠕动，改善肠内发酵过程，有通便作用。其中肠乐（亦名回春生）为活双歧杆菌制剂，每个胶囊含双歧杆菌0.5亿个，0.5~1粒/次，口服，每日2~3次，疗程1~2周，无任何不良反应；培菲康（双歧三联活菌胶囊）含双歧杆菌、嗜酸乳杆菌及粪球菌，0.5~1粒/次，每日2~3次；贝飞达在培菲康三联活菌中加入双歧因子，作用加强，剂量同上。

（四）排便训练

功能性出口梗阻型便秘患儿在试图排便时无法抑制盆底骨骼肌收缩，以前述治疗方法解除粪块嵌顿后应立即开始排便训练，学会在排便时抑制肌肉收缩，解除功能性出口梗阻，方法如下：

1. 一般训练 每次餐后（此时胃肠反射活跃）应去厕所蹲或坐便至少10min，家长应承诺孩子，在此期间不一定要排便（能排便更好），使患儿彻底消除被惩罚的后顾之忧。在排便失败后，以灌肠剂或栓剂通便作为补救措施，防止粪便积存形成新的粪便嵌塞。系统的排便训练应循序渐进，不可操之过急，否则事与愿违，防止过度训练的心理压力。

2. 生理反馈训练　系排便障碍性疾患的辅助治疗，通过主观能动锻炼，使患儿某系统的动作或行为功能恢复或逐步改善接近正常功能。目前生物反馈技术已被广泛应用于治疗儿童排便障碍性疾患，如便秘及大便失禁，应用各种自主系统中的反馈信号可逐步形成某器官的行为。在生物反馈训练中，能观察到这种训练能改善直肠扩张感觉的意识阈值，并在直肠扩张时与肛门外括约肌的收缩保持协同作用。通过三腔气囊测压导管将直肠扩张时肛门内、外括约肌的压力改变经声光信号转换，使患儿在荧屏上通过视觉有目的地加强肛门外括约肌的收缩锻炼，提高与直肠扩张同期收缩的协调性，从而改善排便功能。适用于：能听懂医生的指导并配合治疗的患儿，一般 > 3 岁；能自主收缩肛门外括约肌和臀大肌；有一定的直肠感觉。治疗程序如下：患儿半卧位或坐于检查台上，于直肠、肛门内外括约肌处各置气囊测压导管，分别与压力传感器相连，通过换能器将压力波显示于监视器的荧光屏上，或通过放大器变为声音信号，此时即可进行生物反馈的分期训练。用于便秘患儿的训练内容为：直肠扩张感觉的意识阈及肛门外括约肌收缩功能的协同作用（即排便感觉），主要以气囊测压训练直肠扩张后感觉阈值与腹内压（屏气）、外括约肌协同训练为主。训练中应注意使患儿明确目的，并耐心反复指导如何正确进行训练；必须对患儿家长进行指导，以便配合，取得良好效果；根据每个患儿制定训练方案，如盆底肌肉练习、鉴别肛管敏感度及间歇期一般训练。训练 6~8d 为 1 疗程，每日 1~4 次，训练期 4~6 疗程。有资料显示，对功能性出口梗阻型便秘患儿进行生物反馈训练治疗后，67.7% 患儿的便秘症状及客观检查有明显改善，55% 的患儿在训练 6 周后便秘症状全部消失。

综上所述，小儿便秘系众多原因引起的临床综合征，涉及三个方面的排便功能失常（次数减少、排便困难及粪便过硬），并非单一因素所致。功能性便秘（亦称特发性便秘）病因尚未明确，其发病机制可能包括结肠无力及功能性出口梗阻，均属胃肠动力障碍范畴，有关问题尚待深入研究。结肠无力型便秘虽可应用胃肠动力药治疗，但缺少大样本病例资料及远期疗效追踪观察。功能性出口梗阻型便秘的确认及治疗尚存在许多问题须进一步研究解决。

第三节　消化道出血

小儿消化道出血可发生于新生儿期至青春期的任何年龄阶段，重症表现为呕血、便血或者两者均有，并可致失血性休克；轻症多无明显临床症状，仅表现为大便潜血阳性和缺铁性贫血。出血原因众多，除消化道疾病外，亦可是全身性疾病的消化道表现。出血部位以 Treitz 韧带为标志，分为上消化道出血和下消化道出血。消化道内镜在儿科的安全应用，使小儿消化道出血的诊断准确率显著提高，但仍有部分患儿的病因不能明确，特别是小肠出血诊断比较困难。消化道出血的诊断和处理是否及时、妥当，关系到患儿的生命安全，应引起临床医师的高度重视，加强对小儿消化道出血，特别是小肠出血的诊断和治疗的研究。

一、上消化道出血

小儿上消化道出血是指 Treitz 韧带以上部位的消化道出血，包括食管、胃、十二指肠及胆道出血。其发病率国内外报道不一，尚无确切的统计资料，近年有明显增加的趋势，以学龄前及学龄期儿童多见，占 75% ~85%。新生儿上消化道出血国内外报道亦日益增多，已引起儿科医师重视。

【临床表现】

1. 呕血　为本病的主要临床症状，幽门以上病变出血量较多时，常出现呕血，多提示病情严重；幽门以下病变，如为短时间内大量出血，血液可反流入胃，亦可引起呕血；若上消化道出血量小而缓慢者，可无呕血而仅有黑便。呕血的颜色取决于失血量和血液在胃内停留时间的长短。在胃内时间短，呈鲜红色或暗红色；若出血量小，或在胃内停留时间长，由于血红蛋白经胃酸的充分作用而变为正铁血红蛋白，则呈咖啡沉渣样或黑褐色。新生儿出生不久即呕吐咖啡色或暗红色血液应与吞咽母血鉴别，可取呕吐物 1ml 加水 5ml，离心 (2000r/min) 取上清液（粉红色）2.5 ~5ml 加 10% 氢氧化钠 0.5 ~1ml 混合，1 ~2min 后观察，变为棕黄色者表示为 HbA（母血），仍为粉红色者表示为抗碱的 HbA（新生儿血）。

2. 便血　上消化道出血患儿绝大多数伴有黑便。一次出血量少于 20ml，仅有胃液及粪便隐血试验阳性；中等量出血（24h 丢失循环血量 20%，但不伴有循环障碍）多表现为柏油样便（血液经肠道内硫化作用形成硫化铁，呈黑色，后者刺激小肠分泌多量黏液，附着于粪便表面，形成黑而有光泽的粪便，似柏油样）；大量出血（一次出血量超过 200ml）且肠蠕动增快时，大便亦可为暗红色，偶尔呈鲜红色。

3. 全身症状　全身症状依病因、出血部位、出血量及出血速度而异。出血量少、出血持续时间短者可无全身症状；出血持续时间长的患儿可有慢性贫血表现，如面色苍白、乏力、头晕、食欲不振等。短期大量出血可致有效循环血量不足、循环障碍，表现为面色苍白、烦躁不安、口渴、呼吸急促、四肢发凉、脉率增快、血压下降及心音低钝。由于出血后体质衰弱，体温调节中枢功能失调，某些患儿可伴有体温升高达 39℃ 以上。

4. 原发病症状　不同病因所致的上消化道出血可有不同的原发病表现，如食管静脉曲张出血者常伴有肝脾肿大、质硬，腹壁静脉曲张，腹水等；消化性溃疡出血者，大多先有腹痛加重而出血后腹痛减轻或消失的表现；胆道出血多有右上腹绞痛、寒战发热，伴有黄疸，体检于右上腹可触及肿大的胆囊。

【诊断】

（一）辅助检查

1. 实验室检查

（1）血液学检查：包括全血细胞计数，血小板计数和功能检查，出血及凝血时间检查，凝血酶原时间、部分凝血活酶时间检查。通过以上检查，可排除 90% 以上的出凝血缺陷性疾病所致的消化道出血，并可确定有无失血性贫血和估计失血量 [红细胞（RBC）$>3 \times 10^{12}/L$，血红蛋白（Hb（ $>70g/L$ 为少量出血；RBC $<2 \times 10^{12}/L$，Hb $<60g/L$ 为大量出血]。

（2）肝功能检查：疑有肝脏疾患者应行肝功能检查。

（3）血尿素氮（BUN）和肌酐（Cr）检查：上消化道出血量较多时，由于血液中蛋白质消化产物在肠道吸收增多，可致氮质血症。一次出血后数小时内即可见 BUN 增加，于 24h 内达高峰，第 3~4d 降至正常。在无肾脏疾病及其他原因引起氮质血症时，BUN 检测有助于上消化道出血的诊断，动态观察可反映消化道出血量和持续时间的变化情况。上消化道出血时，BUN/Cr>2.5:1，而 90% 下消化道出血者 BUN/Cr<2.5:1，由此可初步判定出血部位。

（4）粪便隐血试验：大便隐血试验有助于消化道出血的诊断，但应注意除外用于服用铁剂、动物血、肝及大量绿叶蔬菜等出现的假阳性。因此，单纯行隐血试验阳性时，应询问患儿的饮食成分，必要时在禁食上述食物 3d 后再检查。

2. 特殊检查

（1）胃液检查：抽取胃液检查是确定上消化道出血常用的简捷方法，绝大多数患儿胃液呈咖啡色和（或）隐血试验阳性。此法既可用于监测有无继续出血，且可通过胃管给药，为内镜或选择性动脉造影等检查做术前准备。

（2）吞白线试验：是简易的上消化道出血定位方法，应在粪便隐血试验阳性期间进行。取长度自头颈至剑突（相当于口角至十二指肠）的白丝线一段，前端系一可溶性胶丸或糖球，嘱患儿吞下或用水帮助送下，末端以胶布固定于口角，24h 后抽出丝线。正常情况时近端为白色，远端为黄绿色，分别显示口腔、食管、胃及十二指肠相应部位分泌物的颜色。若有出血则相应部位线段可被血迹所染，提示该部位出血或病灶存在。此法主要用于基层医院无法进行其他特殊检查时。

（3）放射学检查

1）X 线钡剂造影：应在出血停止 1 周后进行，食管静脉曲张、消化性溃疡、憩室的阳性检出率较高。

浅表黏膜病变如急性胃黏膜糜烂、霜斑样溃疡则易漏诊，阳性检出率为 30%~60%，故目前一般将此作为胃镜的补充检查手段。

2）胸腹 X 线平片：为病因诊断及排除某些疾病提供重要参考。如肠穿孔时膈下有游离气体；肠梗阻可见多个液平面；肠壁积气见于出血坏死性肠炎；腹腔内钙化点见于胎粪性腹膜炎。胸部 X 线平片可以显示横膈病变（膈疝、膈膨升）及先天性食管畸形（短食管、食管重复、胸腔胃的某些征象）。

3）血管造影：当患儿有活动性出血且出血速度在 0.5ml/min 以上，而其他检查未能发现病变时，可考虑作血管造影确定出血部位。当造影发现异常血管时，即使无活动性出血也能提示病变性质，如血管畸形、毛细血管扩张、血管瘤等。疑似上消化道出血者可采用选择性腹腔动脉或肠系膜上动脉造影，在血管造影的同时亦可进行治疗，此为其优点。

（4）胃镜检查：既往认为应在出血停止、粪便隐血试验转阴后进行，以免加重出血，但病变检出率较低（33%）。因浅表黏膜炎症、糜烂、撕裂等均能在短期内修复；儿童胃肠黏膜溃疡大多较浅，2~3 周后，出血完全停止，血痂脱落，溃疡部分或完全愈合，有时很难确定与出血相关病变的诊断。因此，目前认为急诊胃镜检查对急性上消化道出血是确诊率高、对人体无损伤的检查手段，应在末次出血后 48h 内进行。该项检查已列为上消化道出血病因诊断的首选方法，病变检出率接近100%，出血性病变占85%。对失血性休克患儿，于胃镜检查前应做紧急手术或内镜下止血治疗的准备，先予以输血补液，待休克纠正、病情稳定、血红蛋白上升至50g/L时，行急诊内镜检查。

1）可及时而准确地判定出血部位与出血原因。

2）可区分是否为活动性、近期出血或出血病灶，以便于指导治疗。

3）可预示再次出血的可能性，如为黏膜浅层的病变很少再次出血，但食管下段及胃底静脉曲张再出血率几乎达100%，消化性溃疡再出血率约25%。

4）可同时发现一个部位以上的病变，如复合性溃疡、溃疡伴糜烂。

5）提高急性胃黏膜病变发现率（约30%），可能为过去所谓的隐源性上消化道出血的主要病因。

6）有活动性出血时，可同时做内镜下局部止血治疗。

（5）超声波检查：可协助发现肝、胆、胰病变，有助于明确出血原因。经过测定门静脉直径、脾脏大小、门脉系统血流，可估计门脉压力，为诊断食管静脉曲张提供依据。

（二）诊断要点

1. 病史

（1）确定是否确系上消化道出血：注意排除口腔、鼻腔出血咽下所致的假性呕血，新生儿患儿特别注意除外吞咽母血所致。

（2）区分呕血与咯血：引起小儿咯血的疾病如肺含铁血黄素沉着症、肺结核、支气管扩张症及风湿性心脏病二尖瓣狭窄，咯血前多有喉部发痒、咳嗽、胸闷，咯血时伴咳嗽，咯出之血呈鲜红色泡沫状，常混有痰液，一般容易鉴别。

（3）查找病因线索：结合患儿年龄有所侧重。新生儿上消化道出血应注意了解有无窒息史、严重感染、孕母是否患出血性疾病及用药情况；婴幼儿以反流性食管炎、胃炎、应激性溃疡及药源性者居多，应询问有无呕吐史及用药情况；年长儿上消化道出血病因首先是消化性溃疡，其次为食管炎、食管静脉曲张及急性胃黏膜病变等，病史中应注意慢性上腹痛、反酸、嗳气、黄疸等症状。

2. 出血部位的判断

（1）根据呕血、便血鉴别：如呕吐物为红色血液，多是食管或胃体上部出血；呕吐物为咖啡色多为胃内出血。单纯黑便为十二指肠球部以下部位的出血或胃内少量慢速出血，但十二指肠球部大量出血也可反流入胃而发生呕血。大量上消化道出血，因积血对消化道的刺激使肠蠕动加快，血尚未能与肠液充分相混，亦可排出红色血便。

（2）根据实验室检查鉴别

1）胃管抽取胃液检查：①胃液为鲜红色或咖啡色多为上消化道出血。②胃液隐血试验阳性者为上消化道出血，但胃液隐血试验阴性却不能排除十二指肠部位出血。

2）测定血尿素氮及肌酐浓度比值（BUN/Cr）：不论出血多少，如比值＞2.5∶1则提示上消化道出血。

（3）特殊检查：如胃镜、对比放射学、放射性核素扫描、动脉血管造影等。

3. 出血量的估计　估计失血量对进一步处理极为重要。一般每日出血量在5ml以上。大便颜色不变，但隐血试验可以为阳性；出现黑便者出血量常在60ml以上。以呕血、便血的数量作为估计失血量的资料常不准确，因呕血和便血常分别混有胃内容物或粪便，且某些情况下有部分血液储存在胃肠道内，尚未排出体外。可依据呕血、便血量和血容量减少导致周围循环的改变，综合分析作出判断。

（1）少量出血：无呕血及肉眼血便，胃液和（或）大便隐血试验阳性，一次出血20ml 或更少。

（2）中等量出血：间歇性或持续性呕血和（或）便血（肉眼可见），不伴循环障碍。

（3）急性大量出血：短期内呕出和（或）排出大量鲜红色或暗红色血，常伴循环障碍，一次出血量多超过 200ml，相当于 24h 内丧失循环血量的 20%～25%。患儿可出现头晕、心慌、冷汗、乏力，甚至晕厥、四肢冰凉、尿少；脉搏快而弱，收缩压早期可正常或稍高，脉压差缩小，若继续失血，则收缩压下降。在成人，主张以休克指数估计出血量，休克指数＝脉率/收缩压。正常值为 0.58，表示血容量正常；若指数＝1，失血量约占总血容量的 20%～30%。此法是否适用于小儿，尚待进一步的临床观察。

4. 判断是否继续出血 临床不能单凭血红蛋白下降或大便呈柏油样来判断出血是否继续。因为一次出血后，血红蛋白下降有一个过程，而出血量 300～400ml 者，柏油样便可持续 1～3d，大便隐血试验阳性可达 1 周；出血量 600～800ml 者，柏油样便可持续 4～5d，大便隐血试验阳性达 2 周。因此，有下列表现时应视为有继续出血：

（1）反复呕血，黑便次数及量增多，或排出暗红色或鲜红色血便。

（2）胃管抽出物有较多新鲜血。

（3）在 24h 内积极输液、输血后血压和脉搏仍不能稳定，一般状况未见改善；或经过迅速输液、输血后，中心静脉压仍继续下降。

（4）血红蛋白、红细胞计数与血细胞比容继续下降，网织红细胞计数持续增高。

（5）在补液量和排尿量足够的情况下，患儿无肾病，而血 BUN 持续升高。

（6）肠鸣音活跃，该指征仅作为参考，因肠道内有积血时肠鸣音亦可活跃；如患儿自觉症状好转，能安稳入睡，而无冷汗及烦躁不安，脉搏及血压恢复正常或稳定不再下降，则可认为出血量减少或停止。

二、下消化道出血

下消化道出血包括小肠、结肠和直肠出血。结肠和直肠出血较小肠出血多见，且诊断治疗相对较易。由于小肠处于肠道深部，迂曲重叠，活动度大，检查难度增加，治疗困难。

【临床表现】

1. 便血 依病因、病情而不同，便血量及色泽各异。可为鲜血，果酱样便、暗红色血便或黑便。大量便血可引起出血性休克；少量便血无全身症状，或仅有粪便隐血试验阳性。单纯便血而无呕血为下消化道出血的特征。

2. 腹痛 肠套叠、肠扭转患儿可有严重腹痛；梅克尔憩室出血同时伴有感染者酷似急性阑尾炎症状；消化道多发性息肉及遗传性出血性毛细血管扩张症可伴发腹痛；腹型过敏性紫癜可在便血前或同时有持续性腹痛；肠系膜动脉栓塞便血量少，但可有急骤发作的严重腹痛。结肠及小肠血管发育不良、毛细血管瘤、动静脉瘘等血管病变出血量多，多无腹痛，称静息性出血。

3. 贫血　因长期少量出血造成慢性贫血，或因一次大出血导致重度贫血。

4. 原发病特殊表现

（1）消化道多发性息肉：伴有口周、口唇、颊黏膜、面部等黑褐色色素沉着。

（2）遗传性出血性毛细血管扩张症：有眼、鼻、口腔黏膜毛细血管扩张。

（3）克罗恩病：可伴有黏液脓血便。

（4）出血性小肠结肠炎：患儿腹痛、腹胀、发热、脓血便及血便。

（5）肠套叠：可于腹部触及腊肠样肿块。

（6）小肠、结肠肿瘤：常可触及腹部包块。

【诊断】

（一）胃镜检查

主要观察部位为十二指肠降部（屈氏韧带以下），有报道采用小肠镜而发现的病变，50%可行胃镜替代检查而确诊。

（二）小肠镜

1. 推进式小肠镜　工作长度为165cm，可通过屈氏韧带以下肠管进入空肠近端60~80cm，诊断阳性率为13%~38%。

2. 新型小肠镜　工作长度为250~279cm，能观察小肠的长度增至150cm。

3. 探条式小肠镜　直径5mm，长300cm，无活检钳通道，镜身细软，经鼻腔插入，可达空肠，随肠蠕动继续前进，6~7h后可达回盲部，成功率为77%~84%。退镜时观察黏膜，但缺少方向控制装置，不能调整角度，亦不能再向前推进，只能观察肠黏膜的50%~70%。检查时间长，设备昂贵，不耐用，患儿痛苦大。

4. 气囊探条式小肠镜　在外科探查术中经肠切口进入，平均1.5h达肛门，视野清晰，阳性率为88%，可避免推进式小肠镜检查所致的肠黏膜损伤。

（三）结肠镜

1. 经肛门常规结肠镜检查　由技术熟练的医师操作，可达回肠末端20~30cm，对提示结肠、小肠出血有较大帮助。

2. 以结肠镜代替小肠镜　经口插入，可达屈氏韧带下50cm，对诊断小肠出血有帮助。

3. 剖腹探查　手术中经小肠切口，以结肠镜观察小肠，查找出血病灶。对患儿损伤小，镜端光点可透过肠管显示，发现血管病变，可避免不必要的肠段切除手术，病变检出率为75%~100%，为查找小肠出血病变的可靠技术。

（四）无线胶囊内镜

重约4g，外壳由防水、抗腐蚀材料制成。前端为光学区，内置短焦镜头、发光二极管及摄像机；中部为氧化银电池；尾部置发射器和天线。胶囊内镜与无线接收记录仪、工作站共同组成诊断图像系统进行检诊。胶囊被吞入后，借助消化道蠕动前移，并以每秒2次的频率不断传输视频信号。紧贴于受检查者腹部的记录仪接收并储存信号，专业医师在工作台上通过专用软件处理信号数据获得彩色图像。每例检查自胶囊内镜发出数万张图像及相关定位数据，此后胶囊随粪便排出体外。胶囊内镜可一目了然地显示小肠充血、糜烂、溃疡、肿物及腔内异物。对消化道不明原因的隐匿性出血具极佳的检诊效果，可消除小肠出血诊断的盲区。此先进技术更适用小儿患儿。

（五）X线检查

1. 小肠X线气钡双重对比造影 使肠段对比鲜明，甚至可观察肠绒毛，为目前诊断小肠疾病应用最广泛、最实用的检查方法。阳性率为70%，诊断正确率为87.3%。可显示肠道0.5~1.0mm隆起性或凹陷性病变，但对平坦性病变（如血管病变）则不能显示。有报道此检查能估计超过屈氏韧带之小肠出血的病变约占30%，其中血管病变占15%。气钡双重对比造影尚可发现肠腔狭窄、扩张、溃疡和肿瘤。

2. 小肠灌注造影 以18%钡液800~2000ml（成人）经十二指肠、空肠导管注入，利用重力以每分钟75~100ml的速率连续灌注使小肠充分扩张、充盈，易于发现病灶。造影剂通过回盲襻时停止灌注，薄层钡剂附着于肠黏膜表面便于观察，有助于显示和识别占位性病变，对梅克尔憩室的确诊率达85.7%。

3. 局部钡剂造影 用导管送入小肠，定时吸取肠液，在有血性肠液吸出的部位进行局部钡剂造影。

（六）核素扫描

对少量出血（出血速率为0.1ml/min）最为适宜。目前以^{99m}锝标记患儿RBC，此标记细胞在出血部位溢出形成浓染区，采用大视野腹部γ照相闪烁扫描判断出血部位，并可监测24h内出血情况。假阳性（出血块凝结）30%、定位错误40%，需结合下消化道造影结果判断。对梅克尔憩室诊断的敏感性达75%~100%。

（七）选择性动脉造影

急性大出血病例不宜做下消化道造影及内镜检查，应以此法作为首选，对活动性出血病灶的定位及定性诊断有重要价值。可通过股动脉插管达肠系膜上动脉注入造影剂，亦可在剖腹探查时选择肠系膜上动脉分支，注入造影剂。出血量>0.5ml/min时，可发现造影剂在出血部位溢出，阳性率为40%~80%。在非活动性出血时，也有可能发现血管病变，如血管发育不良、血管丰富的肿瘤，但对较小的毛细血管病变则难以显示。

（八）剖腹探查手术

对出血量大或反复出血患儿经胃镜和结肠镜等检查皆未发现出血病变者，可肯定出血部位在小肠。当其他方法未能发现病变时，为及时止血或去除病灶，可在剖腹探查术中进行小肠镜检查，借助内镜灯光对肠壁做透照法检查或在术中经肠系膜上动脉注入亚甲蓝，以确定出血部位，病变检出率达75%~100%。

（九）腹腔镜检查

近年来国外学者应用腹腔镜结合小肠镜对隐源性小肠出血进行定位。

1. 利用腹腔镜手术钳引导小肠镜。

2. 关闭小肠镜光源，利用腹腔镜光源进行反向透照，以区别血管病变与炎性病变。

3. 确定病灶后，应用腹腔镜进行病灶切除。

（十）吞棉线试验

选长度为300cm的白色棉线，前端系一铜头（十二指肠引流用），让患儿吞入。线的末端固定于衣领，棉线进入胃、十二指肠后随肠蠕动进入小肠。24h后抽出棉线，在有活动出血部位染有血迹，测量切牙与该部位的距离，可估计出血部位。此法对患儿无痛苦，简便易行，可为手术定位提供参考依据，在设备不足时可试用。

【治疗】

（一）一般治疗

1. 休息　必须使患儿保持安静，卧床休息；尤其对大量出血者，应尽量减少搬动和不必要的检查，必要时适当应用镇静剂。

2. 饮食　在出血期间控制进食和饮水相当重要，如诊断可疑则暂不给饮食，以便观察和检查；消化性溃疡出血患儿，除有剧烈呕吐或严重出血外，一般不禁食，以免因饥饿增加胃肠蠕动而加重出血，可给予多次少量流质（牛奶、米汤等）；食管静脉曲张破裂出血者，应在停止出血至少 24h 后才可进食。

3. 抗生素应用　对消化性溃疡患儿应清除幽门螺杆菌感染，以促进溃疡愈合，减少再出血。如在大出血时，不宜口服给药，可静滴阿莫西林及甲硝唑等。

（二）输血、输液

急性上消化道出血一般均在中等量以上出血，应给予输血及输液。如有早期休克征象，先给予 15ml/kg 胶体液或血浆代用品，同时紧急配血。新鲜全血 10~15ml/kg 快速静滴，如血压仍偏低，再给 10ml/kg，继续观察。如输血量超过 40~50ml/kg 仍不能维持血压，则多须手术止血。

（三）上消化道出血的止血措施

1. 全身性药物止血　针对不同病因选择。

（1）新生儿出血症应立即给予维生素 K_1 10mg 肌内注射或静注。

（2）门脉高压症食管静脉曲张出血者可试用垂体后叶素。

（3）消化性溃疡、应激性溃疡者，给予质子泵抑制剂或 H_2 受体拮抗剂，能减少基础胃酸分泌，有助于止血和溃疡愈合。

（4）生长抑素（14 种氨基酸组成的肽）静脉滴入仅引起内脏循环血流量减少和门静脉压下降，较垂体后叶素优越，可用于消化性溃疡及食管静脉曲张出血。

2. 局部药物止血

（1）去甲肾上腺素：口服或经胃管注入，使胃内血管暂时性收缩而起止血作用。

（2）孟氏液：为碱式硫酸亚铁 $[Fe_4(OH)_2(SO_4)_5]$ 溶液，属强力收缩剂。

（3）思密达：系消化道黏膜保护剂，对消化道有局部止血作用。

（4）凝血酶：2000U 加生理盐水 10ml 制成凝血酶液口服或经胃管注入。

3. 内镜下止血

（1）热凝固疗法：为目前内镜下止血的主要方法之一。

（2）局部注射止血剂：简便而有效，常用注射剂有 1/1 万肾上腺素、凝血酶、无水乙醇和高渗盐水等。

（3）喷洒药物：在出血病灶（溃疡、糜烂处等）局部喷洒 1% 肾上腺素、5%~10% 孟氏液及凝血酶等。

（4）套扎术：适于食管静脉曲张破裂出血，此法系经机械性作用使曲张静脉形成无菌性炎症而栓塞，创伤小、安全、简便、并发症少。

（5）气囊压迫：仅是暂时控制出血的非手术治疗方法，为治疗食管静脉曲张大出血的首选方法，近期止血率达 90%。

（四）下消化道出血的处理

基本措施：输血、输液、纠正血容量不足引起的休克。应尽可能排除上消化道出血的可能，针对下消化道出血的定位及病因诊断而给予相应治疗。

第四节 贲门失弛缓症

贲门失弛缓症系由于食管下括约肌（LES）松弛障碍、食管体部缺乏蠕动性收缩引起的食管动力障碍性疾病。

【临床表现】

1. 吞咽困难 所有患儿均有程度不等的吞咽困难。病初为进食固体食物（馒头、饼等），进而吃半固体食物（面条、粥）以至于饮水均有通过困难。但亦有患儿吞咽困难不呈进行性发展。

2. 反食 儿童患儿的家长均诉说患儿有食后即吐，并可在进餐过程中发生。某些病例表现为湿枕现象（平卧或夜间睡眠时食管内潴留液反流）。

3. 胸痛 患儿常诉胸骨后隐痛，与以下因素有关：

（1）食物潴留引起食管扩张。

（2）食管下端括约肌压（LESP）增高。

（3）食管体部高幅度同步收缩。

胸痛常于进餐或进冷饮后发生，饮热水后减轻。

4. 反复呼吸道感染 食管内容物反流呛入呼吸道可导致反复呼吸道感染而久治不愈，甚至引起夜咳症，严重者发生肺炎、肺脓肿及支气管扩张。

5. 生长发育及营养障碍 患儿因长期呕吐，营养丢失，导致生长发育及营养障碍，严重影响小儿生长发育。

有作者主张按症状积分评估患儿病情轻重，并作为评价治疗前后症状改善情况（见表 8）的依据。

表 8 贲门失弛缓症临床症状评分

积分	咽下困难程度	咽下困难频度	胸骨后痛	反食	体重下降（%）
0	无	无	无	无	无
1	固体食物需水冲	偶有	偶有	偶有	<5
2	可进半固体食物	多有	多有	多有	5 ~ 10
3	可进流食	持续有	每天常有	每天常有	10 ~ 20
4	可进水	持续有	每天常有	每次均有	20 ~ 30
5	完全不能咽下	持续有	每天常有		>30

【诊断】

（一）病史

依据病史应怀疑本病：

1. 儿童吞咽困难应首先考虑本病。

2. 婴幼儿表现为喂养困难及呕吐，反食的奶液不含奶凝块（未进入胃内不形成凝块），大多为白色（无胆汁反流着色）。

3. 无法以其他疾病解释的胸痛。

4. 反复呼吸道感染（特别是夜咳症）。

5. 发育营养障碍不伴全身性疾病或其他消化障碍时，应追究原因，并了解以上伴随症状。

（二）体征

本病除发育营养障碍及呼吸道并发症的体征外，无特殊体征。

（三）辅助检查

1. X 线检查

（1）胸片：食管重度扩张时，胸片显示纵隔增宽，并有液平面。

（2）食管钡剂造影：吞咽钡剂时顺利进入食管，食管上段有蠕动收缩，卧位时钡剂不再被推进。立位时钡剂可充盈食管，体部扩张，远端更明显，重症者呈乙状、S 状弯曲。病程短的患儿食管体部扩张不明显，LES 无排钡障碍，但 LES 并不随吞咽出现松弛，而呈间断性开放，此时少许钡剂排入胃内，有时钡剂全部停留于 LES 以上，长时间不进入胃内。食管远端变细、光滑，呈鸟嘴状、萝卜根样，少数病例食管远端合并憩室样改变。

胸部 X 线检查为本病最基本的诊断方法，亦为各种类型吞咽困难患儿主要的筛查手段。胸部平片可提供重要的诊断线索，而食管钡剂透视及摄片为最佳的放射学检查方法，若发现典型征象即可确诊。

2. 内镜检查

（1）上消化道内镜下可见食管内有大量食物或液体残留。

（2）食管黏膜可能正常或弥漫性充血、肿胀、糜烂，严重者出现溃疡。

（3）食管扩张，严重者一个视野不能窥知食管腔全貌，有进入帐篷的感觉。

（4）食管体的正常蠕动消失。

（5）食管下括约肌紧闭，呈黏膜皱褶环，充气后亦不张开，但稍加压力内镜就可以顺利通过贲门进入胃内。

内镜检查为本病有症状患儿重要的诊断方法，即使有典型 X 线表现者亦应进行，其目的为：①排除其他疾病。②了解食管全貌及有无炎症。③清除、冲洗、抽吸扩张食管内过多的滞留物。

3. 食管压力测定　用于观察食管运动，有助于本病确诊，对 X 线及内镜检查无典型改变者尤为重要，并可鉴别弥漫性食管痉挛等原发性食管运动障碍性疾病。其特征为：

（1）食管上括约肌功能正常，食管上段蠕动正常。

（2）食管体远端缺乏连续性传导性收缩波。

（3）食管下括约肌（LES）静息压正常或增高，严重时LES高压幅度增加，吞咽时LES不松弛。

（4）食管内压高于胃内压（食管内滞留物所致）。

4. 食管通过时间测定

（1）吞咽通过时间：患儿直立位饮水，于上腹部剑突下以听诊器听流水声，正常成人为8～10s，年长儿为2～5s。患本病时食管通过时间延长或听不到流水声。

（2）核素食管通过时间：采用^{99m}Tc标记液体和固体食物，体外照相机连续动态摄片，计算食物的通过时间百分率，显示食管影像，定位准确，并可成像定位，可分别测定食管上、中、下段通过时间。贲门失弛缓症患儿食管下2/3通过时间显著延长。

（3）钡剂食管排空指数测定：成人口服20%硫酸钡50ml，15min后摄立位前后位食管片。

（四）诊断标准

根据病史，应怀疑本症。病程早期，吞咽困难，反食明显。食管扩张显著者，X线或内镜检查可能无阳性征象，食管测压及通过时间测定则更为重要。临床诊断可参考以下标准：

1. 主要标准

（1）临床表现：具有典型症状，病程≥6个月。

（2）X线检查：除外贲门部其他器质性病变，并显示食管下段黏膜光滑，呈鸟嘴样改变。

（3）内镜检查：食管腔内有大量食物滞留，食管腔扩大，贲门口狭窄，稍加压力易于通过进入胃内。

2. 辅助标准

（1）食管排空时间延长。

（2）食管测压显示食管上括约肌压力正常，食管下2/3段推进性蠕动消失，LES压力增高，且吞咽时LES不松弛。

3. 诊断标准评价　主要标准：（1）+（2）或（3）即可确诊。如不具备以上条件可选择辅助标准（1）或（2）协助确诊。

【治疗】

（一）治疗原则

1. 降低LES压力。

2. 减少食物滞留。

3. 防治食管炎、食管狭窄。

4. 防治肺内并发症及营养障碍。

（二）治疗方法

1. 药物治疗。

2. 扩张疗法。

3. 内镜下注射肉毒杆菌毒素。

4. 外科手术疗法。

第五节 肠套叠

肠套叠系肠管的一部分及其附着的肠系膜套入邻近的肠腔内，是婴儿急性肠梗阻中最常见的一种。多见于1岁以内、2岁以下小儿，占发病数的80%。男孩发病率约为女孩的2~3倍。一般认为发病与肠痉挛及肠管蠕动紊乱有关。

【临床表现】

肠套叠依据发病缓急和梗阻程度分为急性、亚急性和慢性。痉挛缺血严重而持续表现为完全性急性肠梗阻者为急性肠套叠，以婴儿最为多见。套入后严重痉挛而发作时间不长造成不全性肠梗阻称为亚急性肠套叠，多见于2~3岁及以上幼儿。慢性者多见于大儿童继发性肠套叠，大多只有套入而无梗阻，临床症状因病理改变不同而各异。临床表现有三大特征：腹痛、血便及腹内肿块。

腹痛为肠套叠主要症状，90%以上患儿均以腹痛就诊。典型腹痛为突然发生的阵发性腹痛，系由肠蠕动引起缺血痉挛加重所致。患儿表现为突发性剧烈哭闹、尖叫、面色苍白、出汗、下肢屈曲，多于数分钟内平静，短时间间隔后再次发作。间歇期内安静，神态自如。多次发作后间隔缩短，间歇期嗜睡、困乏。24h后则发作频繁度可能下降，而剧烈腹痛程度也因嗜睡而掩盖。发生肠坏死、肠麻痹后，腹痛可失去阵发性发作，故对晚期就诊患儿要仔细询问阵发性哭闹病史。此外，有不足10%的小婴儿有时表现为无痛性肠套叠，就诊时即已精神萎靡、嗜睡，多因疼痛刺激剧烈或大出血引起休克所致。

腹痛发作后4~12h开始便血，并混有黄色大便，2~3次后很快转为小量红果酱样血便，有时患儿无自行排便，肛门指诊可见手套染血。个别患儿有黑红色血水样便或大量鲜血，易误诊为出血性坏死性肠炎。

患儿可于右上腹摸到肿物，典型肠套叠肿物光滑、呈短香肠样、约3cm×5cm的肿物。右下腹盲肠部有空虚感。一般认为典型肿物结合右下腹空虚感为诊断最可靠的依据。

此外还有呕吐、腹胀、发热、脱水、休克等肠梗阻症状。

【诊断】

1. 钡灌肠X线检查　钡剂到达肠套叠顶端停止前进，前端呈杯状阴影；钡剂进入鞘部与套入部之间，呈螺旋形线条状。

2. 气灌肠　注气前先进行腹部立位透视，以了解肠管充气及分布情况；注气后即可见套叠顶端致密的软组织肿块影，形成环状杯口影。

气灌肠和钡灌肠皆有其特征性表现，对诊断有决定性价值，但对晚期病例如小儿有严重脱水、中毒、高热或休克者，腹部膨胀伴有腹膜刺激症状时，不宜做钡灌肠检查。

【治疗】

目前肠套叠的治疗有非手术疗法和手术疗法两种。

（一）非手术疗法

主要是灌肠复位，常用的有空气或氧气灌肠与液体灌肠复位法，是我国最成功并且应用最广的疗法。并设计了自动控制压力装置，在X线监视下加压灌空气（因灌钡剂漏出不易吸收，故已不用），或在 B 型超声监视下灌注盐水，将套入部压回使其复位；还有氧气灌肠装置，利用汞柱直接控压，结构简单，无需电器、杠杆等间接传导。导管及各接头均较大而通畅，与肛管头部开口的内径相配。气体可经肛管及该装置迅速经 U 形管而排出，以防肠内压突然增高造成肠穿孔。

1. 操作步骤

（1）肌注山莨菪碱（654-2）每次 1mg/kg 解痉止痛，必要时辅以基础麻醉。

（2）用 20 号带气囊的肛管插入肛门。

（3）患儿头稍高，仰卧于 X 线透视台上，腹部透视观察结肠内有无气体、团块状阴影及膈下有无游离气体。

（4）连接肛管与灌肠器，调节压力至 8.0kPa（60mmHg），注入氧气，观察气体到达套入头部，并推动头部迅速后退。透视可见杯状口充盈缺损，如突然见大量气体进入小肠，肿块阴影消失，此为复位表现，一般约需 5min。拔出肛管头见大量臭气及黄色粪便排出可证明已复位。此时患儿安静入睡，腹部肿块消失。以后给炭末 0.5g 口服，4～6h 后排出，证明已无梗阻存在。如果注氧后套入头部倒退到一定位置后突然后退缓慢或不后退，可酌情加压 9.3、10.7……至 16kPa 再试。氧灌肠法的主要优点为压力平稳、迅速、一鼓作气即将套入部推出，减少灌肠本身诱发肠痉挛的机会。此法适用于发病48h 以内，腹不胀、无肌紧张、无压痛，精神、体温均正常的病例。但同时应做好手术准备，以防复位失败及穿孔。

2. 禁忌证

（1）发病时间超过 48h。

（2）出血多且早。

（3）肿块大且硬，不能除外复套者；肿块达左、右下腹或直肠指诊触及宫颈样物者。

（4）腹胀明显，不能除外其他肠梗阻或已穿孔者。

（5）合并腹膜炎者。

（6）不能除外肠炎、菌痢者。

进行氧灌肠时要密切观察病情，如见下列情况应终止灌肠：①已有复位征象。②突然见嗳气现象。③套入部阴影大并呈分叶状，怀疑复套者。④注气时见鞘部扩张，而头部不退或退而复进，加压后依然反复者。⑤盲肠充气，而小肠不进气，回盲部仍有包块阴影者。⑥透视下见鞘部呈持续的严重痉挛或出现肠壁张力丧失，毫无蠕动能力者。以上各项指征要结合临床灵活掌握。

对早期患儿灌气复位成功率可达 90%，晚期有肠坏死或肠穿孔危险者应开腹行手术复位和肠切除吻合。

肠穿孔的预防与抢救：严格遵守上述禁忌证指征，一般可避免肠穿孔，但个别早期发生鞘部动脉性坏死者仍难避免肠穿孔。突然的高压气腹可引起呼吸暂停，如能及时穿刺减压即可恢复。因此，必须备有穿刺粗针，做好准备工作并及时进行手术，一般均可得救。

（二）手术治疗

在有肠切除吻合的准备下行剖腹探查术。

1. 开腹复位　注意腹腔保暖，避免加重肠痉挛。复位时轻柔挤捏套叠鞘位近端，使套入的头部后退，切忌牵拉颈部，以防拉断肠管或肠系膜血管。

2. 切除吻合　凡不能复位者，发现坏死，甚至肠管颜色转红，而浆膜损伤严重，蠕动不恢复者，均应切除到完全正常处，再做端-端吻合。一般情况不良或肠壁活动能力不佳者宜行造瘘，二期吻合。

目前，我国肠套叠气灌肠复位率各城市报告均在90%左右，死亡极少，晚期手术死亡率在5%左右。所以，不能因怕灌肠穿孔而轻易进行手术。

第六节　伪膜性肠炎

伪膜性肠炎是由难辨梭状芽孢杆菌引起的结肠及小肠黏膜的急性坏死性炎症。它是在滥用抗生素及腹部手术后诱发肠炎的主要病原菌，故又称抗生素肠炎。抗生素肠炎有伪膜形成，表现有发热、腹痛、腹泻，严重者可并发脱水、肾衰、休克及DIC，病死率较高。

【临床表现】

伪膜性肠炎多发生在使用广谱抗生素（如氨苄青霉素，氯霉素，四环素，先锋霉素Ⅰ、Ⅳ、Ⅴ，林可霉素等）后1~10d（早期发作）或偶尔发生在抗生素治疗中止后2~6周（晚期发作）；或手术后5~20d。主要是由于上述原因诱发肠道菌群紊乱，使本来为共生菌的难辨梭状芽孢杆菌毒力增强，在致病时产生A、B两种毒素，毒素A类似志贺菌的外毒素；毒素B有2~4种成分，有类似霍乱弧菌及大肠埃希菌的肠毒素作用，能引起实验性伪膜性肠炎。既往误将金黄色葡萄球菌作为本病的病原菌，现在公认与金黄色葡萄球菌肠炎是两种不同的疾病。在伪膜性肠炎时，金黄色葡萄球菌仅为伴随菌，不起主要致病作用，而金黄色葡萄球菌肠炎也不一定有伪膜形成。

临床症状表现有高热、萎靡、谵妄、中毒症状重，腹泻粪便呈多样化，初为黄稀便、水样便或水样黏液便，伴有伪膜脱落。少数有血性便。腹泻次数因病情而异，轻者仅有轻度腹泻，重者每日腹泻可达20~30次，常伴有脱水及电解质紊乱、痉挛性腹痛，有时有压痛、反跳痛，需与急腹症相鉴别。严重病例可合并急性肾功能衰竭、休克与DIC等。因自肠道丢失大量蛋白质而使血浆蛋白降低及低丙种球蛋白血症。

【诊断】

1. 乙状结肠镜检查　可见伪膜性结肠炎改变。

2. 病原检测　新鲜粪便立即（2h内）送实验室接种于特异培养剂，置厌氧孵箱内培养难辨梭状芽孢杆菌；另一部分粪便取上清液，用对流免疫法或间接酶联吸附试验进行毒素检查。

【治疗】

1. 立即停用原来使用的抗生素。

2. 纠正水和电解质紊乱。

3. 口服双歧杆菌、乳酸杆菌、粪链球菌等微生态制剂，纠正肠道菌群紊乱，以恢复肠道微生态平衡。

4. 药物治疗 原则上口服在肠道不易吸收的且不易诱发梭状芽孢杆菌肠炎的抗菌药物。应用剂量要大，疗程要长，才能达到完全清除肠道病原菌，以防止复发的作用。常用的有：

（1）万古霉素 25～50mg/（kg·d），分 4 次口服，每 6h 一次。

（2）灭滴灵 30～40mg/（kg·d），分 3 次口服。

（3）利福平 10～15mg/（kg·d），分 3 次口服。

上述药物任选一种连用 7～17d。文献报告正规治疗停药后，约有 20% 的病例复发，再重新应用以上药物，仍然有效。

5. 支持疗法 重症病例可输血、血浆或白蛋白，也可给予丙种球蛋白。

6. 并发症治疗 有肾衰、休克或 DIC 要给予相应的急救治疗。

7. 病房中要彻底消毒，隔离患儿，防止交叉感染。

第七节 溃疡性结肠炎

溃疡性结肠炎（UC）为局限于结肠黏膜的慢性弥散性炎症，病变主要限于结肠黏膜，表现为炎症或溃疡，多累及直肠和远端结肠，但可向近端扩展，以致遍及全结肠。小儿发病率较低，主要发生在青春期和学龄期儿童。

【临床表现】

起病多数缓慢，少数急性起病。病程呈慢性经过，数年至十余年，常反复发作或持续加重，偶有急性暴发过程。精神刺激、劳累、饮食失调常为发病的诱因。

1. 消化系统表现

（1）腹泻：系因炎症刺激使肠蠕动增加及肠腔内水、钠吸收障碍所致。腹泻的程度轻重不一，轻者每日 3～4 次，或腹泻与便秘交替出现；重者每日排便多达 30 余次，粪质多呈糊状及稀水样，混有黏液、脓血，病变累及直肠则有里急后重。

（2）腹痛：轻型及病变缓解期可无腹痛，或呈轻度至中度隐痛，少数为绞痛，多局限于左下腹及下腹部，亦可为全腹痛。疼痛的性质常为痉挛性，有疼痛—便意—便后缓解的规律，常伴有腹胀。

（3）其他症状：严重患儿可有食欲不振、恶心及呕吐。

（4）体征：轻型患儿左下腹有轻压痛，部分患儿可触及痉挛或肠壁增厚的乙状结肠或降结肠。重型和暴发型者可有明显肠胀气、腹肌紧张、腹部压痛及反跳痛。

2. 全身症状 急性期或急性发作期常有低度或中度发热，重者可有高热及心动过速，病程发展中可出现消瘦、衰弱、贫血、水与电解质平衡失调及营养不良等表现。

3. 其他 常有结节性红斑、关节炎、眼色素葡萄膜炎、口腔黏膜溃疡、慢性活动性肝炎、溶血性贫血等免疫状态异常的改变。

4. 临床类型 按起病缓急与病情轻重，一般可分为 3 种类型。

（1）轻型：临床最多见。起病缓慢，症状轻微，除有腹泻与便秘交替、黏液血便外，无全身症状，病变局限在直肠及乙状结肠。

（2）重型：较少见。急性起病，症状重，有全身症状及肠道外表现，结肠病变呈进行性加重，累及全结肠，并发症也较多见。

（3）暴发型：最少见。起病急骤，无任何前驱症状，突发高热、恶心、呕吐、严重腹泻、腹痛、腹胀，可有大量便血，短期内呈现衰竭状态。腹部体征明显，若病变累及全结肠易发生中毒性巨结肠，可出现急性结肠穿孔。

【诊断】

（一）实验室检查

1. 血液检查　可有轻、中度贫血，重症患儿白细胞计数增高及红细胞沉降率加速，严重者人血白蛋白及钠、钾、氯降低。缓解期如有血清 α_2 球蛋白增加、γ 球蛋白降低常为病情复发的先兆。

2. 粪便检查　活动期有黏液脓血便，反复检查粪常规、细菌培养、孵化等均无特异病原体发现。

3. 免疫学检查　血 IgG、IgM 可略增加，抗结肠黏膜抗体阳性，T 淋巴细胞与 B 淋巴细胞比率降低，血清总补体活性（CH50）增高。

4. 结肠镜检查　为最有价值的诊断方法，通过结肠黏膜活检，可明确病变性质。镜检可见：

（1）黏膜有多发性浅表性溃疡伴充血、水肿，病变大多从直肠开始，且呈弥漫性分布。

（2）黏膜粗糙或呈细颗粒状，黏膜脆弱，易出血，有黏液、血液、脓性分泌物附着，并有多发性糜烂、浅小溃疡，重症者溃疡较大并可融合成片，边缘不规则。

（3）缓解期黏膜粗厚，肠腔狭窄，可见假性息肉，结肠袋往往变钝或消失。对重型者行结肠镜检查时应慎防结肠穿孔。

5. 钡剂灌肠 X 线检查　为重要的诊断方法。

（1）本病急性期因肠黏膜充血、水肿，可见皱襞粗大紊乱；有溃疡和分泌物覆盖时，肠壁的边缘可呈毛刺状或锯齿状。

（2）后期肠壁纤维组织增生，结肠袋消失，肠壁变硬，肠腔缩短、变窄，可呈铅管状。

（3）如有假息肉形成，可呈圆形或卵圆形的充盈缺损。暴发型者一般不宜做 X 线检查，以免加重病情，或诱发中毒性巨结肠。

（二）诊断要点

首先要排除细菌性痢疾、阿米巴痢疾、慢性血吸虫病、肠结核等感染性结肠炎及克罗恩病、缺血性结肠炎、放射性结肠炎。可按下列标准诊断：

1. 根据临床表现，结肠镜检查的（1）（2）（3）三项中的一项及（或）黏膜活检可以诊断本病。

2. 根据临床表现及钡剂灌肠有（1）（2）或（3）中的一项者可以诊断本病。

3. 临床表现不明显而有典型结肠镜检所见或钡剂灌肠典型改变者，可以诊断本病。

4. 临床表现有典型症状或既往史，而目前结肠镜或钡剂灌肠检查并无典型改变者，应列为疑诊随访。

【治疗】

主要采用内科综合治疗，控制急性发作，减少复发，防止并发症。

（一）一般治疗

急性发作期，特别是重型和暴发型者应住院治疗，及时纠正水与电解质平衡紊乱，若有显著营养不良低蛋白血症者可输全血或人血白蛋白。重者应禁食，给静脉内高营养治疗，待病情好转后酌情给予流质饮食或易消化、少纤维、富营养饮食。腹痛明显者可给小剂量的解痉剂如阿托品、溴丙胺太林（普鲁本辛）等，但应防止诱发中毒性巨结肠。

（二）水杨酸偶氮磺胺类药物

水杨酸偶氮磺胺吡啶（SASP）为首选药物，适用于轻型或重型经肾上腺糖皮质激素治疗已有缓解者，疗效较好。本药在结肠内经肠菌分解为5-氨基水杨酸与磺胺吡啶，前者是主要的有效成分，能消除炎症。用药方法：发作期每日30~50mg/kg，分4次口服，待病情缓解后改为每日15mg/kg，分次口服，维持1~2年。也有主张上述维持量连用2周，停药1周，如此交替维持1~2年，可防止复发。服药期间要观察磺胺的不良反应，如恶心、呕吐、皮疹、白细胞减少及溶血反应等。

（三）肾上腺糖皮质激素

适用于暴发型或重型患儿，可控制炎症，抑制自身免疫过程，减轻中毒症状，有较好疗效。常用氢化可的松每日5~10mg/kg，或地塞米松每日0.3~0.5mg/kg，每日静脉滴注，疗程7~10d；症状缓解后改用每日1~2mg/kg，分2~3次口服，病情控制后，递减药量，停药后可给水杨酸偶氮磺胺吡啶，预防复发。

（四）硫唑嘌呤

为免疫抑制剂，适用于慢性反复发作者，或用磺胺及激素治疗无效者。每千克体重每日1.5mg，分次口服，疗程1年。副作用为骨髓抑制和并发感染。

（五）抗生素

对暴发型及重型者为控制继发感染，可选用庆大霉素、氨苄西林、甲硝唑（灭滴灵）等。

（六）灌肠治疗

适用于轻型而病变局限于直肠、左侧结肠的患儿。常用氢化可的松50~60mg溶于0.25%普鲁卡因溶液100ml，或林格液100ml保留灌肠，每日1次，疗程1~2个月。亦可用琥珀酸钠氢化可的松50~100mg或地塞米松5mg，加生理盐水100ml保留灌肠。或加用SASP 1~2g灌肠，但SASP灌肠液药性不稳定，用前应新鲜配制。此外，尚有用中药灌肠取得疗效的报道。

（七）手术治疗

并发癌变、肠穿孔、脓肿与瘘管、中毒性巨结肠经内科治疗无效者均是手术的适应证。一般行全结肠切除术或回肠造口术。

第八节 先天性巨结肠

先天性巨结肠是一种肠道发育畸形，又称无神经节细胞症。病因多为结肠远端及直肠缺乏神经节细胞，远端结肠及直肠呈痉挛性狭窄，近端结肠呈扩张、肥厚。临床表现为粪便长期滞留在近端结肠，使腹部膨隆、腹胀、长期便秘，有低位肠梗阻症状。

【临床表现】

患儿主要症状有腹胀、呕吐、食欲减退、体重减轻、消瘦、营养不良和慢性病容。

出生后胎粪排出延迟，有时便秘 3～7d 后用肥皂条或开塞露通便后始能排便。部分患儿在围生期排便良好，出生数周后开始便秘。便秘发生的时间迟早不等，但随着年龄的增长，便秘逐渐加重。腹部高度膨隆、肠管胀气，压迫膈肌引起呼吸困难，肛管排气或排便后症状短暂缓解。1～2d 后腹部又有隆起，腹壁静脉怒张，可见肠型，有时出现肠蠕动波。肠鸣音存在或减少，偶闻肠鸣音亢进。叩诊为响亮的鼓音。

直肠指诊，直肠内无粪便积滞，壶腹部空虚，肛管内无器质性狭窄。拔出手指后可见大量气体和粪便排出，腹胀立即减轻。

【诊断】

（一）X 线检查

腹部平片显示低位肠梗阻，大便滞留在扩张肠管的远端结肠。肠管普遍积气，肠管扩张可见腹腔内液平面。钡剂灌肠可见痉挛性狭窄，移行到扩张肠管的位置。正常肠管管壁柔软，呈袋形，有明显的蠕动；先天性巨结肠受累肠管边缘僵直，没有蠕动和收缩，肠黏膜显示锯齿状改变。健康儿排出显影剂时肛管松弛，患儿肛门内括约肌缺乏松弛，显影小部分挤入狭窄的肛管，由于肛管不开放，在粪块压力下直肠壶腹部后角呈憩状隆起。正常儿 24h 内钡剂已排空，患儿 24h 后结肠内仍遗留部分钡剂。但如钡剂进入过快，肠壁受到刺激后加强蠕动，则患儿可在 24h 内排空全部钡剂。

新生儿期肠腔尚无明显扩张时，则 X 线诊断困难。对超短型先天性巨结肠，X 线不能显示狭窄段和移行段时，需用直肠肛管测压检查或组织化学检查。

（二）组织化学检查

活检较深的肠壁组织，检查肌间神经丛及黏膜下神经丛内有无神经节细胞，这种方法有引起出血及穿孔的危险。胆碱酯酶的组织化学诊断法是利用无神经节细胞肠段增多的乙酰胆碱，乙酰胆碱由胆碱酯酶分解，酶的活性增加是组织化学诊断的依据。在直肠及结肠的不同高度切取表浅黏膜，最远端标本应离齿状线 2～3cm，黏膜标本立即固定于 6% 福尔马林液内 3h，冷冻切片后再放于孵育液内，保温（37℃）1.5h，即可染色检查。巨结肠受累结肠神经节细胞及节后纤维均减少，节前副交感神经纤维却异常增生，因而组织化学染色显示乙酰胆碱酯酶活性增加（阳性），而正常儿为阴性。另外患儿受累肠黏膜及血液红细胞直接测胆碱酯酶活性均增高。这种检查虽有假阳性的结果，但确诊率在 95% 左右。新生儿胆碱酯酶活性正常，不能排除先天性巨结肠症，因为胆碱酯酶阳性神经可在出生后从黏膜下层逐渐向固有膜生长。直肠活检是最可靠的诊断方法，但操作复杂，又是损伤性检查，因此，只在诊断难以确定时采用。

（三）直肠肛管测压

直肠内压力正常为 1.18kPa（12cmH₂O）左右，在直肠壁受到直肠内容物的膨胀刺激时，肛门内括约肌有反射性松弛，肛管内压力随之下降。先天性巨结肠患儿肛管内压力增加时，内括约肌痉挛继续存在，不出现直肠肛管松弛反射，而且直肠内肛管压力增加，因正常新生儿肌间神经丛发育不成熟，因此检查不出反射性括约肌松弛。测压诊断是否适用于新生儿尚有争论。

近年来有人用肌电图检查，通过记录远端无神经节细胞肠管的异常生理活动，然后用神经节细胞阻滞药阻断肠壁内神经冲动时，肌电图仍呈慢波，证明肠壁基本电流的节律活动是肌源性的。正常的肠肌电波形有两种：①慢波是肠道的基本节律活动波，沿着消化道向下传播，频率逐渐减少，十二指肠为 17～20 次/min，直肠为 4～6 次/min。②快速活动的小棘状波是肠壁的峰形电位，重叠在慢波中间，峰形电位是肠壁的环形肌兴奋和抑制间的相互作用的结果，峰形电位的消失直接反映了肠肌间神经丛的缺乏。先天性巨结肠患儿的肠壁慢性低矮、光滑，出现次数少而不规则，缺乏峰形电位。

此外，国内有人试用 B 超诊断先天性巨结肠症，B 超显示狭窄肠管无正常蠕动，内径仅 0.3～1cm，移行段呈圆锥状，扩张段为液暗区，肠内容物不能向远处推进，在原地往返停滞。

【治疗】

（一）内科治疗

主要采用结肠灌洗：轻者用开塞露通便，2～3d 一次；重者用生理盐水灌肠（水温 25～30℃），新生儿每次 15～20ml，随即让粪便由肛管流出或吸出，同时轻揉腹部，如此反复进行，直至流出液体基本不含粪质。年长儿每次注温生理盐水 50～100ml，反复灌洗常需半小时，必要时 1d 可进行数次，直至腹胀基本消失。新生儿用 16 号橡皮导管，年长儿用 20～28 号橡皮导管，插入肛门内数厘米，导管先用凡士林润滑，插管动作要轻柔，以免发生穿孔。切忌用白水灌肠，以防发生水中毒。应对患儿进行定期复查，具体指导喂养方法，观察其生长发育情况，并预防感染。并发小肠结肠炎时，患儿有发热、腹泻、脱水和电解质紊乱，需积极处理，否则容易引起死亡。

（二）中西医结合治疗

病例选择标准是：

1. 年龄在 1 岁以内，狭窄段限于直肠者。

2. 年龄超过 1 岁，一般情况尚好，狭窄肠管限于直肠远端者。

3. 病变累及结肠远端，但便秘不严重、健康状况较好者。治疗方法包括耳针：取肾、交感、皮质下、直肠上段等穴位，每天针刺一次，留针 30min。

4. 穴位封闭 取肾俞、大肠俞穴，分别注入人参液及三磷酸腺苷，两者交替注射，每天 1 次。

5. 内服中药 腹部高度膨隆、便秘、粪便积滞时用行气通下法；粪稀、奇臭、大便不畅，为气虚阴虚不能运化，而致气滞淤积。用补气助阳、行气导滞法。气血俱虚、津血枯燥、大便不通者，用益气养血、行气化淤法。

6. 用长 15cm 的金属扩张管扩张痉挛性狭窄段肠管,每天扩张 1 次,每次持续 30min,疗程为 1~2 个月。

治疗后有 75% 左右的患儿症状改善,食欲增加,腹胀减轻,能维持正常的排便功能。部分患儿以后症状虽也有再发,但为手术创造了时机。

(三)手术治疗

要求从齿状线上 1~2cm 开始切除狭窄肠段和近端有明显肥厚和扩张的结肠。病理检查狭窄肠段缺乏神经节细胞,扩张、肥厚的结肠内神经节细胞减少或变性。

1. 结肠切除、直肠后结肠拖出术　操作较简单。钝行游离有扩张的结肠和直肠后壁周围组织,在耻骨平面切断结肠,远端肠管双层闭合。切除扩张的结肠,近端结肠经过骶前间拖至会阴部,在拖出的结肠前壁与原直肠后壁间用特别的环形钳钳夹,钳夹的肠壁坏死脱落后两个肠腔相通。本法的缺点是术后有盲袋形成,造成继发性便秘和大便溢出性失禁。近年来国内有多种改良手术可避免盲袋产生,减少并发症,提高手术疗效。

2. 直肠黏膜切除,结肠经直肠肌鞘内拖出术　本法可用于家族性多发性结肠息肉症,不需要解剖盆腔,不会损伤骶丛神经,无肛门或膀胱失禁之虞。但直肠肌套容易萎缩,肌套内有时感染。术后容易发生狭窄和小肠结肠炎,内括约肌正常,松弛少见。

3. 拖出型直肠、乙状结肠切除术　广泛分离盆腔及远端结肠,切除扩张。肥厚的结肠、直肠从肛门内翻出,结肠再由翻转的直肠内套出,在会阴进行结肠与肛管的斜行吻合。此术操作范围大,容易损伤支配膀胱、直肠的神经。在腹腔内切除结肠,腹腔感染的可能性较大,早期并发吻合口泄漏较多,适合于较大儿童。

4. 经腹直肠、结肠切除术　切除有病变的肠管、结肠与直肠。吻合在耻骨平面下 1~2cm 处进行,根据患儿的年龄保留肛管及直肠远端 3~7cm。本术未切除肛管及直肠末端的无神经节细胞段,术后便秘较多,内括约肌持续痉挛,缺乏直肠、肛管松弛反射。术后要进行长期的扩张,必要时应切断肛门内括约肌。术后腹泻、失禁及便秘明显减少,术后晚期并发症较多,包括便秘、腹泻、污粪、括约肌失禁、小肠结肠炎及肠梗阻。便秘的原因为无神经节细胞肠段切除不彻底,保留了括约肌失弛缓症,吻合口狭窄。

第九节　小儿吸收不良综合征

小儿吸收不良综合征(MAS)是指营养物质的消化和(或)吸收功能障碍,以致肠内一种或多种营养物质不能顺利通过肠黏膜进入组织内而从粪便中过量排泄,引起营养物质缺乏的综合征。

以往报道的 MAS 多数由原发性脂肪泻引起,故在很长一段时间内将原发性脂肪泻(即乳糜泻)作为 MAS 的同义词。现在认为,任何一种营养物质的消化、吸收不良均能导致 MAS。事实上,MAS 是一组临床症候群,多数以慢性腹泻、体重下降和维生素及矿物质缺乏为主要表现。过去由于对 MAS 概念上的认识不足以及营养物质消化、吸收诊断条件的限制,国内小儿 MAS 的报道甚少。

【临床表现】

MAS 的病因复杂，临床表现也多种多样。早期症状轻微，可能不被注意；比较严重时又可被继发症状如感染、贫血等症状掩盖。比较典型的有如下表现：

1. MAS 的共同表现　由于营养物质吸收不良而在粪便中排泄增多，故典型的 MAS 经常出现腹泻，还可伴有腹部饱胀、腹痛、倦怠、乏力、食欲缺乏；腹泻严重者常并发水、电解质及酸碱平衡紊乱；病程迁延者常出现营养不良、贫血、生长发育障碍，往往首先体重下降，之后为身高发育障碍。少数病种如原发性维生素 B_{12} 吸收不良、原发性叶酸吸收不良、原发性低镁血症不出现腹泻。

2. 主要营养物质吸收不良的临床表现

（1）糖吸收不良：各种糖吸收不良的症状很相似。婴儿期常出现腹泻，呈水样稀便，带泡沫及酸臭味。常在进食某种糖类后出现症状，如乳糖不耐受常在进食乳类后腹泻加重，蔗糖吸收不良在加用蔗糖后出现症状。年长儿腹泻较轻，甚至不出现腹泻而以腹部饱胀、肠鸣或腹部不适为主要症状。

（2）脂肪吸收不良：常出现脂肪泻、粪便量多，呈灰白色、糊状、滑腻，有恶臭，并经常伴有脂溶性维生素缺乏的症状。维生素 A 缺乏：皮肤干燥，毛囊角化，夜盲；维生素 D 缺乏：佝偻病，手足搐搦症，骨病，病理性骨折；维生素 E 缺乏：肌肉、神经退行性变；维生素 K 缺乏：出血倾向，血浆凝血酶原降低。

（3）蛋白质吸收不良：粪便颜色较浅，有臭皮蛋气味；并出现与低蛋白血症有关的症状，如凹陷性水肿、腹水，血总蛋白、清蛋白降低但尿蛋白阴性。

（4）其他：维生素 B_{12}、叶酸吸收不良时呈现巨细胞性贫血；铁缺乏时呈现小细胞性贫血；B 族维生素缺乏时可出现舌炎、口角炎、末梢神经炎。在病情严重或病程迁延时常出现多种营养素同时缺乏的症状。

【诊断】

（一）病史与体检

在诊断 MAS 时必须重视病史及体检。详细询问发病时的症状和时间、大便性状、喂养史、腹泻与进食的关系、体重有否下降等。先天性疾病其腹泻可自新生儿期开始，遗传性疾病可问到家族史，某些疾病与摄入的食品有关，如乳糖不耐受。牛奶蛋白过敏性肠病常在乳类喂养后出现症状，乳糜泻常在添加含麦胶类食物后出现症状，停用该类食物后症状消失，如重复 2 次以上结果相同有诊断价值。体检时应注意有无贫血、水肿、营养不良并测定小儿生长发育的各项指标。

（二）实验室检查

能协助了解何种物质吸收不良及评定 MAS 的病因或部位。

1. 糖吸收不良的检测

（1）检测粪便还原糖及 pH 值：国际上通用 Clinitest 试剂检测粪便中的还原糖。方法：用 2 倍容积水稀释粪便，之后滴 15 滴粪液于试管中加 Clinitest 试剂 1 片，稍待片刻，然后与标准比色纸上的颜色对比即能得出结果。<0.25% 为阴性，0.25%～0.5% 为可疑，>0.5% 提示糖吸收不良。常用糖类中，蔗糖属非还原糖，试验蔗糖吸收不良时要用 1mol/L 盐酸代替水，并在短时间内煮沸后看反应。

在糖吸收不良时，未吸收的糖进入结肠，被结肠内的细菌酵解，产生较多的酸性代谢产物，故粪便 pH 值 <5.6。但在应用抗生素后，结肠内的细菌受抑制时粪便的 pH 值可以不低，其时粪糖仍阳性；有时结肠内的糖类全部被细菌酵解时粪便的 pH 值很低，而粪糖阴性。同时测定粪糖及 pH 值可起到互补作用。粪便标本应采取新鲜的，不被尿液污染的粪便。被尿布吸干粪液的粪渣，粪糖阳性率低。

（2）糖-呼气试验

A. 糖-呼气氢试验：哺乳动物的细胞本身不产生 H_2，肠道产生 H_2 必须有 2 个条件，即有糖及酵解糖的细菌。肠道中产生的 H_2 有 14% ~21% 被吸收并经肺排出，呼气中 H_2 含量的高低与肠道中产生的 H_2 密切相关。呼气 H_2 可用微量氢气气相色谱仪测定。正常人摄入的糖几乎全部在小肠内吸收，因而呼气 H_2 值很低，口服试验糖后 2 ~3h 呼气 H_2 达到高峰时仍 $<20 \times 10^{-6}$（百万分密度）。该法非常敏感，结肠中含有 2g 未吸收的糖即能测出。方法很简便，试验前 3d 忌食奶制品及抗生素，禁食 4 ~8h。先测定空腹呼气 H_2，然后口服某种试验糖（乳糖、蔗糖等），剂量为 0.5 ~2g/kg（近年来趋向用较小的剂量），口服试验糖后每隔 30min 将呼气采集于特殊的呼气袋中直至 120 ~180min。呼气 H_2 浓度 $>20 \times 10^{-5}$（百万分密度）提示糖吸收不良，它的升高与糖吸收不良的程度成正比，是近年来国外最常用的间接测定糖吸收不良的方法。优点是简便、安全、灵敏、无创伤。

B. 糖-呼气 $^{14}CO_2$ 或 $^{13}CO_2$ 试验：用标上 ^{14}C 或 ^{13}C 的试验糖口服，其机制为吸收的糖氧化后放出 CO_2，如糖吸收不良则呼气中的 CO_2 降低。测定方法与呼气 H_2 相似。^{14}C 含有放射性，婴幼儿不宜用；^{13}C 为用核素标记，虽无放射性，但价格昂贵。

（3）肠双糖酶测定：这是唯一直接测定双糖酶的方法。通过小肠活检囊采用一小片肠黏膜测定双糖酶活性。后者可因测定方法及肠黏膜含水量的多少而出入很大，但麦芽糖酶、蔗糖酶、乳糖酶之间的比例则比较稳定，故常同时测定这三种双糖酶。正常人麦芽糖酶比蔗糖酶高 3 ~4 倍，蔗糖酶又比乳糖酶高 1 ~4 倍。双糖酶活性配合肠黏膜组织学检查还可区别原发性或继发性双糖酶缺乏。原发性者仅有双糖酶缺乏，继发性者常同时伴有肠黏膜损害。

若需要测定双糖酶活性而行肠黏膜活检又困难时（小婴儿、全身症状严重、无肠黏膜活检囊），可插管抽取空肠液作双糖酶活性测定。其机制是小肠上皮细胞定期更换与脱落，肠黏膜上的糖消化酶可随之进入肠液，肠液中双糖酶的活性虽低于肠黏膜，但二者呈线性相关，因而肠液中的双糖酶测定亦有参考价值。

（4）糖-耐量试验：空腹 4 ~6h，测血糖，之后服试验糖，剂量 1 ~2g/kg，于服后 30min、60min、90min 和 120min 各测定血糖 1 次。试验 8h 内记录大便情况并测粪糖及 pH 值。正常人试验后血糖较试验前升高 1.67mmol/L（30mg/dl）以上，糖不耐受者试验后血糖升高常低于 1.11mmol/L（20mg/dl），并可出现腹泻、腹部不适、粪糖阳性、粪 pH 值降低。本试验需多次采血，小儿不易配合，近年来已少用。

上述诸方法中，肠黏膜双糖酶活性测定最准确，但有创伤性，应掌握指征。呼气 H_2 试验及粪糖检查操作简便，无痛苦，但要配置特殊仪器。粪糖检查取材方便、价格低廉、操作容易，可作为初筛试验。

2. 脂肪吸收不良的检测

（1）粪便镜检：取少量粪便置载玻片上，加数滴生理盐水与苏丹Ⅲ饱和溶液混匀后镜检。中性脂肪呈黄色球形，正常 <5 个/HP，如 >6 个/HP，提示为脂肪吸收不良。再加数滴 36% 醋酸，如有游离脂肪酸，呈橘红色的梭形和束状针形结晶。胰源性脂肪吸收不良以中性脂肪为主，常同时伴有大量横纹肌纤维；小肠疾患时以游离脂肪酸为主。

（2）简易脂肪吸收试验：试验当晚口服碘油（罂粟子油加氢碘酸，使含碘量达 40%）0.5ml/kg，碘与食物油中的不饱和脂肪酸紧密结合，至消化道吸收后不离解，从尿中排出。服碘油 12 ~ 18h 后收集尿液，以 7 个试管做尿的倍比稀释，每管各放尿液 0.5ml，各加 3 滴新鲜配制的 1% 淀粉液进行半定量碘试验，变蓝色表示阳性。正常范围为 1∶8 ~ 1∶32 的稀释度，如 <1∶8，提示脂肪吸收不良。

（3）胡萝卜素吸收试验：胡萝卜素是脂溶性物质，在肠内随脂肪吸收，当肠道对脂肪吸收不良时，胡萝卜素吸收也减少，故测定胡萝卜素可间接了解小肠对脂肪的吸收能力。方法为摄食富含胡萝卜素和脂肪饮食 3d，然后测定血清胡萝卜素含量，正常值为 500 ~ 1000μg/L。小儿肠性脂肪吸收不良时，血清胡萝卜素常降至 100 ~ 200μg/L；胰腺囊性纤维性变患儿，其值可接近于零。

（4）维生素 A 吸收试验：维生素 A 为脂溶性维生素，其意义与胡萝卜素试验相似。正常值 >1000U/L 或 0.7 ~ 2.1μmol/L。

（5）测定脂肪吸收系数：摄入 2d 足量脂肪，之后分别测定 3d 内摄入及粪便中排出的脂肪量。

$$脂肪吸收系数 = \frac{摄入脂肪量 - 粪便脂肪量}{摄入脂肪量} \times 100\%$$

正常值：6 个月至 1 岁 >87%；1 ~ 2 岁 >93%；3 岁 ~ 至成人 >95%。哺乳儿粪脂通常 <1g/d。

（6）脂肪-呼气试验：空腹口服用 ^{13}C 标记的甘油棕榈酸酯 4 ~ 7mg/kg，之后每小时收集呼气样品 1 次，共 8 次，用核素比值谱仪测定呼气样本的 $^{13}CO_2$。

脂肪吸收不良时 $^{13}CO_2$ 排出速度减慢，排出数量减少。服用胰酶前后对比尚可鉴别胰源性或肠源性脂肪吸收不良。口服胰酶后 $^{13}CO_2$ 试验明显改善者为胰源性，无明显改善为肠源性。

3. 蛋白质吸收不良的检测

（1）血总蛋白、清蛋白降低，尿蛋白不增加。

（2）氮平衡试验：方法与脂肪吸收试验相似，计算 72h 的氮摄取量及粪便中氮的排出量，然后计算其吸收系数。正常值：新生儿为 80% ~ 85%；1 个月 ~ 3 岁为 85% ~ 95%；>3 岁为 95%。

（3）^{51}Cr 标记的白蛋白试验：Cr 不被肠道吸收，静脉注射 25 ~ 30μg 以 ^{51}Cr 标记的清蛋白，之后收集 96h 的粪便，测定其中 ^{51}Cr 的排出量。正常值 <0.7%，如 >0.9% 为蛋白质吸收不良。该法被认为是迄今测定蛋白质吸收不良的金标准。

（4）检测粪便中的 α_1-抗胰蛋白酶（α_1-AT）：α_1-AT 不被胰酶分解，即使排泄到粪便中仍较稳定。粪便内的含量反映了从血循环进入肠道的蛋白量，粪便标本及尿污染不影响结果的准确性，这一特点尤其适用于儿童。正常值为 0.8～1mg/g 干粪，若 >2.6mg/g 干粪可诊断为蛋白丢失性肠病。

（三）吸收不良的部位或病因检测

1. 右旋木糖吸收试验　右旋木糖是一种戊糖，正常时不存在于血中，口服后约 60% 在十二指肠和空肠迅速吸收，经门静脉及肝脏进入全身循环，在体内不发生代谢而由尿排出，因此被认为是反映肠道吸收功能的好方法。先口服右旋木糖 0.5g/kg，配成 10% 的溶液（近年来推荐用小剂量，成人用 5g，小儿每次用 1g，其结果亦相仿，但消化道反应明显减轻），之后测定 5h 尿中木糖的排出量。正常值：婴儿为摄入量的 20%～30%，>1 岁为 20%～50%；<20% 为小肠吸收不良。婴儿不易采集尿液或有肾功能障碍时可测定 1～2h 血中的木糖含量。正常值应 >250mg/L，如 <200mg/L 表示小肠吸收不良。

2. 维生素 B_{12} 吸收试验　主要用于检测回肠的吸收功能。先肌内注射维生素 B_{12} 1mg，使体内库存饱和，然后口服 ^{60} 钴标记的维生素 B_{12} 2mg，测定 14h 尿内排出的放射量。正常值：24h 尿中排出量 >7%；2%～7% 为轻度吸收不良，<2% 为重度吸收不良。

若本试验结果为吸收不良而口服内因子或抗生素后复查正常，则提示为内因子缺乏或肠道细菌过度生长。

3. 肠道 X 线检查　钡剂检查可发现肠道形态上或功能上的改变，如肠腔扩大、狭窄、瘘管或盲端肠襻，肠壁或肠黏膜增厚，肠曲呈羽毛状、雪片状改变，肠管僵直，肠旋转不良，肠排空时间延长或缩短等。有人提出气钡双重造影或低张造影可显示较细微的黏膜病变。

4. 十二指肠引流液检查　做十二指肠引流液的常规、培养、生化及某些酶类测定对贾第虫感染、小肠细菌过度增生、胰腺外分泌功能不良可起到确诊作用。

5. 肠黏膜活检　通常用小肠活检囊经口在 X 线导引下进入小肠，负压吸取薄片肠黏膜做光镜、电镜检查，对麦胶性肠病、先天性低丙种球蛋白血症、肠淋巴管扩张症可作出确诊，对慢性肠炎或炎症性肠病可了解病变的程度或治疗的效果。

近年来有人报道在胃镜下采取十二指肠黏膜替代空肠黏膜诊断吸收不良获得满意的结果，提示胃镜检查亦能作为 MAS 的诊断手段。

6. 小肠镜检查　可直接观察小肠病变，但操作有一定难度。

7. 肠渗透性试验　是通过口服受试物质或分子探针后测定其在尿液中的回收量及相应比值来了解肠黏膜的渗透性大小。

在肠渗透试验中，小分子探针吸收降低可反映肠黏膜表面积减少；大分子探针的吸收增加表示有肠黏膜的损害，肠黏膜完整性丧失。它可作为麦胶性肠病的筛选试验，比木糖试验敏感得多，可以判断炎症性肠病的病变程度和活动性，对食物蛋白过敏者可以判断能否重新给予蛋白质饮食。近年来国外认为它是一种安全、敏感和非侵入性的观察肠黏膜形态和功能的试验。

8. 胰腺功能测定

（1）试餐试验：口服试验剂（含脂肪 6%、蛋白质 5%、葡萄糖 15%），液量 300ml，用苯甲酰精氨酸为基质，测定十二指肠液内胰蛋白酶活性，胰源性者明显降低。

（2）胰泌素试验：先插管至十二指肠远端，然后静脉注射胰泌素，测定十二指肠液

中 HCO_3^- 和胰酶含量，若二者的值均降低，表示胰腺功能不良。

（3）BT-PABA 试验：BT-PABA 全称为苯甲酰-酪氨酸-对氨基苯甲酸，能测定糜蛋白酶的功能。该试剂口服后，被胰腺分泌的糜蛋白酶裂解，释放的 PABA 经小肠吸收，自肾脏排出。正常情况下，口服 15mg/kg，6h 内 PABA 的排出率为 60%～80%。本试验不需插管，简便、安全，与试餐及胰泌素试验有较好的相关性。小儿收集尿液不便时，可测定 2h 后血中的 PABA，正常值为 3.9g/L。

（4）粪便糜蛋白酶测定：胰腺分泌的糜蛋白酶在经过肠道时较少被破坏，因而粪便中糜蛋白酶的含量能较好地反映胰腺外分泌功能。小儿正常值为 $6.6 \pm 3.9mg/(kg \cdot 72h$ 粪便$)$，胰源性疾病时降低，胰腺囊性纤维性变时则明显降低。

（5）汗氯测定：疑有胰腺囊性纤维性变时可作汗氯测定，汗氯 >60mmol/L 有诊断价值。

【小儿常见的 MAS 疾病】

（一）乳糖不耐受

乳糖不耐受是由于乳糖酶缺乏所致，原发性者罕见，多数为继发性，是国内哺乳期婴儿中糖吸收不良最常见的原因。有四种临床类型：生理性腹泻型，肠炎后腹泻型，肠道外感染伴发腹泻，迁延性慢性腹泻型。

典型粪便为水样稀便，带泡沫及酸臭味，大便常规及培养均阴性，一般止泻药物无效。最简便的初筛试验为检测粪便中的还原糖，虽然还原糖包括多种糖类，但婴儿期摄入的糖主要为乳糖，因而国际上公认婴儿期粪便还原糖阳性可诊断为乳糖吸收不良。如无检测粪糖的试剂时亦可采用去乳糖饮食进行治疗性诊断；停食乳糖后腹泻控制，进食乳糖后腹泻重现，反复二次结果相同有诊断价值。治疗：采用去乳糖饮食，米、面制品因蛋白质含量低，疗程超过 1 周能引起蛋白质营养不良；无乳糖奶粉营养齐全，为最好的替代食品；用乳糖酶预处理的牛奶，用双歧杆菌、乳酸杆菌发酵的酸奶或乳酪亦有一定疗效。至于乳糖酶，目前国内因缺乏肠溶制剂，口服时易被胃酸破坏其活性，故国内尚未能采用。

（二）麦胶性肠病

麦胶性肠病又名乳糜泻，因其典型粪便呈乳糜状故名，是脂肪泻中较常见的疾病。以往因不了解其病因，称之为原发性脂肪泻，20 世纪初发现本病与进食麦胶类食物有关。本病有显著地区性差异，欧美国家发生率高，为 1/300～1/3000；我国发生率较低，约为 1/30000，以面食为主的北方多于以米食为主的南方。症状出现的早晚与添加面食（大麦、小麦、燕麦制品）的时间和数量有关。典型症状为脂肪泻，停用面食后症状消失，恢复面食后症状重现。可进行肠黏膜活检或抗麦胶蛋白抗体测定来确诊。治疗主要采用去麦胶饮食，重症患儿可短期应用肾上腺皮质激素。

（三）蛋白丢失性胃肠病

系指各种病因引起的血浆，特别是血浆蛋白由胃肠道黏膜向腔内异常漏出，导致从粪便中过多地丢失的一组疾病，可由很多疾病引起。

1. 胃肠道感染 蛋白丢失性胃肠病在以黏膜糜烂和溃疡为特征的胃肠道感染中很常见，如产气荚膜杆菌肠炎、难辨梭状杆菌肠炎、贾第虫病等。

2. 非感染性炎症性病变 在婴儿，蛋白丢失性胃肠病可见于过敏性肠病，如牛奶蛋白过敏性肠病、大豆蛋白过敏性肠病等；年长儿可见于炎症性肠病，如克罗恩病、溃疡性结肠炎。

3. 淋巴管阻塞-肠淋巴管扩张 原发性常由先天性淋巴管扩张症为其代表；继发性者可见于多种疾病，如肿瘤、自身免疫性疾病、肠系膜淋巴结结核、丝虫病等。它们均能导致淋巴回流障碍、淋巴管破裂、淋巴外流造成大量蛋白质、脂肪及淋巴液丢失。原发性者常起病于新生儿或婴幼儿期，继发性者可发生于任何年龄。蛋白丢失性胃肠病临床上除有蛋白质吸收不良的症状及实验室依据外，常伴有脂肪吸收不良及血淋巴细胞减少。在肠淋巴管扩张时，钡剂造影、淋巴管造影以及肠黏膜活检可有淋巴管扩张、阻塞等表现。

（四）小肠细菌过度生长综合征

小肠细菌过度生长综合征又称为小肠污染综合征（CSBS），是指小肠段出现的细菌大量繁殖生长而继发营养吸收障碍的综合征。近年来由于实验室诊断技术的开展，发现本病是引起 MAS 的常见病因之一。解剖学病变、免疫缺陷以及营养不良均可导致 CSBS。

1. CSBS 导致吸收不良的发病机制

（1）肠黏膜损伤：CSBS 时细菌毒素、细菌蛋白酶以及细菌代谢产物均能损伤肠黏膜，导致肠绒毛萎缩，消化酶和肠吸收细胞减少。

（2）小肠中大量细菌生长使胆盐脱结合，影响脂肪的吸收。

（3）使肠消化酶如胰蛋白酶、肠激酶、糖消化酶分泌减少。

（4）肠内细菌摄取食物中的氮及维生素 B_{12}，使之吸收减少。

（5）肠动力紊乱，减少食糜与小肠接触作用的时间。

总之，CSBS 可引起多种营养物质吸收障碍。

2. CSBS 的诊断 少数 CSBS 不出现症状，多数表现为慢性腹泻，但常被潜在的肠道或全身性疾病所掩盖。确诊必须进行实验室检查。

（1）小肠液检查

1）细菌培养菌落计数：上段小肠液厌氧菌总数 $>10^5/ml$，粪型菌（如类杆菌、大肠菌）$>10^4/ml$ 为小肠细菌过度增生。

2）测定游离胆酸和挥发性脂肪酸：CSBS 时二者均明显增高。

（2）呼气试验：葡萄糖或乳果糖呼气氢升高，高峰提前出现并出现双峰，提示CSBS。$^{14}CO_2$ 呼气试验：以 ^{14}C-甘氨胆酸或 ^{14}C 木糖为底物，6h 内呼出 $^{14}CO_2 >$ 摄入总放射性 4% 有诊断意义。

（3）血清游离胆酸测定：血清游离胆酸升高有参考价值。

（4）尿液检查：尿液中尿蓝母、酚类等细菌代谢产物升高亦有参考价值。

CSBS 用敏感的抗生素治疗后可获明显疗效。因 CSBS 时主要为厌氧菌，首选甲硝唑，疗程 2~4 周；并应纠正相关因素，如有肠旋转不良、肠瘘管时应手术矫正。

【治疗】

（一）病因治疗

1. 停用不耐受的食物 乳糖不耐受者停用乳类；麦胶性肠病停用面食；牛奶或大豆

蛋白过敏性肠病停用牛奶或豆制品后能于短期内症状自动控制，吸收不良状态亦逐渐随之纠正。

2. 控制感染　有肠道内外细菌感染时（如慢性肠炎）、CSBS 时应用敏感的抗生素或微生态制剂，贾第虫病或厌氧菌感染应用甲硝唑。个别患儿口服甲硝唑不见效时，静滴甲硝唑可以见效。

3. 替补治疗　乳糖酶缺乏者用乳糖酶，胰腺功能不全者应用胰酶；肢端皮炎性肠病应用锌制剂治疗有效。

4. 手术治疗　有解剖病变者应予以手术矫正。

（二）营养疗法

MAS 多数伴有程度不等的营养不良。营养不良可导致肠黏膜损害，绒毛扁平、萎缩，消化酶活力减低，胃肠激素分泌减少，胰腺功能不全，肠动力紊乱等病变；这些病变反过来又加重消化、吸收不良，形成恶性循环，因此 MAS 患儿必须加强营养。但 MAS 患儿又多数伴有食欲缺乏、呕吐、腹泻、腹胀等症状，一方面营养物质口服摄入有障碍，另一方面口服进入的营养物质常消化、吸收不全以致有些患儿进食后腹泻、腹胀加重。有些患儿吃什么泻什么，粪便中常排出完整的米粒、菜叶或药片等物，因而营养补充成为一个难题，但又是必须解决的问题。近年来在这方面已有了较大进展。

1. 迅速纠正水、电解质和酸碱平衡紊乱　有些患儿当上述紊乱纠正后，泻、吐、腹胀、食欲缺乏等症状能够改善。

2. 肠道内营养疗法　经肠道消化、吸收食物是最合理和最有效的方法，它可维持肠道的正常结构与功能，防止肠黏膜萎缩，促进肠细胞修复，因此只要消化道尚有部分功能均可采用。原则上选用高能、高蛋白、低脂肪、无刺激及易消化的食品，供应的量及浓度由少到多、由淡到浓逐步递增。最好选用要素饮食，即易被肠道吸收的已消化或半消化的食品。糖类采用葡萄糖多聚体，如麦芽糊精、玉米糖浆；脂肪采用长链及中链脂肪酸的混合制剂；蛋白质采用小肽与氨基酸制剂，渗透压维持在 $250 \sim 350$ mmol/L，再酌量给予多种维生素和矿物质。

口服进食很少的患儿可采用胃肠道插管喂养，分次喂哺或均匀滴注均可。近年来认为后者疗效更佳。肠道营养液的浓度自 1394kJ/L（1/3kcal/ml）递增至 4184kJ/L（1kcal/ml）。

3. 肠道外营养疗法　消化吸收功能极差或肠道内喂养不能给予足量的营养物质时需给予部分或全部肠道外营养。营养物质根据需要均匀地由中心静脉或周围静脉输入，至患儿消化、吸收功能好转时逐步改为肠道内营养。

近年来有文献提出生长激素与谷氨酰胺能促进肠黏膜上皮细胞增生并可抑制其凋亡，与肠道外营养同时应用可缩短静脉营养的疗程，能较快地转为肠道内营养。

（三）对症治疗

贫血严重者除给予维生素 B_{12}、叶酸、铁剂外，可酌情输血；低蛋白血症严重者给予白蛋白、血浆输注；免疫功能低下者可给予丙种球蛋白或胸腺素。

（四）中医中药治疗

祖国医药包括中药、推拿、针灸，对泻、吐、腹胀、食欲缺乏等有良效。在部分动物实验中还提示中药可改善肠道吸收功能。

第五章　血液系统疾病

第一节　缺铁性贫血

缺铁性贫血（IDA）是指体内储存铁严重缺乏，造成血红蛋白合成障碍而产生的贫血。缺铁性贫血是最常见的血液病之一，各年龄组均可发病，尤其多见于6个月至3岁的婴幼儿，具有小细胞低色素、血清铁和运铁蛋白饱和度降低、铁剂治疗效果良好等特点。缺铁性贫血是一个世界范围的问题，也是儿童保健工作中亟待解决的问题。

小儿铁代谢的特点：①胎儿和新生儿铁代谢的特点：胎儿通过胎盘从母体中摄取铁。胎盘的绒毛膜上皮可将母体血清铁（运铁蛋白铁复合物）解离，以元素铁的形式通过胎盘进入胎儿，不论母体含铁高低，胎儿体内的铁均较稳定，约为75mg/kg。同出生后一样，胎儿体内的铁一部分以铁蛋白或含铁血黄素的形式储存，另一部分用于合成血红蛋白、肌红蛋白及含铁酶等。胎儿体内的铁随其体重和血容量的增加而增加，故从母体获得铁量以孕期最后3个月为多，此期胎儿每日可从母体获得铁4mg，故早产儿易于缺铁。一般认为，足月新生儿从母体获得的铁够生后4~5个月之用，不论母体铁状态如何，对生后婴儿铁的状态并无明显影响。但分娩时断脐情况则对新生儿铁状态有较明显的影响，接生时应将娩出的胎儿放置于低于胎盘的位置，并待脐动脉停搏后才断脐，这样可以增加血量75~125ml（约相当于新生儿血量的1/4~1/3），从而大大增加新生儿体内的铁量。②婴儿和儿童铁代谢的特点：足月儿出生时体内总铁量约为75mg/kg，其中储存铁约为25%。新生儿后期由于髓外造血停止，用于合成血红蛋白的铁减少，加上胎儿红细胞破坏加速，从红细胞释出的铁较多，有较多的铁储存。出生2个月后，造血功能活跃，需铁量增多，而从食物中摄取的铁很少，但由于可动用储存铁，故此时不易缺铁。出生4个月后，由于生长发育很快，体重及血容量增长迅速，而婴儿主食（牛奶及人奶）中含铁量又极低，此时最容易缺铁，故婴儿从4个月开始就应补充铁剂。早产儿生长发育更快，储铁更少，因此需要补充铁的时间更早，铁的需要量也更大。青春期是生长发育的第二个高峰，对铁的需要量亦增加。

【临床表现】

缺铁产生贫血的过程一般分为三期：①铁减少期（ID）：储存铁减少，血清铁蛋白（SF）降低，骨髓细胞外铁减少。②红细胞生成缺铁期（IDE）：储存铁耗竭，血清铁、骨髓铁减少，SF降低，红细胞游离原卟啉（FEP）增高，血红蛋白（Hb）不降低。③缺铁性贫血期（IDA）：除上述改变外，Hb降低，出现不同程度的低色素性贫血。

发病多在6个月至3岁，大多起病缓慢，开始多不为家长所注意，至就诊时多数患儿已为中度贫血。症状的轻重取决于贫血的程度和贫血发展的速度。

1. 一般表现　起病缓慢，皮肤黏膜逐渐苍白，以唇、口腔黏膜及甲床最为明显，常有烦躁不安或精神不振，不活泼、厌食、体重不增或增加缓慢，易并发感染。学龄前和学龄儿童此时可自述疲乏无力。

2. 髓外造血反应 肝、脾和淋巴结轻度肿大。年龄越小，贫血越重，病程越久，则肝、脾肿大越明显，但肿大程度少有超过中度者。

3. 非造血系统改变 消化系统可出现口腔炎、舌炎、呕吐、腹泻，少数可有异食癖，如喜食泥土、煤渣；神经系统可出现烦躁不安，对周围环境不感兴趣，注意力不集中，理解力降低，反应慢，婴幼儿可出现呼吸暂停现象，学龄儿童在课堂上常表现出行为异常，如吵闹、不停的小动作等，易激惹，多动，智力发育迟滞，感觉异常；心血管系统可出现心率增快，在严重贫血、血红蛋白降低至 70g/L 以下时，可出现心脏扩大和杂音。由于缺铁性贫血发病缓慢，机体耐受力强，当血红蛋白降低至 40g/L 以下时，也可不出现心功能不全的表现。合并呼吸道感染后，心脏负担加重，可诱发心力衰竭。可有皮肤干燥、毛发易脱落、反甲等。

【诊断】

（一）实验室检查

1. 血象 典型缺铁性贫血表现为小细胞低色素性贫血，血红蛋白降低比红细胞减少更明显。病情发展到一定程度时红细胞数量才减少并体积变小，红细胞寿命缩短，血细胞比容相应减少。红细胞平均体积（MCV）小于 80fl，红细胞平均血红蛋白（MCH）低于 27pg，红细胞平均血红蛋白浓度（MCHC）低于 30%。血涂片可见红细胞大小不一，以小细胞为主，多数红细胞直径小于 $69\mu m$，中央苍白区扩大，形态各异，易见棒状、椭圆形，偶见靶形及有核红细胞。网织红细胞百分数正常，但其绝对值低于正常。红细胞脆性降低，周围血象很少见到有核红细胞。白细胞数量正常，一般无形态改变。严重病例白细胞数量可能降低，同时出现淋巴细胞数相对升高。血小板数正常，严重病例可稍降低，血小板体积变小。

2. 骨髓象 骨髓呈增生现象，红细胞系增生活跃，以中、晚幼红细胞增生为主。各期红细胞体积均较小，胞浆量少，边缘不规则，染色偏蓝，显示胞浆成熟落后于胞核。粒细胞系统及巨核细胞系统一般无明显异常。骨髓铁染色检查显示细胞外铁消失，铁粒幼细胞数 <15%。

3. 血液生化 在贫血出现前即出现一系列的生化改变。当缺铁时，机体首先动用储存铁，以维持铁代谢的需要，肝脏和骨髓中的铁蛋白与含铁血黄素含量即减少；随后血清铁蛋白减少，血清铁蛋白正常值为 35ng/ml，若降低至 10ng/ml 以下，即可出现生化或临床方面的缺铁现象。此后血清铁下降至 $50\mu g/dl$ 以下，甚至低至 $30\mu g/dl$ 以下，同时血清铁结合力增至 $350\mu g/dl$ 以上，运铁蛋白饱和度降至 15% 以下。此时血红蛋白的合成减少，红细胞游离原卟啉增高至 $60\mu g/dl$ 全血。婴幼儿时期红细胞游离原卟啉与血红蛋白比值（FEP/Hb）的增加，对于诊断缺铁性贫血较运铁蛋白饱和度降低更有意义。

血清铜增高可达 $146\mu g/ml$。若缺铁继续进展，出现血象变化，即血清铁 <10.7μmol/L，总铁结合力（TIBC）>62.7μmol/L，血清铁蛋白（SF）<16g/L。SF 值下降的唯一原因是储存铁减少，因此它可较灵敏地反映体内储铁情况。缺铁的 ID 期 SF 值即开始下降，IDE 及 IDA 期更明显。合并感染、肿瘤及肝、心疾病时虽有缺铁但 SF 值可不降低；红细胞游

离原卟啉（FEP）>0.9μmol/L，SF值降低，FEP升高，但尚未出现贫血，即为缺铁IDE期的典型表现；转铁蛋白饱和度<15%。

4. 其他检查　若有慢性肠道失血，则大便隐血试验阳性；病情严重、病程长者颅骨X线片可见有如血红蛋白病的辐射样条纹改变。

（二）诊断要点

1. 缺铁性贫血的诊断标准

（1）小细胞低色素性贫血，出生后10d的新生儿Hb<145g/L，10d至3个月婴儿Hb<100g/L，3个月至6岁Hb<110g/L，6~14岁Hb<120g/L；MCV<80fl，MCH<26pg，MCHC<31%，细胞形态有明显低色素表现。

（2）有明显的缺铁病因和临床表现。

（3）血清铁<8.95μmol/L，总铁结合力>64.4μmol/L。

（4）运铁蛋白饱和度<0.15。

（5）骨髓铁染色显示骨髓小粒可染铁消失，铁粒幼细胞<15%。

（6）红细胞游离原卟啉>0.9μmol/L。

（7）血清铁蛋白（SF）<14μg/L。

（8）铁剂治疗有效。

符合第（1）条和第（2）~（8）条中任何2条以上者可诊断为缺铁性贫血。

2. 贮铁缺乏的诊断标准

（1）血清铁蛋白<14μg/L。

（2）骨髓铁染色显示骨髓小粒消失。

符合一项即可诊断。

3. 缺铁性红细胞生成的诊断标准　符合贮铁缺乏的诊断标准，同时有以下任何一条符合者即可诊断。

（1）运铁蛋白饱和度<0.15。

（2）红细胞游离原卟啉>0.9μmol/L（全血）。

（3）骨髓铁染色显示骨髓小粒可染铁消失，铁粒幼红细胞<15%。

（4）如有并发症（感染、炎症、肿瘤等），则骨髓铁染色可染铁消失。

【治疗】

缺铁性贫血的治疗包括补充铁剂和去除病因两个方面。

（一）铁剂治疗

2.5%硫酸亚铁合剂适于婴幼儿服用，每日1ml/kg。但若放置时间较长，其二价铁可氧化为三价铁，影响疗效，因此多用片剂（0.3g/片），每片含元素铁60mg，小儿每日4~6mg/kg，分成2~3次服用。其他口服制剂可选用富马酸铁、葡萄糖酸铁、枸橼酸铁等。服用铁剂的同时应服维生素C，在两餐间服用，避免与抑制铁剂吸收的食物及饮品同时服用。

1. 注射铁剂　有以下情况时可考虑选用注射铁剂：

（1）口服铁剂发生严重不良反应，虽经调整剂量和对症处理仍不能坚持口服者。

（2）因长期腹泻、呕吐或胃肠手术等严重影响胃肠对铁的吸收者。

可供肌内注射的制剂有右旋糖苷铁和山梨醇枸橼酸铁复合物，专供静脉注射的有含糖氧化铁、葡聚糖铁等。能用肌注者尽量不用静注。2.5mg 元素铁/kg 可增加 Hb 1g/kg，此外再加 10mg/kg 以补充储存铁及注射部位损失的铁量。总剂量分次肌注，首次量可用 12.5～25mg，如无反应，以后每次剂量不超过 5mg/kg（每次最大剂量不超过 100mg），每 1～3d 注射 1 次，于 2～3 周注射完毕。

2. 其他铁制剂　按国际标准应符合下列要求：

（1）与硫酸亚铁一样容易被吸收。

（2）不会使牙变黑。

（3）对肠道无腐蚀作用。

（4）在十二指肠的吸收相对稳定，无铁离子存在。

（5）不会引起铁中毒。

（6）无恶心、呕吐、腹痛、腹泻等不良反应。

力蜚能是近年临床使用较多的一种铁制剂，胶囊每粒含铁 150mg，小儿每日 5mg/kg，分 1～2 次口服，连服 7～10d。力蜚能糖浆适合婴儿口服。近年还使用一种铁制剂菲普利，为蛋白琥珀酸铁，系铁与乳剂琥珀酸蛋白结合，形成铁-蛋白络合物。此药在 pH 值小于 4 时能呈沉淀物，而在 pH 值较高时（pH 值 7.5～8）又重新变为可溶性物质，该制剂不被胃蛋白酶消化，却在中性 pH 值时被胰蛋白酶水解。因此，菲普利所含的铁受蛋白膜的保护，不与胃液中盐酸和胃蛋白酶发生反应，不会对胃黏膜造成损坏。菲普利中的铁在十二指肠内开始释放，特别是在空肠中释放，有利于机体的生理吸收，又不会形成太高的吸收峰。菲普利为糖浆制剂，每盒 10 小瓶，每瓶 15ml，含蛋白琥珀酸铁 800mg，相当于三价铁 40mg。儿童每日 1.5ml/kg（相当于三价铁 4mg/kg），分 2 次于饭前服用。

3. 铁剂治疗反应　一般在 3～5d 网织红细胞开始升高，7～10d 达高峰，2～3 周后降至正常，这是早期观察铁剂疗效的可靠指征。血红蛋白于治疗后 1～2 周开始上升，直至用药第 4 周上升均较快，一般平均每周增加 10～20g/L，3～4 周达正常水平。红细胞数量通常在 1～2 个月内恢复正常。疗程应掌握在血红蛋白达正常水平后继续服用 2 个月左右停药。如正规用药持续 3～4 周无效则应考虑：诊断错误；患儿未按医嘱服药；缺铁的原因未去除；影响铁吸收的因素存在，如腹泻、饮浓茶及咖啡、服用抗酸剂等药物；恶性肿瘤干扰铁的利用等。

4. 铁剂的不良反应　口服铁剂后可出现食欲减退、恶心呕吐、腹痛腹泻等症状，对确需铁剂治疗的缺铁患儿不应轻易停药，可适当减少剂量、对症处理，待情况改善后逐步恢复原治疗方案。注射铁剂的反应多且重，如局部疼痛及皮肤变色、面部潮红、头痛、肌肉关节痛、发热、淋巴结肿大，甚至可有过敏性休克发生死亡者。急性铁剂中毒的治疗为：1.5% 碳酸氢钠 1000ml 加入 2g 去铁胺洗胃，然后用 5～10g 去铁胺溶于 1.5% 碳酸氢钠 25～50ml 胃内保留。轻型患儿肌注去铁胺 40mg/kg，每 4～8h 一次；严重者尤其有低血压时，应按不超过每小时 15mg/kg 的速度静脉滴注，每日最大剂量不超过 360mg/kg，总量不超过 6g。病情改善后逐步改为每小时 5～10mg/kg；抗休克治疗。

（二）输血治疗

Hb＜30g/L 者，每次输血 5～7ml/kg；Hb 为 30～60g/L 者，每次可给予 10ml/kg。输

血速度宜慢，以免发生心功能不全。

（三）对因治疗

积极治疗原发病。喂养不当者应改善膳食，合理喂养，增加富含铁及维生素 C 的食物。

【预防】

1. 加强宣传，提倡母乳喂养 母乳中含有较多的乳铁蛋白、补体、抗体、溶酶体和白细胞，母乳喂养的婴儿消化道感染的机会较少。母乳中含铁量虽不高，但铁的生物利用率很高，吸收率显著高于牛乳，而铁强化牛乳的铁吸收率仅为 3%～4%；人乳铁与红细胞结合率也显著高于其他乳类。母乳喂养儿加固体食物可明显抑制铁的吸收，其抑制率可达 80%，故 4 个月内的婴儿尽量不加固体或半固体食物，以免抑制人乳中铁的吸收。不管母乳喂养或人工喂养，足月儿生后 4 个月（早产儿及低出生体重儿应在生后 2～3 个月）开始，应添加含铁丰富的食物，如蛋黄、鱼泥、肝泥和肉末等，以及含维生素 C 丰富的蔬菜、瓜果。早产儿及低出生体重儿还应同时给予元素铁每日 1～2mg/kg 进行预防性治疗。食物中补充富含铁剂的食物应维持到 1 岁。

2. 合理应用铁强化食品 如铁强化奶粉、饼干、面包、食盐、饮料等。

3. 积极治疗胃肠道等原发疾病 如对慢性失血患儿，有痔疮的治疗痔疮，有钩虫病的及时驱虫，以防发生缺铁性贫血。婴儿如饮用鲜牛乳应煮沸，以预防因肠道对鲜牛乳过敏发生肠道出血。

第二节 巨幼红细胞性贫血

巨幼红细胞性贫血又称大细胞性贫血，以骨髓及外周血中存在巨红细胞为特征。除红细胞系数量减少、形态改变外，粒细胞和血小板也减少，中、晚幼和杆状核粒细胞胞体增大，分叶核粒细胞核分叶过多。血细胞的这些改变是由于细胞核 DNA 合成障碍，细胞分裂延迟，而 RNA 合成相对较多，使胞浆成熟而核发育落后，形成大细胞、高色素性贫血，因此，任何影响 DNA 合成的因素都可以引起此种细胞形态学上的改变。

按病因分为营养性与非营养性两大类。营养性者为缺乏维生素 B_{12} 和（或）叶酸所致。我国小儿 95% 以上的巨幼红细胞性贫血为营养性，特别是单纯以羊乳喂养的婴幼儿，且多见于山西、陕西、四川等省，南方地区较少见。非营养性者是由于消化道的疾患影响维生素 B_{12} 的吸收所致，其主要发病机制为缺乏内因子或肠道维生素 B_{12} 吸收障碍。如由于胃液中缺乏内因子而使维生素 B_{12} 吸收障碍所致的贫血，则称恶性贫血，这种贫血在欧洲较多见。此外，某些药物也可影响维生素 B_{12} 的吸收，如新霉素、秋水仙碱、对氨基水杨酸等。此处主要讨论因缺乏维生素 B_{12} 和（或）叶酸所致的营养性巨幼红细胞性贫血。

【临床表现】

本病多见于婴幼儿，多于生后 6 个月左右发病。儿童时期发病者多因素食或偏食所致。在婴儿单纯母乳喂养，不按时添加辅食，或以羊奶喂养均易发病。

起病多缓慢，一般皮肤呈蜡黄色，可有轻度黄疸。头发细、黄且稀疏，颜面稍显水肿，少数病例可见皮肤出血点，脾脏多呈轻度肿大。婴儿时期由于维生素 B_{12} 缺乏而发病的，有时在贫血尚不明显时即可出现神经系统症状，主要表现为表情呆滞，对外界反应差，少哭不笑，条件反射不易形成，嗜睡，原来会笑可不再笑，运动功能发育缓慢或有倒退现象。重症病例可发展为神经系统器质性病变，出现不规则性震颤，手足无意识颤动，渐波及唇、舌，然后全身发抖。偶见发生呼吸肌颤动，以致难以维持规则性呼吸。肌张力增高，腱反射亢进，腹壁反射和提睾反射可能消失。

此外，常见消化系统症状，如厌食、恶心或呕吐等。大便多稀薄，含有少量黏液。舌面光滑。循环系统症状亦较缺铁性贫血显著，心前区多可听到收缩期杂音，心脏扩大，易并发心功能不全。

【诊断】

1. 血象 显示红细胞降低比血红蛋白降低明显。血涂片可见红细胞较大，中央淡染区不明显，轻度大小不等。网织红细胞正常。白细胞计数偏低，粒细胞体积大，核分叶过多（核右移），常可见分叶超过 5 个以上。血小板可减少，形态较大。

2. 骨髓 增生活跃，以红细胞增生为主。各阶段红细胞有巨幼变，即胞体大，核染色质粗松，胞核发育落后于胞浆。粒细胞亦见巨幼变，胞体大、胞浆多，核染色质疏松。巨核细胞有分叶过多现象。

3. 其他 由于红细胞寿命较短和骨髓内无效造血增加，血清未结合胆红素常有轻度增加。由于维生素 B_{12} 缺乏者，血清维生素 $B_{12} < 100pg/ml$。胃酸量减少，游离盐酸减低。血浆乳酸脱氢酶（LDH）和血清谷草转氨酶（SGOT）增高，尿中甲基丙二酰辅酶 A 增高。叶酸缺乏的除 LDH 增高外，血清叶酸含量 $<3\mu g/ml$。

本症需与红白血病的红血病期相鉴别，该病血红蛋白显著增高，周围血象中有核红细胞增多。尚需区别的是营养性还是内因子缺乏或吸收障碍。

【治疗】

（一）维生素 B_{12} 及叶酸治疗

凡有明显神经系统症状及素食者，以应用维生素 B_{12} 为主。一般剂量为每周肌内注射 2 次，每次 $100\mu g$，连续注射 2 ~ 4 周，直至网织红细胞正常，辅食已能配合为止。维生素 B_{12} $500\mu g$ 一次肌注，便于门诊治疗，效果亦好。对于叶酸缺乏者可口服叶酸，每次 5mg，每日 3 次，连用 2 ~ 3 周后可减为每日 1 次，共用 4 ~ 5 周即可使体内有充足的储量。

一般于治疗开始 48h 后外周血网织红细胞上升，5 ~ 7d 达高峰。红细胞与血红蛋白一般于 4 周恢复正常。神经系统症状恢复较慢，亦有治疗开始后反而加重者，尤其见于单纯应用叶酸的患儿。

（二）改善营养及加强护理

药物治疗后，应逐渐增加富含维生素 B_{12} 和叶酸的食品，如肉类、肝、蛋黄、绿色蔬菜和水果等。年长儿应纠正偏食。

对震颤严重患儿应给少量镇静剂，如有呼吸困难的可给氧吸入。婴儿很易并发呼吸道感染，故应注意保护，预防和治疗继发性感染。

（三）输血

凡严重贫血和有心功能不全者可考虑输血，注意事项同缺铁性贫血。

第六章 神经系统疾病

第一节 癫 痫

癫痫是常见的神经系统慢性疾病，特点为突然发生的阵发性、短暂性、反复发作的大脑功能障碍。癫痫的发病机制尚未完全阐明，但从神经细胞水平研究证明，癫痫发作是脑灰质神经元群异常放电的临床表现。由于异常放电部位及扩散范围不同，临床可表现为多种形式，如意识丧失或不丧失，局限或全身性肌肉抽搐，行为及精神改变等。癫痫的患病率为3%~6%，且癫痫患儿大多在20岁前患病，而小儿癫痫每年发病者，年龄越小者越多。

【临床表现】

1. 全身性发作 有以下几种形式：

（1）强直-阵挛性发作：又称大发作，发作时突然意识丧失，肌肉呈剧烈的强直收缩，全身僵硬，摔倒，呼吸肌突然收缩，迫使气流从狭窄的声门排出而发出声响，有时由于咀嚼肌有力收缩，可咬破唇、舌。由于呼吸暂停而出现面部青紫，此时瞳孔散大。强直期后转入阵挛期，出现肢体有节律的抽动，呼吸逐渐恢复，口吐白沫，然后抽动逐渐减轻，以至停止。发作时有时出现尿失禁，整个发作持续1~5min，发作后意识混浊或转入深睡，醒后一般情况尚可，有时诉头痛或疲倦。

婴幼儿时期，典型的强直-阵挛发作不太多见，不一定出现咬舌或尿失禁，有时强直期不明显，或只有短暂的意识丧失。

（2）失神发作：发作前没有先兆。突然发生的短暂的意识丧失，正在进行的活动停止，语言中断，两眼茫然凝视，不跌倒，手中物品不落地，肢体不抽搐，有时眼睑或头有微微的颤抖。发作持续数秒，一般不超过30s，发作后意识立即恢复，继续原来的活动，对发作不能记忆。

（3）肌阵挛发作：表现为全身肌肉或某部分肌肉突然、快速、有力的收缩，表现为突然低头，四肢抽动，躯体快速屈曲或后仰，由于肌肉剧烈收缩，患儿可突然摔倒。

（4）强直性发作：是一种僵硬的、强烈的肌肉收缩，躯干和肢体固定在某种特殊姿势数十秒钟。表现为躯干前屈，伸颈，头前倾并转向一侧，眼向一侧偏视，两臂上举；还可表现为头、颈后仰，躯干极度伸展，有时呈角弓反张姿势。

（5）阵挛性发作：表现为肢体有节律的抽动，肢体伸及屈的幅度、速度不一定相同。当频度逐渐减少时，抽动的幅度并不随之减少。

（6）失张力发作：突然发生的肌张力丧失，不能维持正常姿势。头颈部肌张力丧失时，表现为头下垂，下颌松弛。四肢肌张力丧失表现为垂肩、双臂下垂、手半张、屈膝以致跌倒，发作时间很短暂，有时在未摔倒在地时，意识及肌张力已恢复，可以立即站立，恢复原来体位，有时可连续发作。

2. 部分性发作　又称局灶性发作或局限性发作。神经元过度放电起源于脑的某一部位，可分为简单部分性发作及复杂部分性发作。

（1）简单部分性发作

1）简单运动性发作：可表现为躯体某个部位抽动，如手、足、手指、面部或其他部位抽动，不伴有意识丧失。有时表现为杰克森发作，癫痫灶异常放电，逐渐扩展到邻近的皮层，抽搐也按皮层运动区对所支配的肌肉顺序抽动。例如，发作从一侧口角抽动开始，依次波及手、臂、肩、躯干、大腿、小腿、足趾抽动，发作时意识不丧失。若局限性癫痫灶的异常放电由一侧扩展到对侧大脑半球，则抽搐变为全身性，并有意识丧失。

局限性发作之后，有时在受累部位出现一过性麻痹，持续数分钟至数小时，称为Todd麻痹。

2）简单感觉性发作：发作时表现为躯体感觉异常，如麻木感、针刺感等；或特殊感觉症状，如看到闪光或幻听、幻嗅等，发作时不伴有抽搐。此种发作在小儿不太多见。

3）简单自主神经性发作：发作时以自主神经症状为主，不伴有抽搐，临床表现多种多样，但每个患儿的各次发作症状类似。可表现为内脏感觉和运动异常，如腹痛、恶心、饥饿感、渴感、便意、呕吐、肠鸣、腹泻、呃逆、流涎等；也可表现为循环或呼吸系统的症状，还可表现为体温调节异常及发作性头痛、头晕、耳鸣、眼花等。本型较少见，诊断比较困难，需慎重排除其他器质性或发作性疾患。脑电图有癫痫样放电才能考虑此诊断。

4）简单精神症状性发作：发作时常伴有不同程度的意识障碍（意识不丧失）。此型单独发生者较少，常见于复杂部分性发作。发作时表现为记忆障碍，如熟悉感或陌生感，有时表现为梦样感、不真实感、人体解体感等。较多的病例表现为情感性发作，发作时表现为恐惧、暴怒，并伴有相应的动作，如扑向成人怀抱、毁物、打人奔跑等。精神症状性发作有时还可表现为错觉性发作，如对知觉的歪曲、视物变形等。

（2）复杂部分性发作：复杂部分性发作时除有意识障碍外，还包括两种或两种以上简单部分性发作的内容，一般都有简单精神症状性发作的内容。此外还常有自动症表现，自动症是在意识混沌下的不自主动作，无目的性，不合时宜，事后不能回忆。简单的自动症表现为咀嚼、舔唇、吞咽、拍手等，复杂的自动症表现为解衣扣、反复开关抽屉，有时可表现为继续原来的动作。

3. 小儿时期特有的癫痫及癫痫综合征　现将小儿时期特有的几种介绍如下：

（1）具有中央-颞部棘波的小儿良性癫痫：发病年龄3~11岁，9~10岁最多见，男孩略多于女孩。大多在入睡不久及清醒前后发生，为部分性发作，常表现为口咽部的症状，如唾液增多，喉头咕咕作响，口唇及舌抽动，一侧面部肌肉抽动，有时伴有同侧上下肢抽动或继发全身性发作。部分性发作时意识不丧失，有时在发作时不能说话但能看见及听到周围人的谈话。继发为全身性发作时则意识丧失。有时部分性发作时间很短即转为全身性发作。本病不伴有脑部器质性疾病，智力发育不受影响。

脑电图表现为正常的背景图，在中央区或中颞区有散在或成簇出现的棘波、尖波或棘慢波。一侧或双侧，同步或不同步。入睡后异常波增多。当怀疑本病时，如清醒时脑电图正常，应做睡眠脑电图以明确诊断。

（2）具有枕区放电的小儿癫痫：发病年龄多见于4～8岁，男孩略多于女孩，惊厥表现为半侧阵挛发作，也可扩展为全身发作。发作开始时部分病例有眼部症状，如偏盲、部分性黑蒙、视错觉、光幻觉。发作时意识存在，发作后常有头痛。

发作期间脑电图表现为在正常背景下枕部或后颞部出现高波幅棘慢波或尖波，单侧或双侧，此图形睁眼时消失，闭眼后1～20s重复出现，大约50%的患儿仅在入睡后脑电图才出现变化。本病预后良好，青春期后大多停止发作。

（3）小儿慢性进行性部分性连续性癫痫：本病有两种类型，一种发病年龄较早，大多在10岁以内起病，可能为病毒所致的局限性脑炎所引起。病程呈进行性，常表现为半侧发作。脑电图背景波变慢，有棘慢波暴发，常为多灶性或弥漫性。另一种类型各年龄均可起病，多有明确病因，如肿瘤、血管病变等。躯体某一部位局限性频频抽动，脑电图背景活动正常，可有阵发性局限性棘波和慢波。

（4）良性家族性新生儿惊厥：此病很少见，显性遗传。大多发生在生后2～3d，呈阵挛或呼吸暂停发作，脑电图无特异性改变。病史和体检未能证实病因，大约14%的患儿以后发生其他类型的癫痫。

（5）良性新生儿惊厥痫：大多发生于生后第5d，男孩多见。病因不清，无代谢紊乱。常表现为阵挛发作或呼吸暂停，发作频繁，有时形成癫痫持续状态，持续2～20h，有时可到3d，以后呈昏睡状态，肌张力低下，持续数日后恢复正常。发作间期脑电图常有交替的尖的θ波，预后良好，不再复发惊厥，精神运动发育不受影响。

（6）良性婴儿肌阵挛性癫痫：生后1～2年内发病，表现为短暂全身性肌阵挛，家族中有惊厥或癫痫患儿。脑电图在睡眠早期可见弥漫性棘波暴发。发作易被药物控制，青春期后有时可出现全身强直-阵挛发作，无其他形式发作，智力发育相对延缓及轻度人格障碍。

（7）小儿失神癫痫：学龄儿童起病，女孩多于男孩，有明显的遗传倾向。发作极为频繁，每天可发作数次至数十次。脑电图背景波正常，双侧同步对称3Hz棘慢波。青春期常出现强直-阵挛发作，此时失神发作已减轻。

（8）少年失神癫痫：青春期发病，男女发病率相同，发作形式与小儿失神相似，但发作频率低于小儿失神癫痫。不一定每天均有发作，多在刚醒时发生，常伴有强直-阵挛发作，有时强直-阵挛发作早于失神发作。脑电图棘慢波频率常大于3Hz，治疗反应良好。

（9）少年肌阵挛性癫痫：又称前冲性小发作，青春期前后发病，表现为双侧、单个的或重复的不规则的肌阵挛抽动，突然的上肢外展、肘屈、屈髋、屈膝，有时突然摔倒，似电击状，与其他全身性发作不同之处表现为意识障碍不太明显。常在醒后不久发作。脑电图常表现为弥散的、不规则的阵发的棘慢波和多棘慢波。

（10）觉醒时全身强直-阵挛性癫痫：起病于10～20岁，多在醒后不久发生，傍晚休息时也可发生，有时也可并有失神或肌阵挛发作，多有遗传性。

（11）小婴儿癫痫性脑病伴暴发抑制：本病又称大田原综合征。生后最初几个月内发病，频繁的强直性痉挛，也可见部分性发作，很少为肌阵挛发作。脑电图在清醒或睡眠时均可见到暴发抑制现象。病因及病理改变尚不十分清楚。预后不良，严重的精神运动发育落后，4~6个月时往往转为婴儿痉挛症。

（12）婴儿痉挛：本病有三大特点：①特殊的发作形式；②精神运动发育停滞或倒退；③脑电图表现为高度失律。痉挛形式表现为一连串的肌阵挛发作，连续数次至数十次。部分病例在发作前已有明显的脑损伤证据，如精神发育落后、阳性神经系统体征或影像学改变或有明显病因，此种类型称为症状性。往往预后较差。还有一类为特发性，发病前无脑损伤体征，也无明确病因，此型如早期治疗，预后可能较好。

（13）Lennox-Gastaut 综合征（LGS）：主要发生在幼儿及学龄前儿童，发作形式多样，常表现为轴性强直、失张力性、不典型失神及全身强直-阵挛等发作形式。同一时期内可见到多种形式的发作，可以互相转变。发作非常频繁，常见癫痫持续状态，多数病例可找到病因，发作难以控制，预后不良。脑电图背景活动不正常，可见小于3Hz的棘慢波，往往呈多灶性。

（14）肌阵挛-站立不能性癫痫：发病从7个月到6岁，大多在2~5岁，1岁以上起病的小儿中，男孩明显多于女孩。常有遗传因素，既往发育正常。发作形式为肌阵挛、站立不能、肌阵挛-站立不能，有阵挛及强直成分的失神，经常有持续状态。脑电图初期正常，以后有不规则快的棘慢波或多棘慢波。预后良好。

（15）婴儿严重肌阵挛性癫痫：1岁以内发病，发病前发育正常。发作形式初起为全身性或一侧性阵挛性发作，继而出现肌阵挛发作，常为部分性发作。脑电图呈弥漫性棘慢波和多棘慢波，也可有局灶性异常。2岁后精神运动发育落后，并有共济失调、锥体束征，药物治疗效果不佳。

（16）发生于慢波睡眠时有持续性棘慢波的癫痫：在睡眠时可有不同的发作形式，部分性发作或全身性发作，清醒时可有不典型失神发作，不出现强直性发作。脑电图特点为在慢波睡眠相时持续弥散的棘慢波。一般为良性病程，但有时会出现神经精神紊乱。

（17）获得性失语性癫痫：本病发病前语言功能正常，学龄前及小学龄儿出现失语。70%~80%的患儿有惊厥，表现为部分性发作、全身性发作或复杂部分性发作，2/3的患儿尚有精神行为障碍。脑电图背景波正常，可有多灶性棘波及棘慢波。15岁以前病情及脑电图有所好转。

【诊断】

（一）脑电图检查

脑电图是诊断癫痫的重要手段。它不仅可以明确诊断，还可以帮助鉴别癫痫的类型。检查脑电图时，不宜停用抗癫痫药物，以免引起发作甚至癫痫持续状态。

1. 常规脑电图检查　为提高阳性率，记录时间不宜太短，常规要求记录20~30min。如果在描记过程中脑电图已有较多的癫痫波出现，记录时间可适当缩短。

2. 诱发试验　描记时一般均需做过度呼吸诱发试验。过度呼吸时，血中二氧化碳经肺排出，血中二氧化碳浓度降低，形成碱中毒状态，引起脑血管收缩，脑血流量减少，造成脑细胞环境改变而诱发异常波。过度呼吸的频率要求每分钟20~25次，持续3min。如深呼吸过程中已出现痫样放电，可恢复正常呼吸。

睡眠诱发试验也可诱发出痫样放电，自然睡眠比药物睡眠更优越，剥夺睡眠也可提高阳性率。

3. 24h 脑电图监测　利用携带式长程盒式记录仪记录。磁带盒挂在患儿腰带上，患儿可自由活动。描记过程中患儿或家属记录发作或异常情况，回放时观察相应时间的脑电图图形。

4. 遥测与录像监测系统　利用录像与遥测脑电图同时记录，为判断临床类型提供有力证据。

（二）其他实验室检查

CT、MRI 等影像学检查可了解脑结构有无异常，帮助判断癫痫的病因，但不能根据 CT 或 MRI 有无异常而肯定或否定癫痫的诊断。

脑地形图不能分辨脑电图的波形（如棘波、棘慢波等），不能辨别位相（正、负相），所以不能仅凭脑地形图确诊癫痫。

【治疗】

癫痫的治疗包括：对引起癫痫的原发病进行病因治疗；应用抗癫痫药物控制癫痫发作；少数难治性癫痫患儿中的部分患儿可进行手术治疗；关心患儿的心理等问题，提高他们的生活质量。

（一）正确对待癫痫，重视患儿心理问题

癫痫患儿中，有少部分可以自行缓解；大部分只要合理应用抗癫痫药治疗，就可得到完全控制或发作明显减少；难治性癫痫仅为 20% ~ 30%。历史上及现代的名人中有些曾是癫痫患儿，故人们特别是患儿及其家属正确认识癫痫是非常重要的。医师要使患儿树立起战胜疾病的信心，克服自卑等心理问题，配合医师的合理治疗，并取得患儿家长的密切配合，是治疗癫痫取得成功的重要条件之一。

（二）合理安排患儿生活

在可能的范围内鼓励患儿过正常生活，避免睡眠过少和感染。饮食不宜过少或过多。应禁止登高或打秋千等。

癫痫患儿一般可按时进行预防接种；但婴儿期癫痫发作频繁者，则应推迟接种。7 岁以上患儿，若癫痫未被控制者，不宜再补种百日咳疫苗。若患儿在第 1 次预防接种后 3d 内出现抽搐，就不要再给予加强剂量。第 1 次注射疫苗后 7d 之内出现脑病表现者，也不能进行第 2 次注射。

（三）药物治疗

应用抗癫痫药控制癫痫发作，仍是治疗癫痫的重要方法之一。药物治疗癫痫应注意以下几点：

1. 早治疗　癫痫一旦确诊，应当开始用抗癫痫药治疗。早治疗者癫痫的控制率高，而晚治疗者效果较差，且有效的患儿停药后复发率较高。

2. 按癫痫类型或癫痫综合征选药　既往治疗癫痫的经验证明，不同癫痫发作类型对抗癫痫药物有不同的选择性：

（1）原发性强直-阵挛发作：应选用丙戊酸钠、卡马西平、苯巴比妥、苯妥英钠、扑米酮及托吡酯。

（2）失神发作：选用丙戊酸钠、氯硝西泮。

（3）肌阵挛、失张力发作：选用丙戊酸钠、氯硝西泮、扑米酮。

（4）婴儿痉挛症：应选用促肾上腺皮质激素、肾上腺糖皮质激素、氯硝西泮、丙戊酸钠，无效者可选用新抗癫痫药氨乙烯酸、托吡酯。

（5）LGS综合征：选用丙戊酸钠、氯硝西泮。

（6）单纯部分性发作和继发的强直-阵挛发作：应选用卡马西平、托吡酯、苯巴比妥、丙戊酸钠、苯妥英钠、扑米酮。

（7）颞叶癫痫：首选卡马西平，其次为托吡酯、苯妥英钠、苯巴比妥。

（8）良性儿童癫痫伴有中央-颞部棘波：选用卡马西平、丙戊酸钠、苯巴比妥。

3. 尽量单药治疗　对常见的原发或继发的强直-阵挛性发作、失神发作、局限性发作及小儿良性癫痫等只要合理用药，仅用一种抗癫痫药就可收到良好的效果，癫痫控制率可达到70%～80%，且药物的不良反应小。同时应用2种或2种以上抗癫痫药物者，一是药物在体内的代谢可相互干扰或相互竞争其结合蛋白而增加用药剂量掌握的难度；二是易出现药物的毒性反应，且难以判断是哪一种药物引起的。所以治疗癫痫一般选用一种药物为宜。

应用单药治疗无效，改用两种或两种以上抗癫痫药治疗后，部分患儿的癫痫发作可得到控制或减轻。联合用药应注意以下几点：

（1）选用疗效好的药物。

（2）选用作用机制不同的药物。

（3）尽量避免选用两药间有明显相互作用而引起中毒者，如丙戊酸钠可抑制苯巴比妥在肝脏的代谢及丙戊酸钠与苯妥英钠竞争蛋白结合点。

4. 用药剂量个体化　不能千篇一律地按儿童年龄、体重计算给药剂量，因为：

（1）药物血浓度有个体差异，即年龄、体重、性别相似的患儿服一种抗癫痫药后，达稳态时的血药浓度有差异，少数相差可达数倍，这与受遗传基因控制的肝脏药物酶活性相互差别有关。

（2）最佳有效血浓度个体间也有差异，即刚好能控制患儿癫痫发作的血药浓度个体间是不一样的，如有的患儿卡马西平血浓度达5mg/L即能控制癫痫发作，而有的则达到10mg/L才能显效，这与个体癫痫灶的严重程度有关，所以治疗癫痫应先用较小的治疗剂量。无效者逐渐增加剂量，寻找适合于个体的有效剂量，使用药剂量个体化和科学化，才能提高疗效及避免药物的不良反应。

5. 监测药物血浓度　对临床有较大帮助。用抗癫痫药治疗有效者，测定患儿的血药浓度可了解其有效血浓度；已用较大剂量仍未得到控制者，测定其血药浓度对调整剂量或指导换药有重要参考价值；疑为药物中毒特别是多药联合治疗的患儿出现中毒症状者，测定药物血浓度对确定是否为药物中毒及是哪一种药引起的中毒有重要意义；可间接了解药物在患儿体内的代谢情况，对调整剂量有参考价值。

监测血药浓度的采血时间，应根据需要了解的情况而定。要了解与疗效有关的血药浓度，应取谷值时的血；要知道中毒血药浓度，应采峰值时的血。

6. 长期规律服药

（1）按时服药：根据药物半衰期将每日的剂量分2次或3次口服，即半衰期短者每日服3次，半衰期长者每日服2次。

（2）长期治疗：即癫痫得到控制后，要继续治疗3~4年。

7. 定期复查　目的是观察疗效及有无药物毒性反应，开始治疗时至少每月1次，癫痫发作得到控制后每隔2~3个月复诊1次即可。

（四）手术治疗

少数用抗癫痫药不能控制而发作频繁的难治性癫痫患儿，其中的部分患儿已确定癫痫区带，又确实符合手术适应证者，可考虑手术治疗。

第二节　热性惊厥

热性惊厥是小儿最常见的惊厥之一。在全部小儿中，5%~6%发生过热性惊厥。初次发作在1个月至6岁，在上感或其他传染病初期，当体温在38℃以上时突然出现惊厥，排除了颅内感染和其他导致惊厥的器质性或代谢性异常者，就可诊断为热性惊厥。

【临床表现】

本症特点是先有发热，后有惊厥，并与体温的高度及体温上升的速度有关；本病还与遗传因素有关，即遗传因素是惊厥的倾向，发热是惊厥的条件，感染是引起惊厥的原因，与年龄有关的发育阶段是热性惊厥机体内在的基础。这些因素的共同作用就可在临床上表现为热性惊厥。大多数热性惊厥是全身性阵挛性发作，其次为全身性强直性发作，仅少数是局灶性或失张力性发作。

【诊断】

（一）单纯性热性惊厥

1. 主要标准

（1）首次发病年龄大多在4个月至3岁，最后复发不超过6~7岁。

（2）发热在38℃以上，惊厥多发生于发热24h以内。

（3）惊厥为全身性发作，发作时意识丧失，持续数分钟以内，发作后很快清醒。

2. 次要标准

（1）惊厥发作2周后脑电图正常。

（2）脑脊液检查正常。

（3）体格及智力发育正常。

（4）有遗传倾向。

（二）复杂性热性惊厥

在符合热性惊厥定义的前提下，凡具有下列任何一条者，即应考虑诊断为复杂性热性惊厥。

1. 惊厥持续20min以上。

2. 在一次热性病中发生惊厥1次以上。

3. 惊厥形式为部分性发作。

4. 发作后有神经系统异常体征。

（三）不应诊断为热性惊厥的条件

1．中枢神经系统感染有发热出现惊厥时。

2．中枢神经系统其他疾病（颅脑损伤、颅内出血、占位性病变、脑水肿等）发热伴惊厥时。

3．严重的全身性生化代谢紊乱，如缺氧、水电解质紊乱、内分泌紊乱、低血糖、低血钙、低血镁、维生素缺乏（或依赖）、中毒等伴有发热及惊厥。

4．明显的遗传代谢性疾病、出生缺陷、神经皮肤综合征（如结节性硬化症）、先天性代谢异常（苯丙酮尿症）和神经节苷脂病等出现的发热伴惊厥。

5．新生儿期的惊厥。

6．惊厥发作及体温正常后 2 周，检查脑电图有痫样放电者。

【治疗】

热性惊厥的治疗是立即控制惊厥的发作，寻找发热性疾病的原因并予以治疗。但大部分患儿惊厥持续的时间短暂，只要及时治疗原发病及应用退热剂，惊厥大多不会反复发作，故可不用止惊药。仅有少数仍继续抽搐或呈惊厥持续状态者，就要采取紧急处理。

【预防】

第一是发生过热性惊厥的患儿，要预防急性上呼吸道感染等疾病，消除慢性感染病灶，尽量减少或避免在婴幼儿期发生急性发热性疾病，这对降低热性惊厥的复发率有重要意义。第二是间歇或长期用抗惊厥药，以预防热性惊厥的复发。

1．间歇短程用药 即平时不用药，只在每次发生热性疾病的初期，当体温刚升达 37.5℃时，立即将地西泮溶液直肠灌入或口服地西泮片剂，也可用地西泮栓剂，剂量为 0.3～0.5mg/kg，年长儿最大剂量为 10mg。若 8h 后仍发热，可再给药 1 次。必要时再过 8h 给第 3 次。初次发生热性惊厥的患儿中，只有 20%～40% 复发。选择以下患儿为短程地西泮预防的对象比较合理：第一是首次热性惊厥具有复发危险因素的患儿，包括首发月龄在 15 个月以下，有一级热性惊厥遗传史，有一级癫痫遗传史及复杂性热性惊厥；第二是无复发危险因素但以后有过 1 次复发者。

此法简便易行，效果较好，但治疗显效的关键在于刚开始发热时立即用药。

2．长程用药 即持续规律口服苯巴比妥或丙戊酸钠到 3～4 岁。但长期口服上述药物有一定的不良反应，且间歇短程应用地西泮可以收到良好效果，所以目前认为采用此法治疗的患儿应加以限制：①体温在 38℃以下，有惊厥发作 2 次以上者。②热性惊厥持续 15min 以上（包括惊厥持续状态），用地西泮间歇短程治疗无效者。③热性惊厥复发频繁（每年 5 次以上），应用地西泮短程治疗无效者。

第七章　泌尿系统疾病

第一节　急性肾小球肾炎

急性肾小球肾炎（急性肾炎）为儿科常见疾病，发病率居泌尿系疾病首位。本病广义上系指一组病因不同，以血尿、水肿、高血压为特征的肾小球疾病。引起本病的病原体中以 A 族 β 溶血性链球菌最常见，故又称急性链球菌感染后肾炎。本病好发于儿童，以 3~8 岁多见，预后良好，一般多在 6 个月内恢复，少数可因反复感染而病程迁延，表现为尿常规有少量红细胞或轻微蛋白，可持续 1~3 年，其中多数仍能恢复。

【临床表现】

本病常有呼吸道或皮肤感染前驱症状，经 1~3 周后发病，症状轻重不一，典型病例可有水肿、血尿、蛋白尿及高血压。严重患儿表现为少尿、无尿、急性肾功能衰竭甚至肺水肿，常可危及生命。轻者可无症状，仅有尿液轻微异常，称亚临床型。

【诊断】

除尿常规异常外，抗"O"滴度升高（脓疱病所致的肾炎抗"O"滴度可正常）；抗透明质酸酶（AH）及人抗 DNA 酶抗体（anti-DNAse）呈阳性；血补体降低；血循环免疫复合物（CIC）阳性；内生肌酐清除率、血尿素氮及肌酐正常，或早期有短暂轻度增高，随尿量增加可恢复正常。

本病病理检查属弥漫性毛细血管内增生性肾炎。光镜下肾小球内皮细胞、系膜细胞及基质增生，有多形核白细胞浸润，造成毛细血管腔狭窄。免疫荧光检查显示肾小球毛细血管袢和系膜区有 IgG、C_3 和备解素呈颗粒样沉积，偶见 IgM、C_4 沉积。电镜下于肾小球上皮细胞下可见电子致密物呈驼峰样沉积，为本病的特征性改变。

根据临床症状及实验室检查即可诊断本症。但有下列情况者应行肾活体组织检查以助诊断：

1. 起病后肾功能进行性恶化，疑有急进性肾炎。

2. 血尿、蛋白尿持续存在，病程迁延并伴血补体持续降低。

3. 蛋白尿日趋加重，达肾病水平。

肾活检组织学检查对明确病理改变类型及决定治疗方案有重要意义。

【治疗】

急性肾炎为自限性疾病，无特异性治疗方法，以对症处理为主，但应注意急性期并发症的发生，使之顺利渡过急性期而恢复。

（一）一般治疗

起病初期应密切观察病情，定时测量血压，记录出入量，注意休息及饮食。

1. 休息　急性期应卧床休息 2 周，直至尿量增多、水肿消退、肉眼血尿消失、血压降至正常，方可逐渐进行室内活动。2 个月后如症状消失，尿常规检查基本正常，可恢复半日上学，以后逐渐过渡至全日学习。但 3 个月内应避免重体力活动。

2. 饮食 水肿、尿少及高血压期间，为减轻肾脏负荷，应适当限制水、钠、钾及蛋白质的摄入，以高糖、低盐、低蛋白饮食为宜。盐每日 1~2g；在少尿及氮质血症时，蛋白质应减至 0.5g/（kg·d），以优质蛋白为佳。尿量增多、氮质血症消失后，应尽早恢复蛋白质供给，以保证小儿生长发育的需要。恢复期尿液虽未完全恢复正常，一般不需限制饮食。

3. 感染灶的治疗 有咽部或皮肤感染灶者，应给予青霉素 7~10d。病程 6 个月后，尿液检查仍异常，且考虑与扁桃体有关者，待病情稳定，可行扁桃体摘除术。本病与风湿热不同，无须应用抗生素长期预防链球菌感染。

（二）对症及并发症治疗

1. 利尿 由于肾小球毛细血管袢内皮细胞增生，炎症渗出，致使肾小球毛细血管腔狭窄，肾小球滤过率下降；并因水、钠潴留，细胞外液容量扩大，造成水肿和高血压，因此利尿治疗至关重要，不仅具有消肿降压作用，且可防止发生严重并发症。凡有水肿、少尿、循环充血者均应给予利尿治疗。常用的利尿药有：

（1）双氢氯噻嗪，主要作用于肾小管髓袢升支的皮质段及远端肾小管的起始部，抑制 Na^+、Cl^- 重吸收，也增加 K^+、Mg^{2+} 的排出。剂量 1~2mg/（kg·d），分 3 次口服。副作用有恶心、皮疹、光敏性皮炎等。长期服用可致低钠、低氯、低钾血症。

（2）呋塞米为袢利尿剂，主要作用于髓袢升支髓质和皮质部，抑制 Na^+、Cl^- 的重吸收，促进 Na^+、Cl^-、K^+ 和水分的大量排出，而起利尿效果。

利尿作用强而迅速，静脉注射尤为明显。常用于少尿、重度水肿、循环充血患儿。剂量 1~2mg/（kg·次），4~6h 可重复应用。轻症患儿可肌注或口服。副作用有瘙痒、皮疹、视力模糊，大剂量可致听力减退。本病忌用保钾及渗透性利尿剂。

2. 降血压 凡舒张压超过 12.0kPa（90mmHg）时，除限制水、钠入量及用利尿剂外，均应给予降压药，以防止血压继续升高，加重心脏负荷及高血压脑病的发生。

（1）常用降压药

1）利血平为首选药物，首次剂量 0.07mg/kg（最大量不超过 2mg），首剂后改口服维持量，剂量为 0.02~0.03mg/（kg·d），分 3 次口服。副作用有鼻塞、结膜充血、面红、心动过缓等。

2）肼苯哒嗪的降压作用是通过小动脉扩张降低外周血管阻力，使舒张压明显下降。适用于肾性高血压，单独使用效果不好，可与利血平合用。肌注每次 0.1mg/kg，口服 0.5mg/（kg·d），分 2~3 次服用。副作用为头痛、心率加快等。

（2）血压增高明显需迅速降压者，可选用：

1）硝苯吡啶（心痛定），为钙离子阻滞剂，具有干扰小血管平滑肌兴奋收缩的作用，可降低外周血管阻力，使血压下降，口服或舌下含服吸收良好，剂量为 0.1~0.2mg/（kg·次），每日 2~3 次。副作用有面部潮红、心悸、头痛等。

2）巯甲丙脯酸（开搏通、卡托普利），为血管紧张素转化酶抑制剂，可减少血管紧张素 Ⅱ 的生成，解除小动脉痉挛，从而达到降压作用。因疗效明显，目前已作为儿科一线降压药物。剂量为 1~6mg/（kg·d），分 3 次口服。从小剂量开始用药，视血压变化逐渐加量，最大量不超过 6mg/kg。副作用有皮疹、粒细胞减少等。

3）依那普利，为不含巯基的血管紧张素转化酶抑制剂，作用比巯甲丙脯酸强 10 倍，且作用更持久。因不含巯基，尤其适用于肾功能不全者。剂量为成人 10~20mg/d，分 2 次口服，小儿酌减。

3. 高血压脑病的治疗　需采用紧急降压、止惊措施，长时间抽搐可致永久性脑损伤，遗有癫痫样发作。最常选用的静脉降压药有：

（1）硝普钠：为强有力的血管扩张剂，作用迅速，静脉滴注后 1min 内见效，但维持时间短，3~5min 作用消失，应持续静滴。剂量为 5~20mg，溶于 100ml 葡萄糖液中，开始以每分钟 1μg/kg 速度滴入，视血压变化调整速度，最大量不超过每分钟 8μg/kg。本药对光敏感，见光分解而失效，故应临用前配制，输液宜用黑纸遮住。用药过程中，应严密监测血压，以防低血压症。该药经肝脏代谢，产生有毒的氰化物。长期使用应测血中的硫氰酸盐含量，超过 10mg/dl 时应停药，一般用药不超过 1 周。

（2）二氮嗪：亦称低压唑、降压嗪，能松弛血管平滑肌，直接扩张小动脉；降压的同时，不降低心输出量，对脑、肾血流量无影响。剂量每次 3~5mg/kg，溶于专用溶液内，快速静脉注射，3~5min 即显效，可维持 8h。如注射 1 次无效，可 15~30min 后重复 1 次。本药可因与血浆蛋白结合而降低药效，故不宜静滴。副作用小，偶有恶心、头痛或一过性室性心律不齐。给药过程中，亦需严密监测血压。

高血压脑病惊厥时，必须立即止惊，常用安定，剂量为 0.3mg/（kg·次），总量不超过 10mg，静脉注入。如惊厥频繁或时间较长，需用 20% 甘露醇 1~2g/（kg·次）静滴，以防脑水肿。

4. 控制循环充血及肺水肿　循环充血及肺水肿系因水钠潴留、血容量扩大所致，故治疗重点在于减少水钠潴留，恢复血容量。应用强有效的利尿药，如呋塞米静脉给药，而不宜用加强心肌收缩力的洋地黄类药物。一旦发生肺水肿，应立即给氧、镇静，必要时给予吗啡 0.1~0.2mg/（kg·次）皮下注射；并用血管扩张剂，如硝普钠、酚妥拉明 0.1~0.2mg/（kg·次），每次总量不超过 10mg，溶于葡萄糖液 20ml 中，缓慢滴入，6~8h 可重复 1 次。上述处理无效时，可进行透析疗法，以改善预后。

5. 急性肾功能衰竭的处理　该症为急性期死亡的主要原因，必须积极治疗，宜早期采用透析疗法。

第二节　慢性肾炎

慢性肾炎是一组由多种病因引起的，原发于肾小球的疾病。临床特点为病程长（超过 1 年），多进展缓慢，伴有不同程度的贫血、高血压及肾功能损害。治疗困难，多为不可逆性，预后差。本病在儿科较少见。

【临床表现】

1. 普通型　最常见，表现为倦怠、乏力、腰部酸痛、轻至中度水肿、高血压及肾功能损害，尿沉渣有红细胞和各种管型。

2. 肾病型 突出表现为大量蛋白尿，有高度水肿、低白蛋白血症、高胆固醇血症。尿沉渣可有红细胞及各种管型，血压正常或中度增高，肾功能正常或进行性损害。

3. 高血压型 除有普通型表现外，血压增高比较突出。常伴有慢性肾炎的眼底改变。

4. 急性发作型 有些患儿在病程中因感染或劳累于数天后出现病情加重，甚至可使肾功能急骤恶化。

各种临床类型并非固定不变，而可互相转化，即在病程的不同时期可表现为不同的临床类型。病情也可时轻时重，常迁延不愈。

【诊断】

1. 病史 长达 1 年以上。

2. 主要临床表现 为程度不等的水肿。

3. 实验室检查

（1）尿常规异常，尿比重低而固定。

（2）贫血（轻～中度），为正色素、正细胞性。

（3）血清肌酐、尿素氮可有升高。血清电解质可有异常，如低钙血症、高钾或低钾血症等。

（4）部分患儿可有低钙、高磷血症，血清碱性磷酸酶升高，甲状旁腺激素水平升高，此类患儿 X 线多提示有肾性骨病表现，如骨质稀疏、佝偻病、纤维性囊性骨炎等。

4. 双肾 B 超 肾外形缩小，轮廓不规则，皮质变薄，回声增强，提示重度弥漫性病变。

5. 肾活检病理所见 常有程度不等的肾小球和肾小血管的硬化，伴有肾小管萎缩和间质纤维化。肾脏体积缩小，肾皮质变薄。

【治疗】

对未发展到终末肾阶段的慢性肾炎的治疗，主要是保护肾功能、对症保守疗法。

（一）一般治疗

1. 去除或避免使慢性肾炎急性发作的诱因或导致加重的因素，包括受冷、劳累、感染等。此外，应避免过多应用强力利尿剂及使用肾毒性药物，并注意纠正水、电解质及酸碱平衡紊乱。

2. 对有水肿、高血压或肾功能减退的患儿，除强调适当的休息外，应避免剧烈运动，并限制盐的摄入，每日食盐以 2～3g 为宜，给予高质量低蛋白、低脂饮食。

（二）对症治疗

1. 利尿消肿 大部分患儿通过充分休息、限制食盐摄入均可使水肿减轻、血压下降；如疗效不理想，可应用作用缓慢的利尿剂（如双氢克尿噻、安体舒通等）及药膳（如茯苓、泽泻等）治疗，以达到消肿、利尿、改善病情的作用。

2. 降压治疗 强调坚持用药及合理用药。既要控制血压，又不可降压太快或太低，以免肾血流突然减少，造成肾功能的急骤下降；间断服用降压药可因血压波动而损害肾功能，也应尽量避免。患儿应在医生指导下应用降压药（包括减量或换药），并定期监测血压，以维持血压稳定。常用降压药除利尿剂外，还有巯甲丙脯酸、伊那普利、心痛定、络活喜、复方降压平等。

3. 并发症的治疗

（1）纠正水、电解质及酸碱平衡紊乱。

（2）少量输新鲜血和使用促红素纠正贫血。

（3）选用合适的抗生素治疗感染。

（4）控制心力衰竭。

（5）针对高脂血症给低脂饮食和降脂药物。

（三）特殊治疗

对不同病理类型的慢性肾炎治疗目标不同，这与预后关系密切。

1. 对于轻至中度系膜增殖性肾炎（包括 IgA 肾病），如以大量蛋白尿为主要表现时，应正规使用糖皮质激素和细胞毒性药物，常可获满意疗效，蛋白尿消失，可达临床完全缓解，肾功能也可维持正常多年。

2. 对于严重系膜增殖性肾炎，因病理损害严重，且病程中常伴血小板凝聚、肾小球内凝血和纤溶异常，此时使用糖皮质激素和细胞毒性类药物，需权衡利弊，根据患儿情况决定是否应用。同时应配合抗凝、降压等综合治疗措施，以控制原发性肾小球疾病的活动病变，消除加重损害的因素。经上述治疗效果不满意时，进一步治疗的重点则在于保护残存的肾功能，包括避免使用肾毒性药物、防治感染等。

3. 对于膜性肾病，病变呈不可逆性缓慢进展者，应用激素、免疫抑制剂的目的在于延缓肾功能恶化，而不是针对蛋白尿进行治疗，因此不应为追求消除尿蛋白而加强用药。

4. 局灶、节段性肾小球硬化也是一种不可逆的病变，一般不需应用糖皮质激素或细胞毒性类药物治疗。只有当蛋白尿较重时，才酌情应用糖皮质激素及细胞毒性类药物，其治疗的重点也在于保护残存的肾功能。

延缓肾功能损害进展和保护残存肾功能的措施包括控制肾小球活动病变，使血压维持在稳定状态。去除新的致病因素、抗凝及针对高脂血症等综合治疗，均十分重要。

（四）中医辨证施治

可改善症状。对慢性肾炎的辨证多认为属虚寒血瘀之证，服药宜坚持长疗程，随症加减。辨证分型及方剂介绍如下：脾肾阳虚型——治以温肾（阳）、健脾利湿，常用真武汤加减；肝肾阴虚型——治以滋阴凉血法，常用知柏地黄汤加减；脾虚湿重型——治则是健脾利湿，常用参苓白术散加减；血瘀型——治则是活血化瘀，常用桃红四物汤加减。有作者强调，对任何型慢性肾炎，均需加入和重用活血化瘀中药。

第三节　急性肾功能衰竭

急性肾功能衰竭（ARF）简称急性肾衰，是由多种原因引起的肾功能急剧下降甚至丧失，可导致代谢产物堆积，血尿素氮和肌酐迅速升高，并引起水、电解质紊乱及急性尿毒症症状。多数有少尿或无尿。如能早期诊断、抢救，肾功能多可完全恢复；如延误诊治则可致死。少部分患儿病情严重，迁延不愈，遗留慢性肾功能不全或长期依赖透析疗法以维持生命。

【临床表现】

（一）少尿性肾衰

1. 少尿期 尿量<400ml/d 或<250ml/m² 为少尿；<50ml/d 为无尿，少尿持续时间因受损程度及病因而异。少尿持续 2 周以上或在病程中少尿与无尿相间出现者预后不良，约 75% 的患儿死于少尿期。主要表现如下：

（1）水潴留：表现为全身水肿、胸腹腔积水，严重者可发生心力衰竭、肺水肿、脑水肿，是少尿期死亡的重要原因。

（2）电解质紊乱：表现为三高三低，即高钾、高磷、高镁和低钠、低钙、低氯血症。①高钾血症：肾脏排钾减少，合并感染、组织坏死及溶血，均可使钾由细胞内移至细胞外而引起高钾血症；酸中毒、摄入含钾较高的食物或输注库存血亦可致高钾血症。血钾>6.5mmol/L 为危险界限，表现为烦躁不安、嗜睡、恶心、呕吐、四肢麻木、胸闷、憋气等症状。心率缓慢、心律不齐可致猝死。心电图 T 波高尖、基底窄、QRS 增宽、P-R 间期延长，Ⅰ～Ⅲ度房室传导阻滞，心室纤颤等，应密切监测血钾及心电图改变。高钾血症发展速度因病情而不同。②低钠血症：分两种情况，一是稀释性低钠血症：体内钠总量不少，主要是由于水潴留、血钠被稀释，表现为体重增加、水肿、倦怠、头痛、神智淡漠，严重者可有抽风、昏迷。另一种情况是缺钠性低钠血症：多有腹泻、呕吐、大面积烧伤等体液丢失史，有脱水及血液浓缩表现，与稀释性者必须严格区分。③高血磷和低钙血症：由于组织坏死及肾功能不全，磷在体内蓄积使血磷升高；钙在肠道内与磷结合，而从肠道排出，进而引起低钙血症。但因常有酸中毒，游离钙不低，所以很少出现低钙抽搐，但若接受大量碱剂则易诱发。④高镁血症：镁是细胞内多种酶的活化剂，对心血管、神经、肌肉和周围神经的兴奋性具有抑制作用。高镁与高钾症状相似，可以引起肌无力、瘫痪、血压下降和深反射消失、心传导阻滞，一般多不重。

（3）代谢性酸中毒：酸性代谢物不能排出而蓄积于体内，蛋白分解代谢增加，产生更多的磷和各种有机酸离子，加重了酸中毒。肾衰患儿半数以上可有酸中毒，表现为萎靡、乏力、嗜睡、呼吸深长、面色发灰、口唇樱桃红色，可伴心律不齐，多随病情好转而消失。

（4）氮质血症：蛋白质代谢产物及细胞分解产物蓄积于体内可引起全身各系统中毒症状，高热、感染、严重组织损伤可加重氮质血症。氮质血症的程度与病情轻重一致。首先出现消化系统症状，表现为食欲减退、恶心、呕吐、腹部不适等，10%～40% 的患儿可有消化道出血；中枢神经系统受累可出现意识障碍、躁动、谵语、抽搐、昏迷等尿毒症脑病症状；血液系统表现为出血倾向、皮肤瘀斑及贫血。

（5）心力衰竭、肺水肿：主要为容量负荷过大所致，表现为可加重心衰的电解质紊乱、高血压、贫血、酸中毒、感染等，约 1/3 的患儿可出现心力衰竭。主要表现为呼吸困难、不能平卧、心率加快、肺底出现湿啰音、下肢水肿等。

（6）高血压：长期少尿可出现轻或中度高血压，主要是由于血容量增加和循环中肾素-血管紧张素水平增高所致，严重者可出现高血压脑病。

（7）合并感染：70% 左右易合并严重感染，以呼吸道及泌尿道感染为常见。约 1/3

急性肾衰患儿死于感染。

2. 多尿期 少尿期后尿量逐渐增多，一般 5～6d 后可达到尿量高峰，表明肾功能有所好转，排出体内积存水分；但也可能是肾小管吸收原尿的量有所减少而发生利尿，因此不能掉以轻心。多尿持续时间不等，一般 5～10d，部分患儿可长达 1～2 个月。此时入量以尿量的 2/3 为宜，否则将会延长多尿期。

主要表现如下：

（1）低钠血症及脱水：由于大量水及钠由尿中丢失，多由稀释性低钠变为缺钠性低钠，应注意补充。

（2）低钾血症：当每日尿量增加至 500～1000ml 时，大量钾从尿中排出，可出现低钾血症。常表现为肌肉松软、无力以至麻痹，呼吸困难、胸闷、腹胀、心音低钝、心界扩大等，心电图 $Q～T$ 间期延长、T 波低平、U 波出现、ST 段下降、期外收缩及房室传导阻滞等。此期应注意钾的补充。

（3）抵抗力低，易感染：应加强支持疗法，必要时输血或补充清蛋白。

3. 恢复期 多尿期后肾功能逐渐恢复，血尿素氮及肌酐逐渐恢复正常。一般肾小球滤过功能恢复较快，而肾小管功能恢复较慢，少数患儿可遗留不同程度的肾功能损害或转为慢性。体质恢复多需数月。

（二）非少尿性肾衰

非少尿性肾衰是指无少尿或无尿表现，每日平均尿量仍可达 600～800ml。文献中虽早有报道，但近年有增多趋势。

少尿性肾衰与非少尿性肾衰的临床表现有所不同。前者主要是由于手术、休克、肾脏缺血、缺氧所致；后者则多由氨基糖苷类抗生素和（或）造影剂所致，且后者在化验指标、需透析次数、合并症及病死率均较前者为轻，但如处理不当仍可有大约 26% 的病死率，必须引起注意。详细询问病史，了解发病前有无导致肾衰因素以及血化学、尿指标的检验对诊断有重要意义。

【诊断】

既往无肾脏病史，急性起病，有致肾衰因素，如氨基糖苷类抗生素的应用或手术及休克等诱因，临床有少尿或无尿，水、电解质紊乱，血尿素氮及血肌酐升高，尿常规及尿指标检查异常，典型病例诊断不难，但要注意非少尿性肾衰及不典型或轻型病例的诊断。

【治疗】

（一）危重监护

对急性肾衰患儿需要给予保护性隔离和监护，包括严格记录每日出入量，每晨（空腹）测体重，监测血压、心率、体温，定期检测肾功能，复查血生化、心电图、胸片等；必要时需重复肾脏 B 超检查，以动态观察肾脏病变。有高凝状态及血栓并发症或有弥漫性血管内凝血者，应监测其血小板、纤维蛋白原、凝血酶原时间等以指导抗凝治疗。

（二）治疗原发病

治疗各种原发病是急性肾衰治疗的首要原则，如脓毒败血症等严重感染、严重外伤及各种原因所致的血容量不足、休克等，对降低急性肾衰的病死率至关重要。

（三）急性肾衰的早期治疗

1. 改善循环状态，防治肾缺血，减少毒素产生有助于肾功能恢复，包括以下措施：

（1）纠正血容量不足和低血压、低氧血症。

（2）对缺血性 ARF 动物模型输入 $ATP\text{-}MgCl_2$ 结合物有促进肾小管修复和改善肾功能的作用，但该药有强烈的血流动力学副作用，影响其临床应用。

（3）血管活性药物：如酚妥拉明（α-受体阻滞剂）、多巴胺等可通过降低肾血管阻力而增加肾血流。

（4）钙通道阻滞剂：能阻止钙离子内流，从而减轻细胞损伤，这一结论尚有争议。

（5）甲状腺素：可增加 $Na^+\text{-}K^+\text{-}ATP$ 酶活性，促进蛋白合成，刺激肾小管内葡萄糖和氨基酸的摄取，用于缺血性肾损害。

（6）细胞保护剂：黄嘌呤氧化酶抑制剂、氧自由基清除剂（如过氧歧化酶、谷胱甘肽等）以及茶碱、上皮生长因子等均对缺血性和中毒性 ARF 动物模型有保护和修复作用。

2. 利尿剂的应用　可增加毒素排出和恢复尿流，常用药物如下：

（1）襻利尿剂和多巴胺［小剂量，按 $0.5 \sim 2\mu g/(kg \cdot min)$，用输液泵调控］：有强烈的扩张肾血管作用，早期使用可改善肾灌注，增加肾小管流量。

（2）甘露醇：是一种渗透性利尿剂，有增加溶质排泄、减轻细胞肿胀、防止肾小管阻塞和扩张血管作用，小剂量 $0.2g/(kg \cdot 次)$ 给药。

（3）心房利钠肽：通过扩张输入小动脉，同时增加输出小动脉阻力而增加肾小球滤过率，达到钠利尿的作用。

（4）其他：前列腺素也有利尿降压作用，中草药（如五皮饮、肾精子、蟋蟀等）有较好的利尿效果。

（四）急性肾衰少尿期的治疗

少尿期的治疗至关重要，是决定成败的关键环节。

1. 营养与饮食

（1）供给饮食的原则是低盐（$1 \sim 2g/d$）、低蛋白、高糖、高脂肪。热卡至少应为 $125.52 \sim 167.36kJ/(kg \cdot d)$［$30 \sim 40kcal/(kg \cdot d)$］，最好达到 $209 \sim 251kJ/(kg \cdot d)$［$50 \sim 60kcal/(kg \cdot d)$］。如果 ARF 并发创伤或大面积烧伤（>体表面积50%），或并发严重感染者，应增加热卡供给，必要时给予葡萄糖或肠道外营养。

（2）蛋白质应选用高生理效价蛋白，如鸡蛋白、鱼和精肉。牛奶含磷高，不宜采用。应免食植物蛋白。每日蛋白口服量为 $0.5 \sim 1.0g/kg$。如果肠道外供给必需氨基酸可为 $10 \sim 20g/d$；透析患儿应增加必需氨基酸或非必需氨基酸，$10 \sim 20g/d$。

（3）给予 B 族维生素、维生素 C。

（4）肌注蛋白同化激素，即苯丙酸诺龙，剂量是每次20mg，每周2次。

2. 限制液量

（1）要求每日体重较前 1d 减少 1% ～2%，用此标准衡量入液量。

（2）每日液量 $=400ml/m^2$ + 前 1d 显性丢失量（包括尿、便、吐及引流液等）。

（3）不能口服者，需给予静脉输液。开始时可用 $1/3 \sim 1/4$ 张去钾含钠液静脉滴注，以后根据血生化调整输液计划。

（4）危重症患儿应尽早给予静脉高营养（即肠道外营养）疗法，所用液体包括高张葡萄糖、脂肪乳剂、多种维生素制剂、微量元素、必需氨基酸等。

（5）未作透析的 ARF 患儿不宜输血。除非患儿有重度贫血和明显出血倾向，应给予少量（50～100ml）多次新鲜血输注，一般不宜用贮存库血。

（6）体温高于37℃者，每增加1℃，非显性失水按 75ml/（m² · d）计算入每日入量内。

3. 纠正电解质紊乱

（1）高钾血症的治疗

1）一般措施：除防治感染、保证热卡供给、避免使用含钾药物及摄入含钾丰富的饮食外，还可给予静脉输注高张葡萄糖、胰岛素（每3～5g葡萄糖∶1U胰岛素）、10%葡萄糖酸钙；必要时使用高渗含钠液（如碳酸氢钠），但需审慎。此外，可口服阳离子交换树脂（钠型），每日20g，分2次服用。

2）紧急措施：上述保守治疗无效者，应及时施行透析疗法。

3）低钠血症：需先除外稀释性低钠血症后再给予纠正。如使用3%氯化钠，按照12ml/kg可提高血钠10mmol/L计算，一般先给予半量，再酌情补充。

（2）低钙血症：给予10%葡萄糖酸钙，每次10～20ml，需加入等量葡萄糖溶液稀释后缓慢静注，每天1～2次。

（3）高磷血症：除限食含磷高的饮食外，还可给予口服氢氧化铝60mg/（kg · d），或凝胶剂1g/（kg · d）（成人剂量是30ml，每天3次）。

4. 代谢性酸中毒的治疗　除限制蛋白饮食、保证每日热卡供给外，如血清 HCO_3^- <15mEq/L，治疗需根据血钠结果，分析代谢性酸中毒的性质再予以处理。如为失钠所致者，应给予5% $NaHCO_3$ 纠正酸中毒，剂量按5ml/kg可提高二氧化碳结合力4.49mmol/L（10vol%）计算，一般先给半量，并应稀释成等渗液后再用。如为酸性代谢产物积聚所致的酸中毒，血钠正常或偏高者，纠酸应给予不含钠的碱性液，如3.64% THAM（三羟甲基氨基甲烷，缓血酸胺），按每次5ml/kg给予（最大量≤100ml/次）；静脉点滴速度宜缓慢，以防抑制呼吸，并需注意勿渗漏至皮下造成组织坏死。纠酸后注意补钙，以防抽搐。

5. 氮质血症的治疗

（1）中药点滴灌肠：首先需进行辨证，以决定选用实证方或虚证方。

虚证方：大黄9～15g，附子6～9g，细辛3～4.5g。实证方：大黄15～30g，黄柏30g，白头翁30g，槐花15g或槐角30g，细辛3～4.5g。

方法：每剂中药浓煎成100ml，每日1剂，分2次灌肠。将药液置于点滴瓶中缓慢经细肛管（深插，成人插入25cm，小儿因个体而异）于15～30min内滴入；如患儿配合，灌肠药液能保留1～2h再排出疗效更好。

（2）包醛氧化淀粉（尿素氮吸附剂）：口服剂量为每次5～10g，2次/d。用药前查大便隐血阴性者才可服用。服药期间需监测便潜血，一旦发现便隐血阳性，除立即停药外，同时给予甲氰咪呱静脉点滴或口服。必要时需输新鲜血，用法是0.2g/次，加生理盐水20ml/静注，6h一次。病情好转后改为口服，0.2g/次，12h一次。

（3）透析疗法（包括血液透析和腹膜透析）：近年来愈倾向于早期预防性透析，不但可以减少各种并发症的发生，而且有利于原发病的治疗和康复。透析指征如下：

高代谢型患儿（BUN 每日增高 >8.9mmol/L，25mg%）应立即进行透析。

非高代谢型急性肾衰患儿，出现下述情况之一者应立即开始透析治疗：少尿 2~3d 后尿毒症状明显；有明显的水、钠潴留症状，严重高钾血症（血钾 >6.5mmol/L），保守治疗无效；血肌酐 >580.4μmol/L（6mg%）、尿素氮 >28.6mmol/L（80mg%）；严重的代谢性酸中毒，HCO_3^- 持续 <10mmol/L，难以纠正者。

被迫透析：如不进行透析抢救有生命危险的急性肾衰患儿，指征如下：严重高钾血症（血钾 ≥7mmol/L），且保守治疗无效；严重氮质血症[血肌酐 >707.2μmol/L（8mg%），尿素氮 >35.7mmol/L（100mg/dl）]；水中毒症状突出者。

透析疗法的选择：一般根据患儿病情、年龄以及当地设备条件决定。可以选用腹膜透析（PD）或血液透析（HD）治疗。腹膜透析设备简单，技术易于掌握，基层医院便于施行。特别是对于血流动力学不稳定、血压下降、心衰或有出血倾向者，应选择腹膜透析。而在高代谢型患儿、腹腔脏器开放性损伤或腹腔手术 <3d 的急性肾衰患儿，应选用血液透析。败血症所引起的 ARF 或急性肾小管坏死是持续性动静脉血液滤过的适应证。急性肾衰作腹膜透析可以用单涤纶袖套的急性腹透管；插管方法除手术切开置管法外，可借助腹腔穿刺针，在脐与耻骨联合线上 1/3 中点穿刺，刺入腹腔后拔出针芯，然后将透析导管徐徐放置于膀胱直肠窝处，检查是否通畅后再将管与腹壁固定。此法不需手术，相对容易，但术后漏液及腹壁疝发生机会较多，不宜长期使用。

6. 防治感染　选择有效、不易产生耐药性的抗生素，这类抗生素必须对肾毒性小（即从肾排出 ≤15%）、肾衰时药物半衰期延长不多者，如红霉素、氯霉素、头孢三嗪（原名菌必治，现改名为罗氏芬）等。

7. 其他治疗

（1）心力衰竭的治疗：除严格限制水、盐外，应选用快速洋地黄制剂（如西地兰等）。根据肾功能调整剂量，其化量较正常减少 1/3~1/4，维持量相当于 1/5~1/6 化量。

（2）对重度贫血、有明显出血倾向的患儿：采取少量、多次输注新鲜血可改善症状。

（3）对惊厥患儿的处理：除选用有效的抗惊厥药物外（安定静推抗惊厥最有效，应列为首选），还需针对惊厥病因（高血压、低钙血症、低钠血症、脑水肿等）进行治疗。

（4）中药治疗：可改善症状。急性肾衰少尿期可用清热、利湿、活血化瘀方，常用浮萍连翘赤小豆汤、五皮饮、桔皮竹茹汤等。

（五）急性肾衰多尿期的治疗

1. 多尿初期，氮质血症和血钾可继续上升，不可掉以轻心，仍应按少尿期原则处理。

2. 防治感染、支持疗法、维持水电平衡、避免使用肾毒性药物以防止病情反复是几个重要环节。

3. 多尿期中药治疗原则以健脾滋阴、凉血止血、清化余邪为宜，常用沙参麦门冬汤、四君子汤等。

（六）急性肾衰恢复期的治疗

1. 此期主要是根据病情加强调养，逐渐增加活动量，避免使用肾毒性药物。

2. 恢复期中药治疗原则是健脾补肾、益气养血，常用当归补血汤、四君子汤等。

第八章　传染性疾病

第一节　麻　疹

麻疹是麻疹病毒引起的急性呼吸道传染病。尽管国内外已研制并广泛应用有效的麻疹减毒活疫苗（简称麻苗），但麻疹仍是一个全球性的问题。因麻疹具有高度的传染性，过去它是小儿最常见的传染病，其发病率和病死率在小儿传染病中居于首位。

【病因和流行病学】

麻疹病毒属副黏病毒科，为单股 RNA 病毒。电镜下直径为 150~300nm，由 6 种结构蛋白组成。本病毒在体外存活力较弱，不耐热，对日光和一般消毒药均敏感，在阳光照射和流通空气中 20min 即可失去致病力。能耐干燥和冷冻，在 0℃ 可保存 1 个月，－70℃ 可保存数月至数年。

患儿是唯一的传染源，自潜伏期末至出疹后 5d 内，眼、口、鼻分泌物及尿和血液中（特别是白细胞内）均含病毒，具传染性。主要通过喷嚏、咳嗽、说话时借飞沫经呼吸道直接传播，凡未患过麻疹又未接种疫苗者均为易感者，一旦接触麻疹患儿，90% 以上发病。麻疹感染后可获得持久免疫力。母体抗体可经胎盘传至胎儿，故 6 个月以内婴儿很少发病，6 个月至 5 岁小儿发病率最高。自麻疹疫苗普遍接种以来，在接种地区发病率比接种前下降 95%，轻型或不典型的病例增多。发病年龄向后推移，青少年和成人发病率相对上升。以冬春季发病为多。

【临床表现】

1. 潜伏期　8~12d。

2. 前驱期　主要表现为上呼吸道炎及眼结膜炎，有发热、咳嗽、喷嚏、流涕、流泪、畏光、眼结膜充血、眼睑水肿，并有浆液脓性分泌物。起病后第 2~3d，约 90% 的患儿有麻疹黏膜斑。

3. 出疹期　3~5d，呼吸道症状和全身中毒症状加重，发热后 3~4d 开始出疹，自耳后发际、额面、颈部出疹，渐及躯干及四肢，最后见于手心、足底。3d 出齐，呈红色斑丘疹，融合成片，疹间有正常皮肤，退疹后留有棕色色素沉着和糠麸状脱皮，出疹期体温更高。全身浅表淋巴结与肝脾可轻度肿大，肺部可有干湿啰音。

4. 恢复期　皮疹由淡红转暗红，依出疹先后顺序消退。

5. 并发症

（1）支气管肺炎：继发细菌或其他病毒感染，肺炎为麻疹最常见的并发症，可发生于麻疹过程的各个时期，也是麻疹死亡的主要原因。

（2）喉炎：主要症状是声音嘶哑和咽喉疼痛。

（3）心血管功能不全：可发生于出疹期或恢复期，表现为周围循环衰竭及充血性心力衰竭。

（4）脑炎及亚急性硬化性全脑炎：发生在出疹后 2~6d 者较多；若发生在麻疹后 2~17d，临床表现为亚急性进行性脑组织退行性病变，即为亚急性硬化性全脑炎。

【诊断】

（一）实验室检查

1. 血常规见白细胞总数减少，淋巴细胞分类相对增多。

2. 病毒分离、组织培养或荧光抗体技术。

3. 血凝抑制试验和补体结合试验可阳性。

4. 在出疹前 2d 至出疹后 1d，鼻、眼、咽分泌物及尿沉渣涂片检测可见多核巨细胞和脱落细胞中有麻疹病毒抗原。

（二）诊断要点

1. 麻疹黏膜斑及典型的皮疹（斑疹，有明确的出疹顺序），结合流行病学资料即可作出临床诊断，一般不需要做实验室检查。

2. 鼻、眼、咽分泌物及尿沉渣涂片检查可见多核巨细胞或荧光抗体证明脱落细胞中有麻疹病毒抗原。双份血清做血凝抑制、补体结合、中和、凝胶扩散试验等检查，效价递升 4 倍以上。仅用于非典型疑难病例的诊断。

【治疗】

（一）一般治疗和护理

患儿应予呼吸道隔离至出疹后 5d 止，若有并发症，隔离则应延长至出疹后 10d。患儿应卧床休息，室内应经常通风，保持空气新鲜，温度与湿度应较恒定，避免过冷过热。患儿衣着、被盖不宜过多、过厚，以利散热。供给足够的水分，给予富有营养、易消化的食物，补充多种维生素，尤其维生素 A 和 B 族维生素，以防角膜软化、失明或口腔炎。恢复期患儿不应忌口。

（二）对症治疗

高热患儿可给予物理降温或小剂量退热剂，以免热度骤降而致出现险症。烦躁不安者可适当用镇静剂。剧咳时可给予镇咳祛痰药，如复方甘草合剂，剂量每岁每次 1ml，每日 3 次，或给予超声雾化，祛痰灵、必嗽平口服。体弱者可适当少量输血或血浆。

（三）抗病毒治疗

利巴韦林（病毒唑）可按每公斤每日 10~15mg，静脉、肌注或口服，均酌情而定。

（四）中药治疗

麻疹出疹期患儿口服中药煎剂有困难时，可用透疹散（生麻黄、西河柳、芫荽子、紫浮萍各 15~30g），装入布袋，置于盛器内煮沸，令患儿坐在旁边蒸熏 20~30min，待药汁稍温时再用纱布浸药汁外擦躯干、四肢皮肤以助透疹。此法简便易行且显效，值得应用。

（五）并发症的治疗

1. 麻疹肺炎　麻疹患儿若并发细菌性肺炎时，根据可能的致病菌，选用 1~2 种抗生素，静脉给药。另用超声雾化、超短波理疗。

2. 麻疹喉炎　麻疹引起的轻度喉炎，预后良好。若继发金葡菌感染时，则病情严重，甚至出现喉梗阻。轻度喉梗阻者，可用抗生素、肾上腺皮质激素（如地塞米松、氢化可的松）静脉给药。若病情进展烦躁者，应加以吸氧、超声雾化等措施，并给予镇静剂，如非那根、安定等。若继续烦躁不安，吸气性呼吸困难，出现发绀，则应立即气管插管或气管切开，以免危及生命。

3. 麻疹并发心力衰竭　麻疹并发肺炎患儿，若出现气急加剧，烦躁不安，呼吸次数 >60 次/min，心率增快 >160 ~ 180 次/min，肝脏进行性肿大，应立即按心力衰竭处理，氧气吸入，给予镇静剂及洋地黄制剂。西地兰饱和量：2 岁以下 0.03 ~ 0.04mg/kg；2 岁以上 0.02 ~ 0.03mg/kg，首剂用饱和量的 1/2，余量分 2 次，每 6 ~ 8h 给药 1 次，加入 10% 葡萄糖液 10 ~ 20ml 静滴或慢推注，一般不需要用维持量；若伴有先天性心脏病患儿，常需以地高辛维持，维持量为总量的 1/10 ~ 1/5，同时应用呋塞米等利尿剂；如发生心肌炎，应卧床休息，加用维生素 C、辅酶 A、三磷酸腺苷等治疗。

4. 麻疹并发脑炎　麻疹并发脑炎，主要为对症处理，包括退热、止痉、降低颅内高压等措施，注意防止脑疝、呼吸衰竭的发生。

第二节　幼儿急疹

幼儿急疹由人疱疹病毒 6 型引起，发病多在 2 岁以内，尤以 1 岁以内最多。

【临床表现】

1. 发热　典型者持续高热 3d，最多 5d。
2. 皮疹　皮疹为玫瑰色斑点或斑丘疹，皮疹在高热骤退后出现。
3. 枕后淋巴结肿大，其大小如豌豆，无压痛。
4. 严重者可出现前囟饱满，但颈无抵抗，亦无其他神经系统体征。

【诊断】

（一）实验室检查

病初白细胞总数增多伴核左移；高热期下降，淋巴细胞增多，中性粒细胞下降。

（二）诊断要点

1. 婴幼儿突然高热，体温在 39 ~ 40℃，持续 3 ~ 5d 骤退。
2. 皮肤表现　高热骤退后出现玫瑰色小斑点或斑丘疹。
3. 血象　血白细胞减少，淋巴细胞增高。

【治疗】

主要为对症处理。惊厥常为自限性，无须特殊治疗；但如有高热惊厥史，可给苯巴比妥，每次 15mg，每日 3 次，不必使用抗生素。

第三节　水痘与带状疱疹

水痘和带状疱疹均为由水痘-带状疱疹病毒引起的传染病。本病毒属疱疹病毒科，仅一种血清型，人是本病毒已知的唯一宿主。水痘传染性很强，在易感者或抗体阴性者中其发病率在 90% 以上，在人口密集地区呈地方性流行，但在温带地区的冬天春初可在易感的小儿中流行，50%以上为5~9岁小儿，3~5岁患儿不少，<6个月也有一定比例。成人患水痘较小儿严重，孕妇患水痘可致流产或死胎，新生儿也可感染发病。带状疱疹亦为本病毒引起的复发性感染，病毒可长期潜伏于脊髓神经后根神经节的神经元内，当机体免疫功能低下或在某些诱因激发下，可使潜伏的病毒被激活，重新复制，沿神经轴至神经支配的相应区域，引起皮肤病损。呈散发性，传染性较水痘为小。小儿易感者接触带状疱疹后15%~20%发生水痘。带状疱疹无季节性，多发生在老年和免疫力低下的儿童或成人。

【病因学及流行病学】

水痘-带状疱疹病毒属疱疹病毒科，核心为双链DNA。仅一种血清型，在体外抵抗力薄弱，人类是该病毒唯一已知的自然宿主。

患儿是唯一传染源。自发病前1~2d至皮疹干燥结痂均有传染性，可通过飞沫和接触传染，传染性极强。任何年龄均可发病，婴幼儿和学龄前儿童发病较多，病后免疫力持久。全年均可发生，但以冬春季多见。

【临床表现】

1. 潜伏期　14d左右（10~20d）。

2. 前驱期　常无前驱症状或仅有上呼吸道感染症状，在出疹前或同时常有发热，出疹时全身症状较轻。

3. 皮疹特征　发热数小时至24h即出现皮疹，初为红色斑疹或丘疹，数小时或1d后变成疱疹。疱液初清亮，呈珠状；后稍浑浊，周围红晕。数日后成为结痂疹，再经1~3周脱落，不留瘢痕。皮疹呈向心性分布，以躯干、头、腰处多见。皮疹分批出现，丘疹、疱疹、结痂疹同时存在，故呈多形性。

4. 并发症　水痘的并发症少见，偶见皮肤疱疹继发细菌感染、水痘脑炎、多发性神经根炎等。

【诊断】

（一）实验室检查

1. 血常规　白细胞大多正常，淋巴细胞可增多。继发细菌感染者白细胞数和中性粒细胞数升高。

2. 病原学检查　仅用于诊断困难者。起病3d内，取新疱疹浆液可分离出病毒；荧光抗体检查可检测病毒抗原，双份血清补体结合试验抗体效价增高4倍以上。

（二）诊断要点

1. 10~24d前有水痘接触史。

2. 在同一时期内查见丘疹、疱疹、结痂疹、痂盖等不同类型的皮疹。

3. 皮疹呈向心性分布。

4. 疱疹位置较浅，囊壁较薄，内含透明液体。临床诊断困难的病例，可做有关的病原学检查。

【治疗】

（一）一般治疗与护理

水痘患儿应隔离至全部疱疹变干、结痂为止。患儿应卧床休息，给予易消化的食物，保证液体及电解质平衡。高热者酌情应用退热药物，因阿司匹林衍生物与 Reye 综合征有关，故患儿应避免服用阿司匹林。

加强护理，勤换衣服，保持皮肤清洁，剪短指甲，防止抓破水疱引起继发感染。水痘皮疹多时奇痒，患儿哭吵不安，可用镇静剂、抗组织胺类药物，局部涂擦止痒剂或收敛药，如 1% 炉甘石洗剂或龙胆紫等。

水痘患儿忌用肾上腺皮质激素。原较长时间用激素的其他疾病患儿（如肾病综合征或白血病等）发生水痘后，应将肾上腺皮质激素尽快抽减至最小剂量并停用，以免引起严重的出血性或播散性水痘。

带状疱疹患儿局部疼痛可给安乃近等止痛药，严重者可考虑用普鲁卡因局部封闭治疗。

（二）病原治疗

1. 麻疹减毒活疫苗　小儿每次 1 支，每日 1 次；成人每次 2 支，每日 1 次，肌内注射，共 2d。减毒麻疹病毒进入机体可能干扰及阻止水痘病毒繁殖，可加速疱疹转成干痂，阻止新皮疹的出现。若带状疱疹则用药 3 ~ 5d。

2. 利巴韦林（病毒唑）　为广谱抗病毒药，能阻止多种 RNA 和 DNA 病毒的复制，于病程初期应用有效。

3. 阿昔洛韦（无环鸟苷）　对免疫功能低下的水痘或有严重并发症者可用本药，剂量 10 ~ 15mg/（kg·d），静脉滴注，共 5 ~ 7d。对带状疱疹同样有效。

4. 干扰素（IFN）　重型水痘或带状疱疹，尤其播散型发展迅速者，可静脉应用干扰素，每日 1 次，每次 100 万 U，静脉滴注，共 3 ~ 5d。

5. 阿糖腺苷（Ara-A）　能抑制水痘-带状疱疹病毒，防止病毒播散，可缩短病程和神经痛持续时间。但副作用较大，目前临床少用。

（三）并发症的治疗

1. 水痘肺炎　原发性水痘肺炎近年来有增加趋势，多见于年长儿。应给予对症治疗和病原治疗，若继发细菌感染，则应选用适当的抗生素。

2. 皮肤疱疹继发感染　可局部应用抗生素软膏，如金霉素软膏等涂擦；并应给予口服抗生素。若体温高，中毒症状重，有败血症的可能，则需静脉应用有效的抗生素。

3. 水痘脑炎　应给予病原治疗和对症治疗，退热、止痉。可用甘露醇和呋塞米以脱水、降低颅内压。

（四）其他治疗

近年来有人提出用甲氰咪呱或西米替丁治疗本病，主要机制可能与拮抗皮肤内 H_2 受体和抗病毒有关。可在临床上再实践。音频电疗、磁穴疗法或针灸可止痛和缩短病程。

第四节　流行性感冒

流行性感冒简称流感，是流感病毒引起的急性呼吸道传染病。根据本病毒的核蛋白及基质蛋白的抗原性不同可分为甲、乙、丙三型。本病毒在自然界中不断发生抗原性变异，其中甲型病毒的血凝素和神经氨基酸酶抗原易发生定期漂移或抗原转变，产生新的亚型及变种，因而引起反复流行。历史上多次世界性流感大流行均由甲型流感病毒所致，常突然发生，迅速蔓延，沿交通线散布的迹象明显，其传播速度和广度与人口的拥挤程度有关。乙型流感病毒可引起局限小流行；丙型一般只引起散发，多表现为小儿上呼吸道感染。大流行无明显的季节性，散发以冬春季为多。流感病毒各型之间和各亚型之间均无交叉免疫，故人们可反复感染不同型的流感，人群对流感病毒免疫力的强弱是流感能否流行的主要因素。在非流行期间，流感病毒可引起婴儿和儿童的散发病例，约占所有较重呼吸道感染的 5% ~10%。

【流行病史及接触史】

有与流感患儿密切接触的病史，有集体发病史。

【临床表现】

临床表现可多种多样，从与普通感冒相似的轻型，到较少有呼吸道症状体征的严重衰竭的中毒型均可见到。

1. 单纯型流感 急性发病，畏寒、发热，体温高达 39~40℃，有头痛、乏力、全身酸痛等症状，同时出现鼻塞、流涕、咽痛、咳嗽等上呼吸道炎性症状。体检可见眼结膜充血、咽红等，发热一般持续 3~4d。

2. 胃肠型流感 以发热、呕吐、腹痛、腹泻等胃肠道症状为主要表现。

3. 肺炎型流感 主要发生在婴幼儿、慢性疾病及应用免疫抑制剂者。初起与单纯型流感相似，后病情加重，持续高热、剧咳，气急发绀，病情日益恶化，易并发葡萄球菌感染，重者可因心血管功能不全或呼吸衰竭而死亡。小儿病死率较高。

4. 其他 流感也可导致脑膜炎、脑炎、心肌炎、心包炎、中耳炎、乳突炎等。Reye综合征是乙型流感的严重并发症。

【诊断】

1. 细胞学检查 鼻咽部涂片或下鼻甲印片细胞学检查可发现柱状纤毛上皮细胞坏死及胞浆内有嗜酸性包涵体，用荧光抗体直接或间接染色检查抗原敏感性较高，有早期诊断价值。

2. 血清学检查 免疫荧光或血凝抑制试验可确定流感病毒的型别和亚型。取发病 3d内及病后 10~14d 的双份血清测定抗体效价，如有 4 倍以上增长，有助于回顾性诊断。补体结合试验可检出特异性抗体。

3. 病毒分离 急性期可从咽拭子、鼻咽洗液或痰中分离病毒，一般接种于人胚肾、猴肾或鸡胚羊膜腔内，3~5d 即可获得阳性结果。

4. 血象 一般无助于流感病毒感染的特异性诊断，急性期白细胞总数减少，淋巴细胞相对增加，如并发细菌感染则白细胞计数及中性粒细胞增多。

【治疗】

1. 隔离 本病早期传染性很强，发现患儿应立即进行呼吸道隔离至热退后症状消失。

2. 一般治疗及护理 患儿必须卧床休息，精心护理，多饮开水，给予易消化、有营养的饮食，不能进食者酌情补液，以保证水与电解质平衡。

3. 对症治疗 对高热、头痛、全身酸痛者给予退热镇痛药物，如安乃近、氯苯那敏

（扑尔敏）、银翘解毒片、复方乙酰水杨酸或对乙酰氨基酚（一滴清）等。咳嗽、痰多者应给予祛痰镇咳药物。

4. 抗病毒药物的应用 目前临床上最常用的是利巴韦林（病毒唑），为广谱抗病毒的核苷类化合物，对甲型、乙型流感病毒等均有一定作用，它可干扰病毒复制所必需酶的活性，从而中止病毒复制。剂量 10~15mg/（kg·d），分 2 次肌内注射或静脉注射，3d 为 1 疗程，病情好转但未痊愈可再用 3d。

5. 中草药 大青叶口服液、板蓝根冲剂、感冒冲剂或银翘散煎剂等，均有清热解毒作用。

6. 并发症治疗 流感患儿常可并发呼吸道细菌感染，如细菌性肺炎等，应及时给予抗生素治疗。有报道在流感后有 Reye 综合征发生，应给予抗感染及对症治疗。

第五节 流行性腮腺炎

流行性腮腺炎简称流腮，是由腮腺炎病毒引起的小儿常见急性呼吸道传染病。本病毒只有一个血清型，病毒表面有一含有病毒颗粒抗原（V 抗原）的外膜，此抗原即外膜抗原，含有神经氨酸酶、血凝素和溶血素；内部是由核糖核酸链形成的内核，含有可溶性抗原（S 抗原），无感染性。此两种抗原产生相应的抗体，S 抗体增高表示新近感染，V 抗体增高表示曾受过感染。

【流行病学】

流行性腮腺炎在各个地区均可见到，冬春季节为流行高峰，其他季节也可见到散发病例。多见于 2 岁以上小儿，2 岁以下小儿少见，其部分原因可能与来自母体的抗体有关。本病的传染源为患儿及隐性感染者，在腮腺肿大前 7d 至肿胀出现后 9d 均有传染性。传播途径主要为通过唾液、飞沫吸入。人类对腮腺炎病毒具有普遍易感性，一次感染后一般为终身免疫。

【临床表现】

1. 潜伏期 14~21d，平均为 18d。

2. 前驱期 病毒血症持续 3~5d，在此期间患儿可有发热、全身乏力、肌肉酸痛、食欲不振、头痛、呕吐、咽痛等症状。大多数患儿前驱症状不明显。少数患儿可首先出现脑膜刺激征。

3. 腮肿期 腮腺肿胀大多为双侧，一般先见于一侧，1~2d 后对侧肿胀，或者两侧同时肿胀。肿胀的特点是以耳垂为中心，向周围蔓延，边界不清楚，表面灼热，有弹力感及触痛。肿胀的范围上缘可达颧骨弓，后缘可达胸锁乳突肌，下缘可延伸至颌骨下达颈侧。腮腺管口可见红肿。患儿可感觉到局部疼痛和感觉过敏，张口和咀嚼时更明显。颌下腺及舌下腺可受累，少数患儿颌下腺、舌下腺、腮腺自始至终无明显肿胀，仅有病毒血症或并发症的表现。腮腺肿胀 1~3d 达到高峰，持续 4~5d，以后逐渐消退，整个过程为 6~10d，最长 2 周。发热为中等度，少部分为高热，热程为 3~7d，20% 的患儿体温正常。

【诊断】

（一）实验室检查

外周血中白细胞总数正常或稍减低，淋巴细胞相对增高。急性期血、尿中淀粉酶含量明显升高，且与腮腺肿大程度成正比，对诊断有重要参考价值。血清中的特异性抗体感染后 2～3 周可出现，1 个月时达高峰，3 个月后逐渐降至低水平。恢复期血清抗体效价比急性期呈 4 倍升高则为阳性，可支持病原学诊断。

（二）诊断要点

当腮腺有明显肿大，以及有腮腺炎患儿的接触史，临床即可诊断。血清中测定抗体阳性，可作出病原学诊断。

【治疗】

（一）一般治疗与护理

1. 患儿进行呼吸道隔离至腮腺肿胀完全消退为止。

2. 患儿应卧床休息，饮食以流质、软食为宜，腮腺肿胀期内避免进食酸性或硬的食物，注意口腔清洁卫生，防止继发感染。

3. 有并发症的患儿需严密观察病情变化，注意呼吸、脉搏、血压及意识的变化等。

4. 对频繁呕吐不能进食者应予以输液，保证摄入量或电解质平衡。

（二）抗病毒治疗

目前尚缺乏抗腮腺病毒的特效药物，一般静脉应用利巴韦林和干扰素，可取得一定的效果。

（三）并发症的治疗

1. 并发脑膜脑炎伴颅内压增高　以综合治疗为主，视不同表现给予各种处理。呕吐、不能进食者除补液外加用止吐剂。颅内压增高者用 20% 甘露醇，0.25～0.5g/（kg·次）静脉推注，待症状改善后可逐步停用。若有惊厥，可用苯巴比妥钠 5～8mg/（kg·次），肌内注射，或用安定 0.2～0.3mg/（kg·次），肌内注射或静脉注射。静注安定时宜缓慢，注意患儿呼吸突然抑制情况的发生。

2. 睾丸炎　患儿应卧床休息，局部冷湿敷，用阴囊托将睾丸抬高以减轻疼痛，用肾上腺皮质激素如泼尼松 0.5～1mg/（kg·d），口服，或地塞米松 0.5mg/（kg·d），分 2 次静脉注射，直至肿痛消退后减量或停用，改泼尼松口服。加用抗生素以防局部继发细菌感染。

3. 胰腺炎　应禁食，对症治疗，补充液体和能量，注意水、电解质平衡；伴呕吐及剧烈腹痛者，予以山莨菪碱（654-2）0.5～1mg/（kg·次），静脉或肌内注射，每日 2～3次。待症状缓解后，逐渐恢复流质或半流质饮食。同时加用抗生素。

（四）中医中药治疗

1. 腮腺局部肿痛明显者　可用中药青黛散 5g，或紫金锭 5g，调醋外敷。

2. 口服清热解毒中草药　大青叶、板蓝根等口服液或野菊花 15g、蒲公英 30g、紫地丁 30g 加水煎服，每日 1 贴。

第六节 病毒性肝炎

病毒性肝炎简称肝炎，是由多种肝炎病毒所引起的我国最常见的传染病，也是危害小儿健康的严重疾病之一。引起人类病毒性肝炎的类型可分为甲、乙、丙、丁、戊五型，相应的病毒为甲型肝炎病毒（HAV）、乙型肝炎病毒（HBV）、丙型肝炎病毒（HCV）、丁型肝炎病毒（HDV）和戊型肝炎病毒（HEV）。HAV 和 HEV 均为非囊膜病毒，基因组为线状正股 RNA，直径分别为 27nm 和 32nm，通过粪-口途径传播。HBV、HCV 和 HDV 均为囊膜病毒，直径分别为 42nm、30 ~ 62nm 和 36nm，基因组 HBV 为环状双股 DNA、HCV 为线状正股 RNA、HDV 为环状负股 RNA，三者均通过肠道外传播，感染过程多样化。本病具有传染性较强、传播途径复杂、流行面广、发病率高和带毒者多（尤其 HBV、HCV）等特点，小儿是本病的易感和高发的年龄组，而小儿患病毒性肝炎时因年龄小，不能表达主诉，相当一部分为亚临床型，易被忽视，部分病例发现时已成慢性肝炎。经临床和病理学证实小儿慢性肝炎占小儿肝炎中的比例比一般要高，感染后患儿一方面机体免疫功能不完善，HBV 或 HCV 不易清除，形成慢性携带者；另外小儿肝脏血供丰富，代谢旺盛，再生能力强，肝细胞受损后易于恢复，即使早期肝硬化也能呈可逆性。在小儿重症肝炎中，以亚急性重型多见。病死率仍较高。

【流行病学】

1. 甲型肝炎　传染源为急性期甲肝患儿和亚临床型感染者。因亚临床型及无黄疸型病例不易被发现和隔离，所以在流行病学中意义更大。甲肝病毒血症为时短暂，出现在潜伏期，黄疸出现前 2 ~ 3 周至黄疸出现后 3d 均有传染性，至黄疸出现后 7d 血液可无传染性。粪便中有病毒排出时即潜伏期末至发病后 2 周内均有较强传染性。甲肝病毒没有带毒者及慢性排毒现象。甲肝的传播途径主要是粪-口传播，可通过日常生活接触、水源污染及食物传播。人群对甲肝普遍易感，常发生于 15 岁以下儿童，尤其是学龄前儿童。感染后血清中 HAV-IgG 阳性，免疫力持久，极少发生再次感染。

2. 乙型肝炎　传染源是各型乙肝患儿及 HBV 携带者。患儿包括临床型急性或慢性患儿及亚临床型感染者。急性乙肝多数为无黄疸型，由于无明显症状和体征，不易被发现，成为重要传染源。急性乙肝潜伏期末血清 HBsAg 阳性，有传染性，恢复期部分患儿长期携带 HBsAg。慢性乙肝患儿携带 HBV 亦为重要传染源。血清 HBsAg 阳性持续半年以上、无肝炎症状和体征、肝功能正常者，为无症状 HBsAg 携带者，作为传染源有较大意义。传染性的强弱与血液中 HBsAg 滴度高低、HBeAg 是否阳性有关。HBsAg 阳性、HBeAg 滴度高者传染性强，是重要的传染源。HBV 的传播途径有注射、输血或血液制品、密切生活接触（如唾液、精液、阴道分泌物、乳汁、汗液、泪、尿等）、母婴传播、性接触传播及医务人员与患儿之间的相互感染等。人群对 HBV 普遍易感，感染后可获得一定免疫力。

3. 丙型肝炎　其传染源主要是急性、慢性丙型肝炎患儿及无症状 HCV 携带者。丙肝潜伏期为 5 ~ 12 周，在潜伏期后期即发病前约 2 周血液即有传染性，急性感染症状多不明显或为亚临床型，易发展为慢性或长期带毒，成为重要传染源。HCV 主要通过肠道外途径传播，如输血、血制品、血透析、注射器材污染、器官移植及滥用毒品等方式，日常生活密切接触也可传播。

4. 丁型肝炎 主要是急慢性丁型肝炎感染者。与乙肝相似，主要通过血液或血制品传播。但也有一些地区发现 HDV 感染与接触血液无明显关系，可能通过皮肤或其他体液传播。

5. 戊型肝炎 传染源主要是潜伏期后期和急性期患儿。戊型肝炎潜伏期平均为 36d，感染者可表现为临床型或亚临床型。HEV 的流行与甲肝相似，通过粪-口传播，暴发流行常是水源污染所致。食物及日常生活接触也可传播。对于戊型肝炎，人群普遍易感，一次流行后隔数年可再次流行，但未发现第 2 次发病者，表明感染者有持久免疫力。

【临床表现】

（一）临床特点

潜伏期：甲型肝炎 30d 左右（15～49d），乙型肝炎为 28～160d，丙型肝炎为 35～82d，丁型肝炎为 28～140d，戊型肝炎为 15～75d。各型肝炎引起的临床症状大体相似，但各有其特点：

1. 甲型肝炎 儿童多见，以黄疸表现为多，预后较好，一般不会转为慢性。此病主要以口-粪传播，可呈水源性和食物源性暴发流行。近年来甲肝疫苗的广泛接种降低了发病率。

2. 乙型肝炎 此病成人多见，无黄疸型占多数，容易转变为慢性，可发展成肝硬化和肝癌。主要以血液、母婴和生活的密切接触传播。

3. 丙型肝炎 类似乙型肝炎，临床症状较轻，但更易转变为慢性，亦可发展为肝硬化和肝癌。丙型肝炎病毒为输血后肝炎的主要病原。

4. 丁型肝炎 主要发生于 HBsAg 慢性者，常可使 HBV 感染加重。

5. 戊型肝炎 酷似甲型肝炎，但有两点不同：发病以青壮年为主；孕妇戊型肝炎病死率高，可达 10%～20%。

（二）急性黄疸型肝炎

按病程可分为三期，总病程为 2～4 个月。

1. 黄疸前期 主要为厌食、恶心、呕吐等胃肠道症状及以乏力为主，少数患儿伴有呼吸道症状，偶有剧烈腹痛者。本期可持续 1 周左右。

2. 黄疸期 本期主要表现为巩膜黄染和周身发黄，肝脾肿大。本期可持续 2～6 周。

3. 恢复期 黄疸多渐渐消退，肝功能恢复正常，肿大的肝脾也开始回缩。本期可持续 1 个月左右。

（三）慢性肝炎

1. 慢性迁延性肝炎 肝炎病程超过半年，症状、体征、肝功能异常均不严重，不足以诊断为慢性活动性肝炎者。

2. 慢性活动性肝炎 体征、肝功能异常较明显。肝脏常肿大、较韧，可有蜘蛛痣、肝掌、肝病面容、脾大、轻度黄疸等。肝功能除血清转氨酶常持续反复升高外，血浆白蛋白常减低，血球蛋白比例异常，丙种球蛋白升高，部分患儿自身抗体可为阳性，可有多系统损害的肝外表现。消化系统表现为胆管炎、胆囊炎、胃炎、胰腺炎等；神经系统可有脑膜炎、多发性神经炎、吉兰-巴雷综合征等；皮肤可有过敏性紫癜、痤疮、面部蝶形红斑；关节可有关节炎、关节痛等；肾脏可有肾小球肾炎、肾小管酸中毒等；循环系统可有结节性多动脉炎、心包炎、心肌炎等；血液系统可有血小板减少性紫癜、再生障碍性贫血、粒细胞缺乏症等。

（四）重型肝炎

本病的病死率极高。

1. 急性重型肝炎　又称暴发性肝炎。此病病情发展迅猛，很快出现精神症状（烦躁不安、神志不清、嗜睡、昏迷等），同时肝浊音界迅速缩小，黄疸迅速加深，进而可迅速出现脑水肿、脑疝、明显出血倾向以及水肿、腹水、肝肾综合征等，病程不超过3周。

2. 亚急性重型肝炎　又称亚急性肝坏死。发病类似急性黄疸型肝炎，但症状较严重，高度乏力、严重食欲下降、呕吐及腹胀等。黄疸迅速上升（数日内血清胆红素超过171μmol/L），有明显的出血倾向和腹水，肝性脑病常出现在病程后期，后期也可出现肝肾综合征。病程比急性重型肝炎长，可达数日至数月。

3. 慢性重型肝炎　为在慢性活动型肝炎或活动性肝硬化基础上发生的亚急性重型肝炎，临床上酷似亚急性重型肝炎，但同时常有慢性活动性肝炎或肝硬化的表现。

（五）淤胆型肝炎

亦称毛细血管型或胆汁淤积型肝炎，主要表现为较长期（超过3周）的肝内梗阻性黄疸，自觉症状常较轻，血清转氨酶轻度至中度升高。

【诊断】

（一）实验室检查

1. 周围血象　急性期血细胞多减少，淋巴细胞相对增多，偶可见异常淋巴细胞，一般不超过10%，急性重型肝炎白细胞总数及中性粒细胞百分比均可明显增多。合并弥散性血管内凝血时血小板急骤减少，血涂片中可发现形态异常的红细胞。

2. 肝功能检查

（1）血清酶活力：血清谷丙转氨酶（ALT）及谷草转氨酶（AST）为最多用的两种，正常值在25U以下。肝损害时ALT增高，为急性肝炎早期诊断的敏感指标之一，其值可高于正常值的十倍至数十倍。随着病情好转，一般于3~4周后下降至正常值。若ALT持续数月不降，可发展为慢性肝炎。急性重型肝炎ALT轻度升高，但血清胆红素明显上升，为胆酶分离现象，提示大量肝细胞坏死。当肝细胞损害时，AST增高，急性肝炎升高显著，慢性肝炎及肝硬化为中等度升高。急性黄疸型转氨酶迅速升高或很快下降，持续时间不超过3周，乙型肝炎则持续时间较长。AST/ALT比值对判断肝细胞损害有重要意义。急性重型肝炎时AST/ALT<1，提示肝细胞有严重坏死。

（2）血清胆红素测定

1）胆红素：各类型黄疸时增高（正常值<17μmol/L）。重型肝炎、淤胆型肝炎均明显增高，超过170μmol/L，以直接胆红素为主，黄疸消退时胆红素降低。

2）尿胆红素：急性肝炎时先于黄疸出现阳性，又在黄疸消失前转阴。尿胆原在黄疸前期增加，黄疸出现后因肝内胆红素排出受阻，尿胆原减少。

3）蛋白质代谢功能测定：慢性肝炎时血清白/球蛋白比例倒置，或丙种球蛋白增高。

4）氨基酸谱测定：可作为重症肝炎诊断的参考。支链氨基酸与芳香氨基酸的摩尔比正常值为3～4，重症肝炎时降至1～1.5以下。

5）其他：碱性磷酸酶及胆固醇测定在胆汁淤积时明显升高。有肝细胞再生时甲胎蛋白（AFP）增高。

（3）病原学检查

1）甲型肝炎病毒（HAV）的检查：HAV多于潜伏末期及发病早期一过性地自粪便排出，经粪-口途径而传播。由于排出的时间短，故不宜将检测粪便中的HAV或HAV抗原作为病原学诊断的主要手段。在血液中的HAV的抗原有两种，一为IgM型HAV抗体，即抗HAV-IgM；一为IgG型HAV抗体，即抗HAV-IgG。健康人呈阴性反应。血液中抗HAV-IgM于发病2周达高峰，然后逐渐下降，2个月内仍可阳性。抗HAV-IgG约在发病后2周开始增高，3个月左右达高峰，其后长年持续存在。抗HAV-IgM阳性时，可诊断为急性甲型肝炎；而在发病初期和恢复期之间，抗HAV-IgG滴度上升亦可作为病原学诊断依据，但主要表示过去曾感染过HAV。

2）乙型肝炎病毒（HBV）的检查：现已确认HBV存在于血液、体液及各种分泌液中，主要通过血液和密切的日常生活接触而传播。

A. 血清前-S1和前-S2蛋白及其抗体的测定：健康人呈阴性反应。前-S1及前-S2这两种抗原的测定可作为衡量HBV活动性的标志，而抗体的出现则表示病毒的清除和疾病痊愈，至于作为病情恢复的标志则存在异议。HBV为一种嗜肝病毒，感染肝细胞的第一步是侵入肝细胞，然后在肝细胞内复制。此两种前蛋白是HBV表面的聚合人血白蛋白受体，病毒可借此种受体与血清中的聚合蛋白结合而附着在肝细胞表面，进而侵入肝细胞，聚合白蛋白则起着桥梁作用。现认为前-S1和前-S2蛋白在HBV附着侵入肝细胞的机制中起着重要作用，而前-S1的作用更重要。比较而言，前-S1与HBV复制的关系密切，故前-S1蛋白的检测可代替或补充HBV-DNA检查。

B. 乙型肝炎表面抗原（HBsAg）及抗体（抗-HBs）的测定：HBsAg的相应抗体HBs是一种保护性抗体，可中和HBV的传染性。健康人HBsAg阴性，抗HBs亦为阴性（从未感染过HBV者）。HBsAg阳性可作为感染HBV的指标，或为患儿，或为HBsAg携带者。由于HBV和HBsAg往往同时存在，故被认为是传染性指标之一。抗HBs阳性表明曾感染过HBV，如果单是这项阳性说明病毒已被清除，它常出现在急性乙型肝炎恢复期。

C. 乙型肝炎核心抗原（HBcAg）和抗体（抗HBc）的测定：HBcAg全部定位于受感染的肝细胞核内，复制后再释放至肝细胞质中。HBsAg在肝细胞质内形成，包裹被释放至细胞质中的HBcAg，装配成完整的Dane颗粒，再释放入血中，故人体血中无游离的HBcAg。健康人HBcAg及抗-HBc测定呈阴性。

HBcAg阳性表明体内的HBV在复制，如果HBcAg滴度高，HBeAg及DNA多聚酶（DNAP）亦多为阳性。抗-HBc不是保护性抗体而是反映HBV感染的重要指标，当其他指标全部阴转后，它仍可持续阳性。若效价高，提示体内病毒在复制，见于急性肝炎及慢性活动性肝炎，抗-HBc IgG出现较迟，但可保持终身，是过去感染过HBV的指标。抗-HBc IgM出现早，只维持6～18个月，是近期感染的重要指标。

D. 乙型肝炎e抗原（HBeAg）和抗体（抗-HBe）的测定：HBeAg是一种以隐蔽形

式存在于 Dane 颗粒核心中的可溶性蛋白质，在血液中存在的形式有游离的 HBeAg 单体，也有与 IgG 或白蛋白相结合的复合物，而且仅在 HBsAg 阳性的血清中才出现。健康人呈阴性反应。HBeAg 阳性是病毒复制的标志，它仅在 HBsAg 阳性者的血清中检出，在这种血液中含有较多的 HBV，故传染性很大。近年认为它与病毒变异有关，若 HBeAg 阴性而抗-HBe 阳性，病毒不一定停止复制。慢性肝炎 HBeAg 检出率大于急性肝炎。如果血清中 HBeAg 阴性，抗-HBe 阳性则患儿预后较好，反之则差。

E. 血清 DNA 多聚酶（DNAP）的测定：DNAP 不属于抗原抗体，而是乙型肝炎病毒核心成分。放射免疫法测定，每分钟计数少于 25 （<25cpm）。DNAP 活力增高多在病毒繁殖的高峰期，故为肝细胞内 HBV 增殖的指标之一。DNAP 与 HBeAg 的关系密切，而与 ALT 的升降无直接关系。若 HBeAg 阳性者 DNAP 多增高，而 HBsAg 阳性、HBeAg 阴性或抗-HBe 阳性，则 DNAP 多在正常参考值内，故又可作为传染性的指标，即 DNAP 的高低与传染性的大小相一致。

F. 乙型肝炎病毒 DNA（HBV-DNA）的测定：乙型肝炎病毒有本身的遗传信息 DNA，本项检测是诊断 HBV 感染的一种新指标。健康人呈阴性。它的出现提示肝内病毒继续复制，有传染性。

3）丙型肝炎病毒（HCV）的检查：丙型肝炎病毒是丙型肝炎的病原体，HCV 的特异性抗体是丙型肝炎病毒抗体（抗-HCV）。HCV 主要通过输血传播。健康人 HCV-RNA 及抗-HCV 均为阴性。抗-HCV 与 HCV-RNA 是诊断丙型肝炎的两项重要指标，而 HCV-RNA 是目前确定 HCV 感染的主要直接指标。HCV-RNA 可以协助早期诊断丙型肝炎和观察疗效。急性丙型肝炎 HCV-RNA 多在发病的第 1 周内，甚至在 ALT 升高之前就检出，而抗-HCV 出现明显较迟。HCV-RNA 若没有经过特殊的治疗，难以自动消失。经治疗后，ALT 回复正常，则 HCV-RNA 转阴。若复发致 ALT 回升则 HCV-RNA 阳转。HCV 感染后，血清中的浓度一般较低，其抗体（抗-HCV）应答也很低，有时低于检出水平，而且出现的时间于感染后 1~3 个月内出现阳性，迟则 6~12 个月方显阳性，所以 1 次检测抗-HCV 阴性，不能轻易排除 HCV 的感染。

4）丁型肝炎病毒（HDV）的检查：是丁型肝炎的病原体，HDV 不能单独存在，必须依附 HBV 的复制而复制。因为只有在 HBV 复制中产生的 HBsAg 装配在 HDAg 和 HDV-RNA 外部，方能组合成 HDV 颗粒，因此它只能存在于 HBV 感染者中，相应的抗体是抗-HD，它不是一种保护性抗体，出现后病毒不一定停止复制，而血清中仍可检出 HDV-RNA，丁型肝炎的传播方式同乙型肝炎。健康人呈阴性反应。丁型肝炎的血清学确诊有赖于血清抗-HD IgM 阳性或 HDAg 或抗-HD 阳性或 HDV-RNA 阳性，HDV 依赖 HBV 协助而复制，故 HDV 感染恒定发生于急慢性 HBV 感染者。急性乙型肝炎合并 HDV 感染者称为联合感染，发生于慢性 HBsAg 携带者称为重叠感染。

若以蔗糖密度梯度离心分离 19s 和 7s 来区分抗-HD IgM，则在急性丁型肝炎和联合感染时，抗-HD IgM 呈一过性升高，以 19s 抗-HD IgM 为主，半数病例可测到，持续 2~24 个月。在慢性丁型肝炎重叠感染时，抗-HD IgM 呈长期持续或波动性升高，以 7s 为主。HDV 感染后，血清中 HDAg 出现早，持续时间短（5~25d），14~60d 后抗-HD 阳性，但血清中不易检出 HDAg，游离的较少，因多与抗-HBs 及抗-HD 结合成复合物。在 HDAs 阴性血清中也有可能检出 HDV-RNA，故 HDAg 阴性，抗-HD 阳性血清仍未能排除其传染性。

5）戊型肝炎病毒（HEV）的检查：戊型肝炎病毒（HEV）是戊型肝炎的病原体，相应的特异性抗体为戊型肝炎抗体（抗-HE），属单股 RNA 病毒，主要通过水、粪-口途径传播。健康人呈阴性。戊型肝炎的确诊有赖于血清抗-HEV IgM 阳性或免疫电镜下发现病毒颗粒。患儿在潜伏期末及发病早期粪便中病毒含量多，在发病 2 周后则难检出。

（4）其他检查：B 型超声波检查临床上最常用，对判断肝硬化、胆道异常、肝内外占位性病变有参考价值。儿童不明原因的肝大或先天性代谢异常做肝活检有助诊断。目前采用的方法安全、简便、成功率高，适用于婴幼儿及各年龄儿童。另可用腹腔镜直视观察、记录肝脏表面病变，并可经此取肝标本做组织学检查。

（二）诊断要点

1. 急性黄疸型肝炎　在黄疸出现之前不易诊断，应注意流行病学资料及临床症状，可疑时查转氨酶可获得早期诊断。

2. 急性无黄疸型肝炎　症状轻，不易发现。有些病例仅血清 ALT 增高，有时仅有肝脾增大而 ALT 正常。亦应参考流行病学资料，及时进行化验检查，确定诊断。

3. 急性重型肝炎　应注意精神方面的异常表现。当患儿出现黄疸进行性加重、明显嗜睡、谵语及其他早期精神障碍时，应及早诊断并采取积极治疗措施。

4. 慢性肝炎　根据病程、症状、体征及有关化验检查诊断。但临床不能确定慢性肝炎的类型，应进行肝穿刺活检。

5. 淤胆型肝炎　黄疸重，持续不退，消化道症状轻，肝大明显，ALT 轻或中度增高，若能除外肝外胆道梗阻，可试以糖皮质激素治疗，数日后黄疸减轻。

【治疗】

病毒性肝炎临床表现多样，变化较多，治疗方法很多，应根据病毒性肝炎的不同病期、不同类型区别对待，一般采取综合治疗。

1. 休息　急性肝炎患儿应住院隔离，需要充分卧床休息，减轻肝脏负担，有助于肝功能恢复，黄疸消退症状好转，再逐渐起床活动。至隔离期满，症状消失，肝功能基本正常后，出院继续休息观察 3 个月，病情稳定可入托或入学，但学龄儿童半年内不应参加剧烈的体育运动。慢性肝炎急性发作时应按急性肝炎对待，病情好转后应注意动静结合，避免过劳，以利恢复。乙肝表面抗原携带者可以上学，但应经常随访肝功能。

2. 饮食　适当的营养在急性或慢性肝炎的治疗中颇为重要。急性肝炎患儿开始时食欲不振，应给予易消化、清淡的食物，如豆腐、藕粉、稀粥、水果等。若呕吐剧烈不能进食者，则应静脉补液，可用高渗葡萄糖液保持电解质和酸碱平衡。根据需要多吃水果、奶类、瘦肉、鸡蛋、豆制品、蔬菜等，恢复期患儿食欲增加，应注意适当控制患儿饮食，勿使其进食过多，限制脂肪入量，以防过度肥胖发生脂肪肝等。

3. 一般药物治疗

（1）急性肝炎

1）甲型肝炎与戊型肝炎：一般为自限性疾病，不会转为慢性，多数在 3~6 个月痊愈。应适当休息，注意营养，一般支持和对症疗法。可根据具体情况，因地制宜选用西药，如 B 族维生素、维生素 C、维生素 K、肝泰乐（保肝药）等，或中草药清热利湿进行治疗。甲型和戊型肝炎虽不发展为慢性肝炎，但应密切随访观察，预防病情进展发生重症肝炎。

2）乙型肝炎：临床上应区别是真正的急性乙型肝炎抑或慢性乙肝急性发作。前者处理与甲型肝炎相似，而后者应按慢性肝炎治疗。

3）丙型肝炎：部分病例早期诊断尚有困难，急性者按甲型肝炎处理。

一般口服垂盆草冲剂、茵陈冲剂，黄疸较深者可静脉注射茵栀黄注射液 4 ~ 8ml 加入 10% 葡萄糖液 50 ~ 100ml，强力宁注射液 10ml 加入 10% 葡萄糖液 50ml，或 10% 门冬氨酸钾镁注射液 10ml 加入 10% 葡萄糖注射液 100ml，每日 1 次，静脉滴注。

（2）慢性肝炎：包括乙型、丙型、丁型肝炎，可用维生素 C、B 族维生素、肝泰乐，亦可口服益肝灵，每次 1 ~ 2 片，每日 3 次。齐墩果酸片，每次 1 ~ 2 片，每日 3 次。其他降酶药物效果不佳时，可用联苯双酯，每次 1 ~ 2 片，每日 3 次，均为口服，应逐渐减量，疗程至少 3 ~ 6 个月，甚至 1 年以上。

（3）重症肝炎：应加强护理，绝对卧床休息。补充足量 B 族维生素和维生素 C，有条件时应多次输注清蛋白、新鲜全血或血浆。注意水、电解质及酸碱平衡，如有失衡应予以纠正。密切观察病情变化，进行监护，加强支持疗法，预防和治疗各种并发症。

4. 特殊药物治疗

（1）重症肝炎的治疗：重症肝炎目前病死率仍高，采取综合治疗。

1）一般疗法及支持疗法：患儿应有严格的消毒隔离，绝对卧床休息，专人护理及监护。饮食应高糖、低脂肪、限制蛋白质。热量约每日 167.4 ~ 251.1J/kg（40 ~ 60kcal/kg）。补充足量 B 族维生素、维生素 C、维生素 E、维生素 K 等，肝泰乐、辅酶 A 和 ATP 等保肝药物。

调节水、电解质及酸碱平衡，患儿常有低钾、低钠及水代谢障碍，应及时纠正。每日液体量约 60 ~ 80ml/kg，每日静脉注射清蛋白 20 ~ 40ml。

2）控制感染：我国各地重症肝炎绝大多数为乙肝病毒所引起，其中部分合并 HCV 或 HDV 感染，说明双重病毒感染在重症肝炎发病中具有重要意义。有报道用干扰素或膦甲酸盐等有一定疗效。

控制继发感染：对继发肺部、肠道、泌尿道、腹腔等感染，可根据感染部位、致病菌种类等选用适当的抗生素，如 β-内酰胺类（青霉素类或头孢菌素类）或氨基糖苷类（丁胺卡那霉素等）、灭滴灵、喹诺酮类。

3）防止肝细胞坏死，促进肝细胞再生

A. 人胎肝细胞悬液：近年来临床应用疗效较好。胎肝细胞中有肝细胞生长刺激因子，可促进肝细胞的再生和肝功能的恢复。剂量每次 250mg 加入 10% 葡萄糖液 80 ~ 100ml 内缓慢静滴，每日 1 次，共 2 周。

B. 胰高糖素-胰岛素疗法：此疗法可防止肝细胞坏死，促进肝细胞再生，改善氨基酸代谢。胰高糖素 0.5 ~ 1mg 加胰岛素 4 ~ 10U，置于 10% 葡萄糖液 100 ~ 200ml 中静脉滴注，每日 1 次。

4）改善微循环

A. 山莨菪碱（654-2）：为胆碱能受体阻滞剂，可调节免疫功能，解除平滑肌痉挛，扩张微血管，改善微循环，从而减轻肝缺血，有利肝细胞再生，阻止肝坏死进展。剂量为 0.5~1mg/（kg·次），加入 10% 葡萄糖液 50ml 静脉滴注，每日 1~2 次。

B. 肝素：小剂量肝素可防止血小板聚集，抗补体激活，减轻免疫复合物性肝损伤。剂量为每次 1mg/kg 加入 10% 葡萄糖液 50ml 内缓慢静滴，每日 1 次，可测试管法凝血时间，以做监护。亦可用低分子右旋糖酐静脉滴注。

5）控制出血：为防止上消化道大出血，可给患儿 H_2 受体拮抗剂，如甲氰咪呱，每日 1 次，每次 100mg 加适量葡萄糖液静脉滴注。肝细胞合成凝血因子减少所致的出血可给予凝血酶原复合物，年龄小者每瓶 400U，分 2 次加入 10% 葡萄糖液静脉滴注，同时加用维生素 K_1。也可用新鲜血或冷冻干血浆。

6）肝性脑病伴脑水肿的治疗：目前应用以支链氨基酸为主的多种复方氨基酸溶液；有脑水肿者，可给予小剂量甘露醇脱水。

A. 醒脑静注射液：每次 2~4ml，每日 4 次，静脉推注。应在床边将安瓿打开，抽出药立即推注。

B. 乙酰谷酰胺：每次 0.1g 加适量葡萄糖，每日 1~2 次，以改善脑细胞功能。

7）免疫调节治疗：有报道应用胸腺素可改善 T 细胞免疫功能，提高疗效。剂量为每次 10~15mg 加少量葡萄糖液静脉滴注，每日 1 次。转移因子、免疫核糖核酸、云芝多糖等疗效均不肯定。

肾上腺皮质激素在重症肝炎患儿的应用主要为企图阻止特异性免疫反应，减轻免疫损害。但临床观察结果显示，其并不能提高患儿的存活率，而且副作用较多，故目前不强调重症肝炎患儿应用肾上腺皮质激素。

8）肝移植：应用肝移植手术治疗重症肝炎，可取得较好疗效。

（2）慢性肝炎：在各型病毒性肝炎中，乙型、丙型和丁型肝炎可发展为慢性肝炎和肝硬化，故应进一步采取综合治疗，以期取得较好疗效。

1）抗病毒药物

A. 干扰素：应用 IFN-α 或重组干扰素治疗。一般认为凡成人期感染，病程短于 7 年，HBeAg 阳性伴 HBV-DNA 低水平，血清 ALT 增高，肝功能代偿良好，HDV 阴性，HIV 阴性者疗效较好；而小儿期感染、无症状 HBsAg 携带者、肝功能波动较大者，干扰素治疗效果不佳。剂量每日 100 万 U，肌内注射，共 7~14d。

B. 阿糖腺苷及其单磷酸盐（Ara-AMP）：能抑制多种 DNA 病毒的复制。阿糖腺苷（Ara-A）剂量为 10mg/kg 加入适量葡萄糖液，静脉滴注 6~8h，每日 1 次，共 7d；后改为 5~7.5mg/kg，每日 1 次，共 14d；停药 7~10d，再重复 1 个疗程；一般用 1~2 个疗程。注意有恶心、呕吐、乏力、纳呆、关节酸痛等不良反应，应检查血常规，是否出现暂时性白细胞、红细胞或血小板减少。

C. 阿昔洛韦（无环鸟苷）：对多种 DNA 病毒有抑制作用。剂量 10~15mg/（kg·d）加入 10% 葡萄糖液，每日 1 次，共 14d；停药 1 周，再用 10d。有人提出与干扰素合用可提高疗效。本品毒副反应较低。在用药期间血清 DNA 多聚酶和 HBV-DNA 可下降或消失，但停药后可复发。

D. 聚肌胞（聚肌苷酸、聚胞苷酸）：剂量每次 2~4mg，隔天或每周肌注 2 次，3~6

个月为1疗程。对清除乙型肝炎 HBeAg 和降低 DNA 多聚酶活性有一定疗效，但不能根治。

2）免疫调节药物：药物种类较多，应用方案也不同，且临床疗效未肯定。

A. 胸腺素（胸腺肽）：剂量每次 5～10mg，每周 2 次，6 个月为 1 疗程，皮下注射。

B. 白介素-2（IL-2）：具有抗病毒、调节免疫等作用，剂量每次 1 万 U 加适量葡萄糖液静脉滴注，每日 1 次，10d 为 1 疗程。

3）保肝药：有中药、西药等，中医中药应根据辨证论治而用不同方药。对慢性肝炎患儿肝功能一直不好，临床上认为联苯双脂口服较长时间，降酶速度很快，应逐渐减量，停药过早往往有反跳现象。经临床研究和动物试验，发现很多中草药及其提取物有抗肝细胞损伤作用，如垂盆草、五味子、冬虫夏草、齐墩果酸、灵芝、山豆根等。

5. 病毒性肝炎的疗效标准

（1）急性肝炎的疗效标准

1）出院标准：隔离期满（乙型肝炎不作此要求）；主要消化道症状消失；肝脏大小恢复正常，肝区无明显压痛或叩击痛；肝功能检查、血清胆红素及 ALT 恢复正常。

2）基本治愈标准：符合出院标准后，其后每隔半个月、1 个月、3 个月，随访半年无复发者（乙型肝炎患儿要求 HBsAg 转阴）。

3）治愈标准：符合出院标准后，随访一年临床表现及肝功能无异常改变者（乙型肝炎要求 HBsAg 转阴）。

（2）慢性肝炎的疗效标准

1）好转标准：①主要症状消失。②肝脏肿大无变化，且无明显压痛或叩痛。③肝功能检查正常或轻度异常。④病毒复制标志水平降低。

2）基本治愈标准：①自觉症状消失。②肝脏肿大无变化，且无明显压痛及叩痛。③肝功能检查基本正常。④病毒复制标志消失，但 HBsAg 仍可持续存在。⑤以上各项标准保持稳定 1 年以上。

第七节　脊髓灰质炎

脊髓灰质炎是由脊髓灰质炎病毒引起的急性传染病，曾经严重威胁着小儿的健康和生命，又称小儿麻痹症。

脊髓灰质炎有Ⅰ、Ⅱ、Ⅲ三个血清型，相互之间无交叉免疫，对中枢神经系统有特殊的亲嗜性。常通过血脑屏障到中枢神经组织，感染脑干或脊髓的前角细胞运动中枢；另一途径可进入周围神经肌肉连接处的神经元。运动神经元特别容易感染并有不同程度的破坏。感染后可获得对同型病毒的持久免疫力，免疫力的大小取决于病毒的毒力、病毒量、免疫原性以及人体产生免疫的能力。

【流行病学】

人是脊髓灰质炎病毒的唯一自然宿主，隐性感染（占 99% 以上）和轻症瘫痪患儿是本病的主要传染源。本病以粪-口感染为主要传染方式，在发病前 3～5d 至发病后 1 周左右鼻咽部分泌物及粪便均排毒，在潜伏末期和瘫痪前期传染性最大，热退后减小。人群普遍易感，感染后获得持久免疫力。

本病广泛分布于全世界，温带地区流行高峰在5～10月，热带地区终年可见。目前由于减毒活疫苗的应用，发病率已明显下降。

【临床表现】

本病潜伏期为3～35d，一般为5～14d。

1. 前驱期　主要症状为发热、食欲不振、多汗和全身感觉过敏；亦可见恶心、呕吐、便秘、腹痛、腹泻等消化道症状或咽喉痛、咳嗽、流涕等呼吸道症状，持续1～4d热退。若病情不发展，即为顿挫型。

2. 瘫痪前期　前驱期症状消失后1～6d，体温再次上升，头痛、恶心、呕吐严重，皮肤发红，有短暂膀胱括约肌障碍，颈后肌群、躯干及肢体强直，常有便秘。体检可见：

（1）三脚架征：即患儿坐起时需用两手后撑在床上如三脚架，以支撑体位。

（2）吻膝试验阳性：即患儿坐起、弯颈时唇不能接触膝部。

（3）头下垂征：即将手置于患儿肩下抬起其躯干时，正常者头与躯干平行。如病情到此为止，3～5d热退，即为无瘫痪型；如病情继续发展，则常在瘫痪前12～24h出现腱反射改变，最初是浅反射，以后是深腱反射抑制，因此早期发现反射改变有重要的临床诊断意义。

3. 瘫痪期　自瘫痪前期的第3～4d开始，大多在体温开始下降时出现瘫痪，并逐渐加重；当体温退至正常后，瘫痪停止发展，无感觉障碍。可分为以下几型：

（1）脊髓型：此型最为常见。表现为迟缓性瘫痪，不对称，腱反射消失，肌张力减退，下肢及大肌群较上肢及小肌群更易受累，但亦可仅出现单一肌群受累或四肢均有瘫痪，如累及颈背肌、膈肌、肋间肌时，则出现竖头及坐起困难、呼吸运动障碍、矛盾呼吸等表现。

（2）延髓型：又称球型，系脑神经的运动神经核和延髓的呼吸、循环中枢被侵犯所致，此型占瘫痪型的5%～10%。呼吸中枢受损时出现呼吸不规则，呼吸暂停；血管运动中枢受损时可有血压和脉率的改变，二者均为致命性病变；脑神经受损时出现相应的神经麻痹症状和体征，以面神经和第10对脑神经损伤多见。

（3）脑型：此型少见。表现为高热、烦躁不安、惊厥或嗜睡、昏迷，有上运动神经元痉挛性瘫痪表现。

（4）混合型：以上几型同时存在。

4. 恢复期　体温降至正常，瘫痪即停止进展。瘫痪从肢体远端开始恢复，持续数周或数月，一般病例8个月可完全恢复，严重者需6～18个月或更长时间。

5. 后遗症期　神经细胞损伤严重者受累肌肉出现萎缩，神经功能不能恢复，造成受累肢体畸形。部分瘫痪病例在感染后数十年发生进行性神经肌肉软弱、疼痛，受累肢体瘫痪加重，称为脊髓灰质炎后肌肉萎缩综合征。病因不明。

6. 并发症　由于外周型或中枢型呼吸麻痹可继发吸入性肺炎、肺不张，长期卧床可致褥疮及氮和钙的失衡，表现为骨质疏松、尿路结石和肾功能衰竭。

【诊断】

（一）实验室检查

1. 血象　无明显变化。

2. 脑脊液　在前驱期无改变，瘫痪前期始出现异常。外观清亮或微浑，细胞数一般为（50~300）×10⁶/L。早期中性粒细胞增多，蛋白增加不明显；晚期则以淋巴细胞为主。瘫痪第2周开始蛋白逐渐增加，且维持时间较长，常出现蛋白、细胞分离现象，糖及氯化物正常。

3. 病毒分离　病程第1周可自鼻咽分泌物及粪便中分离出病毒。粪便阳性可持续达3周或更久，脑脊液偶可阳性。

4. 血清学检查　采用补体结合试验和中和试验。取急性早期和恢复期双份血清测定抗体，如恢复期抗体滴度较早期升高4倍以上，有助于诊断。PCR及ELISA法敏感性高，特异性强，需时短。

（二）诊断要点

1. 病前无免疫接种。

2. 临床表现有头痛、发热、恶心、呕吐、肌无力。

3. 瘫痪前期出现三脚架征和吻膝征阳性、多汗、全身感觉过敏等神经系统异常的症状体征，此时脑脊液检查有助于诊断。

4. 非对称性弛缓性瘫痪，肌肉触痛，有感觉，后期肌肉萎缩。

5. 确诊需病毒学及血清学检查阳性。

【治疗】

（一）急性期和瘫痪前期的治疗和护理

1. 卧床休息　早期卧床休息可减少瘫痪的发生或减轻其程度，一般休息至热退、瘫痪停止进展为止。保持安静，避免肢体运动并减少刺激，医生也应尽量减少对肌力检查的次数。患儿应尽量避免吵闹而消耗体力，但卧床不宜过久，急性期一过，即可开始被动运动。

2. 对症治疗　给予适量的镇静剂以减轻肌肉疼痛与感觉过敏，亦可予以局部湿热敷，应避免局部肌内注射或其他小手术、拔牙等。发热、多汗应注意水及电解质平衡，给予足够的营养及维生素；静脉注射高渗葡萄糖液，加维生素C 1g，以减轻神经组织水肿。病情进展症状较重者，可选用肾上腺皮质激素，如地塞米松5~10mg/d，或氢化可的松100~200mg/d，有退热、消炎和减少水肿的作用；亦可用10%人血丙种球蛋白，每次3ml/d，共2~3d，因本品含有脊髓灰质病毒抗体，可中和病毒，使病变中止。精心护理并密切观察病情变化。

（二）瘫痪期的治疗

1. 保护瘫痪肢体　注意护理，避免瘫痪肢体受压或因保暖而烫伤；盖被宜松且轻；关节应保持略屈曲位，下垫软物或小枕头，用支架置肢体于功能体位，防止手、足下垂。

2. 呼吸障碍的治疗　出现呼吸障碍时，必须区分发生的原因，并积极进行抢救。

（1）延髓型麻痹：患儿吞咽困难，喉咽部分泌物潴留并阻塞呼吸道，颅神经受累，常见第Ⅶ、Ⅸ、Ⅹ、Ⅻ对颅神经受损，出现相应症状，治疗应首先去除咽喉部分泌物，体位引流，取头低脚高位，随时用导管吸取咽喉部分泌物。若累及呼吸中枢出现麻痹，患儿呼吸节律不规则、烦躁不安、发绀缺氧，应给予呼吸中枢兴奋药，严重者给予气管插管及应用人工呼吸器。

（2）脊髓颈胸部麻痹：可引起呼吸肌（膈肌、肋间肌）瘫痪、患儿呼吸浅速、声音低微、咳嗽无力等，如呼吸功能尚能维持，则密切观察病情的发展，同时应用肾上腺皮质激素，严重者及早用人工呼吸器。

3. 药物治疗　体温退至正常，瘫痪不再进展，可用加兰他敏抗胆碱脂酶的作用，增强肌肉的张力。剂量为 $0.05 \sim 0.1 mg/(kg \cdot d)$，用药初期每日 1 次，肌内注射，1 个月后改为隔日 1 次。副作用为可出现流涎、心动徐缓、眩晕，若剂量过大可致抽搐，有癫痫发作史或支气管哮喘者忌用。亦可用地巴唑对中枢神经有兴奋的作用，能促进神经传导，使受损神经恢复。剂量为 $0.1 \sim 0.2 mg/(kg \cdot d)$，口服，每日 $1 \sim 2$ 次。在应用上述药物期间同时服维生素 B_1 10mg，每日 3 次，口服；亦可注射维生素 B_{12}，能促进神经细胞的代谢。

4. 并发症的治疗　有脱水、电解质紊乱和酸碱失调者应及时纠正。呼吸肌麻痹有肺部感染时，可依据细菌敏感试验选用有效的抗生素。膀胱肌麻痹而致尿潴留常引起细菌感染，若经常导尿则更加重尿路感染，故尽量采用压迫膀胱排尿法，或尽量缩短留置导尿时间，并注意严格执行无菌操作。

（三）恢复期治疗

治疗目的是促进瘫痪恢复，减少后遗症的发生。瘫痪肢体被动运动按摩，活动关节，促进肌肉血液循环。对非瘫痪肢体应予以主动运动，鼓励患儿起床活动，可促进恢复，减少脱钙、肾结石等并发症的发生。

继续选用促进神经传导功能的药物，如加兰他敏和地巴唑，上述药物均可重复疗程。

针灸治疗：在发热已退尽，瘫痪不再进行时，可开始做针灸治疗，根据瘫痪肌群的分布选用适当的穴位。

中药口服或熏洗，也可用中药针剂穴位注射。

（四）后遗症期治疗

后遗症期的患儿正处于生长发育时期，随着年龄的增长，健侧肢体较患肢活动量大，故后遗症期的治疗不仅要针对功能恢复，也应注意促进肌肉发育。治疗要坚持不懈，多种方法综合运用，配合按摩、锻炼，纠正畸形，改善功能，最大限度地减少致残程度。若遗留肢体畸形不能恢复，可根据患儿特点、性质及年龄，选择夹板、矫形鞋或矫形手术。外科手术治疗应于 2 年后进行。

第八节　柯萨奇病毒和埃可病毒感染

柯萨奇病毒和埃可病毒同属肠道病毒。自从广泛应用脊髓灰质炎减毒活疫苗糖丸以来，小儿麻痹症的发病率明显下降。但柯萨奇及埃可病毒的感染相对地增加，在世界各地广泛地引起散发或流行，而现在发现某些型别与小儿疾病有密切关系。柯萨奇病毒可分为 A、B 两组，A 组有 24 个型（其中 23 型已归入埃可病毒 9 型），B 组有 6 型，一般采用乳鼠接种分离柯萨奇病毒。埃可病毒共有 34 型（10 型归入呼肠病毒，28 型归到鼻病毒），本病毒只对人类有感染性，采用猴肾及人肾细胞来分离病毒。其流行病学和发病机制的基本特征均与脊髓灰质炎相似，其不同的是肠道柯萨奇与埃可病毒更易损伤脑膜，偶尔累及大脑，很少感染脊髓前角细胞。可因感染的病毒和宿主免疫状态不同而表现形式不同。在小儿中大多数为亚临床型或隐性感染，虽然临床表现复杂而多样化，但以轻症为多，重症病例可引起无菌性脑膜炎、脑炎和某些瘫痪表现，若同时累及心、肝、肾等重要脏器时，可病情严重甚至危及生命。柯萨奇病毒比埃可病毒传染性强，可能与其在呼吸道和粪便中排出时间较长有关。世界范围内常造成流行的肠道病毒是埃可病毒 6、9、11 型；柯萨奇病毒 A 组 9、16 型，B 组 1~5 型。

【流行病学】

本病毒具有传染性，可引起散发或小流行，也可引起大规模暴发流行。多见于夏秋季，感染后对同型病毒具有持久免疫力。

【临床表现】

肠道病毒感染的临床表现复杂而多样化，同型病毒可引起不同的临床表现，而不同型的病毒又可致相似的临床综合征。

1. 中枢神经系统疾病　以无菌性脑膜炎为主，可为轻型并呈自限性病程，部分可出现脑炎，婴幼儿可为重型。起病可急可缓，发热、头痛、厌食、恶心、呕吐，儿童可诉肌痛、腹痛、咽痛等，嗜睡、有脑膜刺激征，但较化脓性脑膜炎为轻，可伴有皮疹，持续数天消退。脑脊液细胞数增加多在几十至几百 ×10^6/L，偶有高达 1000 以上者，蛋白质略增加，糖及氯化物均正常。一般病程 5~10d 左右，也有共济失调、眼球震颤、舞蹈样运动，亦可见暂时性肢体肌力减退，大都不留后遗症，也有瘫痪病例报告及横断性脊髓炎等，有时需与小儿麻痹症进行鉴别。肠道病毒引起的脑炎临床表现与其他病毒引起的相仿，一般表现为高热、惊厥、意识障碍、昏迷、强直性瘫痪，甚至脑桥、延髓麻痹，病情危重者危及生命，但一般较少见。

2. 疱疹性咽喉炎　大多由柯萨奇 A 组病毒 2~10 型引起，传染性很强，流行很快，小儿多见。起病突然，发热，体温在 1~2d 内达到高峰，持续 3~4d。在发热的同时可有咽痛、咽部充血，口腔黏膜及软腭等处有多个散在疱疹，后转成溃疡。小儿食欲不振，唾液分泌增多，流涎，拒食和呕吐，数日后溃疡逐渐愈合。因有多种型别的病毒可引起疱疹性咽喉炎，故同一患儿可重复多次发生本病。

3. 心脏疾患（心肌炎及心包炎）　柯萨奇 B 组病毒是引起儿童和成人原发性心脏疾病的主要原因。临床上起病突然，患儿阵咳，呕吐，拒食，面色苍白，发绀，呼吸困难，心率增快，心音低钝，肺部出现啰音，肝脏急剧增大，出现心力衰竭。年长儿有心悸、乏力，出现心动过速、期前收缩及不同程度的房室或束支传导阻滞等，轻者持续数日至数周，重者可猝死，也有反复发作持续 1~2 年而引起亚急性、慢性心肌炎或心包炎者。

4. 肠道病毒皮肤黏膜感染　传染性强，小儿集体机构中常有流行。据报道每隔 2~3 年流行 1 次，全年均可发生，以 6~8 月份为高峰。起病急，出现发热、流涕、咽痛、呕吐、腹泻等症状，继而出现口腔和手、足等远端部位出现疱疹性皮疹。在口腔黏膜、硬腭、齿龈、扁桃体、舌、唇等部位均可见到淡黄色浅溃疡多个，有疼痛拒食，并有流涎。

手掌及足跖、臀部出现皮疹，呈斑丘疹，迅速转为疱疹，几个至十余个，2～3d 后疱疹吸收，不留痂盖。

5. 呼吸道疾病　肠道病毒在呼吸系统感染中占有一定的地位，柯萨奇 A 组 21、24 型和柯萨奇 B 组 3、4、5 型可引起上呼吸道感染，埃可病毒 4、20、25 型曾引起流感流行。

6. 小儿腹泻病　肠道病毒感染与婴幼儿腹泻关系密切。埃可病毒某些型别 6、7、18 型等较多见，临床表现为发热、恶心、呕吐，后腹痛、哭吵、腹泻，大便稀薄，色黄或黄绿色，有时见少量黏液。大便每日数次至 10 余次，于 2～3d 内恢复，个别病情较重，可出现脱水和酸中毒等表现，经治疗则痊愈。

7. 其他　肠道病毒尚可引起急性结膜炎、肝炎、胰腺炎、腮腺肿大、多发性神经根炎、溶血性尿毒综合征等。

【诊断】

1. 血象　血细胞计数大多正常，有时白细胞计数可增高。

2. 病毒分离　在临床上难以鉴别为肠道病毒或为其他病毒，可尽早采取咽拭子、脑脊液、粪便、血液、疱浆液等标本作病毒分离，以明确诊断；亦可从活检或尸检标本中分离病毒。因健康人群中咽部和粪便中带此类病毒，故不能单以咽拭子或粪便结果作为诊断依据。

3. 血清学检查　若病毒分离结果阴性或不肯定，则应采取早期和恢复期双份血清测特异性抗体，若 4 倍以上增高则有意义。

【治疗】

（一）一般治疗和对症治疗

患儿应卧床休息，加强护理，定时开窗，保持空气新鲜。对症治疗是治疗本病的主要措施，应根据不同的临床表现给予不同的处理。

脑膜炎、脑炎有高热、头痛及肌痛者给予退热止痛剂（如安乃近），烦躁不安或惊厥者给予镇静、止痉剂（如安定或苯巴比妥钠），颅内压明显增高者可给予地塞米松或甘露醇等以脱水、降低颅内压。若出现瘫痪，一般轻者在较短时间内可自行恢复，严重者按脊髓灰质炎瘫痪型治疗和护理，有呼吸肌麻痹者则用人工呼吸器。

心肌炎、心律失常者可采用肾上腺皮质激素。新生儿心肌炎的病情进展迅速，应及早给氧和保持安静，给激素治疗；出现心力衰竭时，及早采用快速洋地黄、利尿剂等抢救措施。

口腔疱疹溃疡患儿应注意口腔清洁，多饮水，用 1%～3% 过氧化氢或 2% 碳酸氢钠溶液清洗口腔，再涂 1% 龙胆紫，或涂用冰硼散、锡类散等，每日数次。疼痛严重时，进食前可先涂 2% 丁卡因或 1% 普鲁卡因溶液予以止痛，可适当补液并补充 B 族维生素、维生素 C 等。

腹泻患儿可酌情减少饮食量，给易消化的食物，如米汤、母乳、脱脂奶、稀释牛奶等，并减少每次哺乳时间，口服助消化及收敛等药物。轻度腹泻者给口服补液盐溶液（ORS），少量多次口服；重型患儿应给予静脉补液纠正脱水及酸中毒，缺钾者应补钾。

（二）抗病毒药物治疗

根据病情可选用利巴韦林（病毒唑）、阿昔洛韦或干扰素等。

第九节　中枢神经系统急性病毒性感染

中枢神经系统病毒性感染的病毒种类繁多，病原学诊断较困难，需要一定的设备条件。其发病机制还了解得不够，目前尚缺乏特异的治疗方法。但这类感染临床上常可遇到，有的呈散发，也有不同程度的流行。严重者可致死亡，幸存者可有不同程度的后遗症，故病毒性中枢神经系统感染正日益受到人们的重视。近年来，由于病毒学和免疫学的进展，证实许多急性中枢神经系统感染由多种病毒引起的，称为病毒性脑膜炎或脑炎。

【流行病学】

肠道病毒性脑膜炎或脑炎夏秋季多见，有地区性流行，亦可有暴发性流行。

【临床表现】

不同类型的病毒能引起相似的临床表现；同一种病毒感染，在不同的小儿其临床表现可完全不同。取决因素：①神经组织受侵犯的部位及程度；②病毒的数量与毒力；③机体的免疫力。

1. 前驱期　小儿病毒性脑炎或脑膜炎约60%有前驱症状，大多数为急性起病，有发热、头痛、流涕、咳嗽、纳呆、呕吐、腹泻等呼吸道或消化道症状，亦有神萎、淡漠、嗜睡、咽痛或肌痛等。亚急性或慢性起病者少见，可较长时间表现为淡漠、缄默、肢体无力等症状。

2. 症状期　一般2周左右。发热，大多数患儿体温波动在38~39℃，部分患儿体温不高或正常。头痛、呕吐加剧，明显嗜睡，有全身性或局限性抽搐、昏迷，甚至瘫痪，也可有颈部阻力，克、布氏征阳性等脑膜刺激征。若为脑炎时，出现脑水肿，表现为烦躁不安、惊厥、意识障碍及局限性脑症状，甚至有中枢性呼吸衰竭。基底节受损时患儿有震颤、多动、肌张力改变；脑干受损时患儿有颅神经麻痹、瞳孔变化、呼吸节律改变；若大脑受损除意识障碍外，还可有精神症状，尤其大儿童可见如下临床表现：

（1）行为和动作障碍，如兴奋躁动、行为错乱、呆滞甚至木僵等。

（2）语言和思维障碍，如胡言乱语、思维散漫、猜疑少言等。

（3）情感障碍，如痴笑、号哭、精神幼稚、情绪不稳定等。

（4）感知障碍，如幻视、幻听、错觉等。

（5）其他定向障碍，如注意力涣散、大小便不能自理等。

部分患儿可见全身皮疹、疱疹或紫癜样皮疹，有的患儿有心肌炎、心律失常、肝肾功能改变。有些患儿开始症状很轻，但病情发展迅速，很快进入昏迷、呼吸衰竭而死亡。

3. 恢复期　轻者大多2周左右逐渐恢复，无后遗症；重者有恢复期症状，如低热、多汗、淡漠、性格改变、健忘等，尚有颅神经瘫痪或肢体瘫痪，大部分为局限性运动障碍，若半年到1年症状未改善者则为后遗症。疱疹病毒引起脑炎患儿死亡率高，即使抢救过来，其后遗症亦多。

【临床分型】

1. 按症状缓急分类　分为急性、亚急性。

2. 按临床表现分类 分为普通型（发热、头痛、呕吐、抽搐 1～2 次，神志清）、脑膜炎型（发热、呕吐、有脑膜刺激征和脑脊液改变，预后最好）、脑炎型（头痛、呕吐、抽搐、嗜睡甚至昏迷，脑膜刺激征不明显，有后遗症）、局灶型（脑症状轻，可单有颅神经损害或运动肢体损害，有些是局限性癫痫发作，脑脊液大多正常）、脑干脑炎型（症状最重，体征有颅神经瘫痪、肢体瘫痪甚至脑水肿，出现中枢性呼吸衰竭，大多数死亡）、精神型（出现上述各种不同的精神障碍）。以上各类型常混合存在而难以截然分开。

3. 按病原不同分类

（1）RNA 病毒——肠道病毒脑膜炎或脑炎：柯萨奇和埃可病毒均可引起，占病毒性脑炎的 40%～80%。夏秋季多见，小儿多于成人，有暴发性流行或散发，潜伏期短。可有发热、呕吐、腹泻或上呼吸道炎等症状，亦可出现多形性皮疹、咽峡疱疹、肌痛，脑脊液有改变。病程 1～2 周，大多数无并发症，有部分小儿可见暂时性肌力减弱。柯萨奇病毒脑炎并发心肌炎者较多，埃可病毒可累及肝脏而致肝功能异常，感染后产生特异性的免疫力，病后 2 周左右可出现特异性抗体。

（2）DNA 病毒——疱疹性脑炎：又称出血性脑炎或进行性坏死性脑炎。严重的病毒性脑炎大多为疱疹病毒所引起，无季节性，婴幼儿、儿童和成人均可得病，大脑额叶或颞叶均可呈出血性、坏死性改变。临床表现不一，起病可急或较缓，出现弥漫性脑损害症状，有局限性抽搐、定向力障碍、失语、行为异常等，可误诊为脑肿瘤或精神病。有的脑实质坏死、出血，延及蛛网膜，使脑脊液呈出血性改变。25% 的患儿有口唇疱疹，脑电图及 CT 均有特征性改变，死亡率很高。

【临床表现】

1. 急性或亚急性起病，以急性为多见。

2. 有发热，伴呼吸道或消化道等症状。

3. 有弥漫性脑损害症状，有头痛、恶心、呕吐、抽搐，有不同程度的意识障碍或精神症状。

4. 有颅神经麻痹，小脑症状，偏瘫，不自主运动，肌张力改变，或出现病理反射。

5. 脑脊液或脑电图检查均有异常改变，符合病毒性脑炎或脑膜炎变化。

6. 应排除中枢神经系统细菌、霉菌等的感染，脑部肿瘤，中毒性脑病或代谢性脑病等。

【诊断】

1. 血白细胞计数 大多患儿均正常或稍低，部分患儿早期可增高，至病程第 3～4d 降到正常。

2. 脑脊液检查 压力正常或稍增高，若为疱疹病毒感染则外观可呈浅黄色，可检出红细胞，以淋巴细胞为主，蛋白质正常或稍增加，糖及氯化物均正常。少数患儿脑脊液呈正常表现。

3. 脑电图检查 大多在弥漫性异常的基础上有局灶性改变。疱疹病毒脑炎典型改变是在广泛慢波背景上，出现间隔 0.5～2.5s 的周期性复合波，常有颞叶或额叶局限性损害的表现，可有慢波，局灶性反复出现的尖波，局灶性棘波、θ 波或 δ 波发放。

4. CT 检查与 MRI（磁共振） 病毒性脑炎轻症在疾病早期，CT 检查可能正常，甚至病程 2 周亦难以发现对比增强和颞叶底部低密度损害，故 CT 难以作为病毒性脑炎急性期早期的诊断方法。疱疹病毒性脑炎因病情较重，CT 检查有下列主要变化：

（1）低密度改变：反映了疱疹病毒脑炎特有的组织坏死改变，主要位于脑部的颞叶及额叶，常在神经系统损害出现 1 周后显示。

（2）肿块效应：常与低密度改变相伴，为 CT 的最早发现，持续时间可长达 1 月余。

（3）对比增高：对比增高的部位在低密度病变的周围，围绕大脑外侧裂，或显示蛛网膜下腔弥漫性增高。对比增高反映坏死区出血性梗死、脑回周围炎症表现。

5. 抗原检测　于疾病早期抽取脑脊液进行病毒抗原检测。酶联免疫吸附试验检测病毒抗原，其敏感性和特异性均较高，且简便、快速，一般发病第 1 周起即可从脑脊液中检出抗原，是早期诊断较重要的方法之一。亦可用直接或间接免疫荧光染色法以检测病毒抗原，也可用于鉴定在细胞培养中生长的病毒。

6. 病毒分离　可从脑脊液或脑组织中分离出病毒，应在病程早期取脑脊液 1~2ml，置于无菌试管中，及时进行组织培养，4~6d 即可出现细胞病变。或采用乳小白鼠脑内接种法分离病毒，4~6d 动物发病死亡。用特异性单克隆抗体作免疫荧光试验以鉴定病毒。

7. 血清学检查　采集患儿急性期和恢复期血清作补体结合试验、血凝抑制试验及中和试验，若恢复期抗体滴度较急性期高出 4 倍以上，可予以诊断。

8. 单克隆抗体和 DNA 分子杂交新技术的建立将为中枢神经系统急性病毒感染的病原学诊断提供更为乐观的前景，但由于病毒种类繁多，在一般条件的实验室中难以普遍开展。

【治疗】

（一）一般治疗及护理

发病期间应加强护理，以保证患儿水分及营养需要。急性病毒性中枢神经系统感染有一定的病程，应设法渡过高峰极期。对不同阶段症状的特点应注意，密切观察患儿体温、呼吸、脉搏、精神意识等的变化，特别注意脑水肿和呼吸衰竭的早期表现，及时予以气管插管和应用人工呼吸器，改善缺氧，以抢救重危患儿的生命，减少其后遗症的发生。

（二）对症治疗

高热者可给予物理降温和药物退热；惊厥者可用镇静剂，如鲁米那肌注，安定静脉注射时一定要缓慢推注，以防呼吸突然停止。如上述处理对高热、频繁或持续的惊厥无效时，可用亚冬眠药物，即肌内注射冬眠灵和非那根各 1mg/kg，配合物理降温，使肛温于 2~3h 内降至 35~37℃，并维持于此水平 12~24h，可起到较满意的退热和止痉效果，并可降低颅内压。

（三）抗病毒治疗

1. 利巴韦林（病毒唑）　可用于呼吸道病毒感染的治疗。

2. 无环鸟苷（阿昔洛韦）及阿糖腺苷（Ara-A）　对疱疹病毒属有一定效果，包括单纯疱疹病毒、巨细胞病毒及 EB 病毒。宜于发病 5d 内早期应用效果更佳，可减低并发症及死亡率，阿昔洛韦较 Ara-A 效果更佳。可用以治疗带状疱疹或单纯疱疹脑炎或脑膜炎。

3. 其他　磷甲酸钠、丙氧鸟苷等在国外已用于临床；干扰素可能使病毒感染终止。

（四）降低颅内压，减轻脑水肿

1. 降颅压指征

（1）喷射性呕吐。

（2）剧烈头痛。

（3）烦躁不安，意识障碍迅速加深，很快进入昏迷。

（4）面色突然苍白，肢端发绀并发凉。

（5）血压增高，全身肌张力增高。

（6）眼底静脉曲张，动脉变细，视网膜反光增强，视神经乳头边缘模糊。

具备以上 2 项或 2 项以上表现时，可考虑颅内高压症；若有瞳孔大小不等，或呼吸节律不整时则出现脑疝。

对有颅内高压和脑水肿者可应用药物以降颅压：

1）20% 甘露醇：所用剂量为 $0.5 \sim 1.0 g/(kg \cdot 次)$，有人主张轻度脑水肿的用量为 $0.25 g/(kg \cdot 次)$。

2）地塞米松：用量 $0.5 mg/(kg \cdot d)$，每天 $2 \sim 3$ 次，一般仅短期用于重症病例。

3）利尿剂：如呋塞米，用量为 $0.5 \sim 1 mg/(kg \cdot 次)$，均有脱水及降颅压作用。

应用上述药物后尿量大增，要适当地补充液体及电解质，保持患儿电解质及酸碱平衡。

2. 脑脊液引流　当患儿有严重颅内高压症并出现脑疝时，若药物效果不明显，可给予侧脑室减压，进行控制性脑脊液引流。

3. 其他　氧气吸入。重症颅高压用药效果不佳时，可采用高压氧治疗，以改善脑缺氧和脑细胞功能。

（五）改善脑营养代谢

为促使脑功能恢复，必须重视改善神经细胞的营养代谢。目前常用的药物有辅酶 A、三磷酸腺苷、胞二磷胆碱、乙酰谷酰胺、脑活素等。昏迷患儿用醒脑静 $2 \sim 4 ml$，立即床边打开药安瓿取出后静脉推注，每日 $2 \sim 3$ 次，直至患儿清醒。应用 1，6-二磷酸果糖（FDP）治疗也可获得一定疗效，用量为 $5.0 g$ 加入 10% 葡萄糖液 100ml 静脉滴注，每日 1 次，7d 为一疗程。

（六）人工呼吸器的应用

对频繁抽搐、昏迷，呼吸节律不整，出现中枢性呼吸衰竭者，应行气管插管并用人工呼吸器进行通气治疗。需密切观察患儿，加强护理，定期翻身、拍背和吸痰，根据临床及血气检测结果，随时调整呼吸器的工作参数。在操作过程中要严格执行消毒隔离制度，避免出现继发感染等严重的并发症。待患儿病情好转，自主呼吸逐渐恢复，慢慢停用人工呼吸器，直至完全撤离，同时使用呼吸兴奋剂，如山梗菜碱、尼可刹米、回苏林等，也可用东莨菪碱静脉滴注以兴奋呼吸中枢及扩张脑微循环等。

（七）恢复期及后遗症期的治疗

肠道病毒所致的中枢神经系统急性感染，大多数患儿预后良好，不留后遗症，即使出现肢体瘫痪也是暂时性的，可逐渐恢复正常。疱疹病毒引起的脑炎，部分重症者可出现中枢性呼吸衰竭，其病死率较高，经抢救治疗后存活患儿大多留有后遗症，主要有吞咽困难、失语、肢体瘫痪、痴呆、精神异常等。

康复治疗的重点在于智力、吞咽、语言和肢体功能等的锻炼，可采用理疗、体疗、中药、针灸或推拿、按摩等；可继续使用改善神经营养代谢的药物，以促进各项功能的恢复。

第十节 细菌性痢疾

细菌性痢疾简称菌痢，是小儿较常见的一种肠道传染病。由痢疾杆菌所致，其中以福氏（B群）痢疾杆菌多见，其次为宋内杆菌、志贺杆菌等。临床上以发热、腹痛、里急后重及排泄含有黏液、脓及血便为其主要表现。中毒型痢疾是细菌性痢疾的危重临床类型，起病急，发展快，病情经过极为凶险，易引起早期死亡，必须积极治疗。

【流行病学】

1. 传染源 传染源包括患儿和带菌者。患儿中以急性及非急性典型菌痢与慢性隐匿型菌痢为重要传染源。

2. 传播途径 痢疾杆菌随患儿或带菌者的粪便排出，通过污染的手、食品、水源或生活接触，或苍蝇、蟑螂等间接方式传播，最终均经口进入消化道，使易感者受感染。

3. 人群易感性 人群对痢疾杆菌普遍易感。学龄前儿童患病多，与有无良好的卫生习惯有关；成人患者同机体抵抗力降低、接触感染机会多有关，加之患同型菌痢后无巩固免疫力，不同菌群间以及不同血清型痢疾杆菌之间无交叉免疫，故造成重复感染或再感染而反复多次发病。

4. 流行病学特征 细菌性痢疾呈全年散发，以夏秋两季多见，主要原因：①气温条件适合痢疾杆菌生长繁殖，痢疾杆菌在 20～30℃ 的主食及肉类食品中 4h 可增殖 100～800 倍，12h 超过 5 万倍，在瓜果蔬菜中 8～24h 可增殖 20～800 倍。②苍蝇多，传播媒介多。③天热易感者喜冷饮及生食瓜果、蔬菜等食品。④胃肠道防御功能降低，如大量饮水后胃酸等消化液被稀释，抵御痢疾杆菌能力下降。

【临床表现】

潜伏期一般为 1～3d（数小时至 7d）。病前多有不洁饮食史。临床上依据其病程及病情分为急性与慢性两期以及六种临床类型。

1. 急性典型型 起病急，畏寒、发热，多在 38～39℃ 以上，伴头昏、头痛、恶心等全身中毒症状及腹痛、腹泻；粪便开始呈稀泥糊状或稀水样，量多，继则呈黏液或黏液脓血便，量不多，每日排便十至数十次不等，伴里急后重。左下腹压痛明显，可触及痉挛的肠索。病程约 1 周左右。少数患儿可因呕吐严重、补液不及时而脱水、酸中毒，电解质紊乱，发生继发性休克；尤其原抵抗力薄弱的幼儿，可有生命危险；极少数患儿病情加重，可能转为中毒型菌痢。

2. 急性非典型型　一般不发热或有低热，腹痛轻，腹泻次数少，每日3～5次，黏液多，一般无肉眼脓血便，无里急后重。病程一般为4～5d。

3. 急性中毒型　此型多见于2～7岁健壮儿童，起病急骤，进展迅速，病情危重，病死率高。突然高热起病，肠道症状不明显，依其临床表现分为三种临床类型。

（1）休克期（周围循环衰竭型）：是较为常见的一种类型，以感染性休克为主要表现：①面色苍白，口唇或指甲发绀，上肢湿冷，皮肤呈花纹状，皮肤指压阳性（压迫皮肤后再充盈时间＞2s）。②血压下降，通常收缩压＜10.7kPa（80mmHg），脉压差变小，＜2.7kPa（20mmHg）。③脉搏细速，心率快，小儿多达150～160次/min，心音弱。④尿少，＜30ml/h或无尿。⑤出现意识障碍。以上5项亦为判断病情是否好转的指标。重症病例休克不易逆转，并发DIC、肺水肿等，可致外周型呼吸衰竭或多器官功能障碍综合征而危及生命。肺水肿时X线胸片提示肺门附近点片状密度增高阴影，伴支气管纹理增加。个别病例起病呈现急性典型型，可于24～48h内转化为中毒型菌痢，应予以重视。

成为中毒型菌痢的临床特征：全身性中毒症状及痢疾症状均严重，腹泻频繁，多为血水便，甚至大便失禁。由于失水和酸中毒，常于短期内发生休克。

（2）脑型（呼吸衰竭型）：为一种严重临床类型。早期可有剧烈头痛、频繁呕吐，典型者呈喷射状呕吐；面色苍白，口唇发灰；血压可略升高，呼吸与脉搏可略减慢；伴嗜睡或烦躁等不同程度意识障碍，为颅内压增高、脑水肿早期的临床表现。晚期表现为反复惊厥，血压下降，脉细速，呼吸节律不齐、深浅不匀等中枢性呼吸衰竭症状；瞳孔不等大，可不等圆，或忽大忽小，对光反应迟钝或消失；肌张力增高，腱反射亢进，可出现病理反射；意识障碍明显加深，直至昏迷。进入昏迷后一切反射消失。

（3）混合型：以上两型同时或先后出现，是最为严重的一种临床类型，病死率极高（90%以上）。该型实质上包括循环系统、呼吸系统及中枢神经系统等多脏器的功能损害与衰竭。

4. 慢性菌痢　病情迁延超过2个月以上者称为慢性菌痢，多与急性期治疗不及时或不彻底、细菌耐药或机体抵抗力下降有关，也常因饮食不当、受凉、过劳或精神因素等诱发。依据临床表现分为以下3型：

（1）急性发作型：此型约占5%，其主要临床表现同急性典型菌痢，但程度轻，恢复不完全，一般是半年内有痢疾病史或复发史，而除外同群细菌再感染或异群痢疾杆菌或其他致腹泻细菌的感染。

（2）迁延型：发生率约为10%，常有腹部不适或隐痛，腹胀、腹泻、黏脓血便等消化道症状时轻时重，迁延不愈，亦可腹泻与便秘交替出现，病程久者可有失眠、多梦、健忘等神经衰弱症状，以及乏力、消瘦、食欲下降、贫血等表现。左下腹压痛，可扪及乙状结肠，呈条索状。

（3）隐匿型：此型发生率为2%～3%，一年内有菌痢史，临床症状消失2个月以上，但粪培养可检出痢疾杆菌，乙状结肠镜检查可见肠黏膜病变。此型在流行病学上具有重要意义。

【诊断】

（一）实验室检查

1. 外周血象　急性菌痢白细胞总数和中性粒细胞多增加，中毒型菌痢可达（15～30）×10^9/L，有时可见核左移。慢性菌痢常有轻度贫血征象。

2. 粪便

（1）镜检：可见较多白细胞或成堆脓细胞、少量红细胞和巨噬细胞。血水便者红细胞满视野。

（2）培养：检出痢疾杆菌即可确诊。应取早期、新鲜、未与尿液混合、含黏脓血的粪便或肠拭子，多次送检，可提高检出阳性率。

（3）快速病原学检查：近年来开展的荧光抗体染色法、荧光菌球法、增菌乳胶凝集法、玻片固相抗体吸附免疫荧光技术等方法，比较简便、快速，敏感性亦较好，有利于早期诊断。

（4）乙状结肠镜检查：急性期可见肠黏膜明显充血、高度水肿、点片状出血、糜烂、溃疡、大量黏液脓性分泌物附着以及肠管痉挛等改变。慢性期的肠黏膜表面多呈颗粒状，血管纹理不清，呈苍白肥厚状，有时可见息肉或瘢痕等改变。

（二）诊断要点

1. 流行病学资料　菌痢多发生于夏秋季节。多见于学龄前儿童，病前1周内有不洁饮食或与患儿接触史。

2. 主要临床表现

（1）急性典型菌痢：发热伴腹痛、腹泻、黏脓血便、里急后重、左下腹压痛等，临床诊断并不困难。

（2）急性非典型菌痢：急性发作性腹泻，每日便次超过3次或腹泻连续2d以上，仅有稀水样或稀黏液便者。①病前1周内有菌痢接触史。②伴有里急后重感。③左下腹明显压痛。④粪便镜检10个高倍视野（HP），平均每个高倍视野白细胞多于10个，或连续2次镜检白细胞总数每个高倍视野超过5个（不含灌肠液或肠拭子）。⑤粪便培养检出痢疾杆菌。具有上述前3项中之一和后2项中之一者即可诊断。

新生儿及乳幼儿菌痢症状常不典型，多表现为消化不良样粪便，易引起肠道菌群失调。

（3）急性中毒型菌痢：该型病情进展迅猛，高热、惊厥，于起病数小时内发生意识障碍或伴循环、呼吸系统衰竭的临床表现先后或同时出现者。

【治疗】

（一）中毒型痢疾

中毒型痢疾发病急剧，病情严重，治疗必须分秒必争。虽然中毒型痢疾的发病机制还不十分清楚，但是由于痢疾杆菌内毒素所致的感染性休克和颅内压增高症状都很明显，因此这两方面的处理为抢救的重点。一些发病急骤、高热惊厥患儿，虽无呼吸、循环系统衰竭症状，但其甲皱微循环及眼底可见微小动脉痉挛，提示早期应用解除微血管痉挛药物对中毒型痢疾的治疗是非常重要的。对出现重症休克者应积极给予抗体综合治疗。对于高热、反复惊厥、伴有呼吸及循环系统衰竭者，应立即采用人工冬眠疗法，同时予以抗休克、维持呼吸功能等治疗。患儿如出现呼吸衰竭症状，说明患儿有脑水肿及颅内高压，应及时采用脱水疗法。患儿如果休克和脑水肿同时存在，治疗时需注意边补水边脱水。

1. 抗感染治疗　应选择有效、快速、联合的办法，一般采用庆大霉素、卡那霉素、丁胺卡那霉素等静脉滴注，必要时加用氨苄青霉素、第三代头孢菌素，病情好转后改用肌注或其他口服药物。

2. 扩容治疗　30~60min 内，用 0.9% 氯化钠或 2：1 等渗含钠溶液（2 份 0.9% 氯化钠，1 份等渗碳酸氢钠溶液）20ml/kg 静脉滴注；随后继续滴入 0.9% 氯化钠 40ml/kg，维持至休克明显改善。一般补液按需供给，最好根据中心静脉压来指导调节输液量和输液速度。

3. 解除微血管痉挛　山莨菪碱（654-2）每次 1~3mg/kg，每隔 10~15min 静脉注射 1 次，至面色红润、呼吸循环好转，即可延长给药时间，每隔半小时至 1h 一次。病情稳定后每隔 4h 给药 1 次。东莨菪碱适用于频繁惊厥伴呼吸衰竭者。如病情无改善，应分析原因考虑增加或换用其他药物。

4. 纠正酸中毒　休克均伴有不同程度的代谢性酸中毒，酸中毒不纠正，休克也不易纠正。一般在扩充血容量的同时，用 5% 碳酸氢钠或 11.2% 乳酸钠纠正酸中毒（每公斤体重补充 5% 碳酸氢钠 5ml 或 11.2% 乳酸钠 3ml 大约可提高二氧化碳结合力 10% 容积）。

5. 控制高热、惊厥　应用氯丙嗪及异丙嗪各 1~2mg/kg 肌注，同时进行物理降温，使体温快速降至 36℃ 左右；必要时可采用人工冬眠疗法，使患儿处在低温状态，或加用其他镇静止惊药物。

6. 脑水肿的处理　一旦出现脑水肿，应尽快使用 20% 甘露醇或 25% 山梨醇，每次 1~2g/kg，快速静脉滴注或推注。必要时 6~8h 重复 1 次。

7. 呼吸衰竭的处理　出现呼吸衰竭时多伴有脑水肿，首先应积极处理脑水肿，同时保持呼吸道通畅，给予呼吸中枢兴奋剂，必要时可行气管插管，使用呼吸器辅助呼吸。

8. 肾上腺皮质激素的应用　早期、短期使用肾上腺皮质激素可减轻中毒症状，提高血压和降低颅内压。一般每日使用氢化可的松 4~8mg/kg，分次静脉滴注。

9. 其他　近年来在抗休克时还提倡清除氧自由基，使用钙离子拮抗剂，防止再灌注损害，保护脏器功能等。

10. 监护　中毒型痢疾患儿需要专人守护，通常监测体温、脉搏、呼吸、血压、四肢外周循环、24h 小便量、中心静脉压、输液速度、输液总量及给予血管活性药物后的病情变化。

（二）急性细菌性痢疾

1. 一般治疗　急性期需要隔离卧床休息，注意饮食调理，进食无渣或少渣流质或半流质，避免产气、油腻、富刺激性和不易消化的饮食。高热、呕吐、不能进食和失水者应予以适当补液，以保证必需的热量和维持电解质平衡，防止酸中毒。

2. 消毒隔离 患儿应按消化道传染病隔离，隔离时间以黏液脓血便消失、粪便培养阴性时为止。

3. 抗菌治疗 通常选用痢特灵、黄连素或磺胺类药物，同时配合服用抗菌增效剂甲氧苄氨嘧啶（TMP）。痢特灵剂量为 8 ~ 10mg/（kg·d），黄连素为 10 ~ 20mg/（kg·d），磺胺甲基异噁唑（SMZ）为 25mg/（kg·d）。TMP 剂量:2 岁以下、2 ~ 5 岁、5 ~ 12 岁每次分别为 25mg、50mg、100mg，每日 2 次。如果效果不佳，可改用多粘菌素 E 5 万 ~ 10 万 U/kg，分3 ~ 4次口服；庆大霉素 0.3 ~ 0.5 万 U/（kg·d），丁胺卡那霉素 8 ~ 15mg/（kg·d），氨苄青霉素 100 ~ 200mg/（kg·d），静脉滴注。喹诺酮类抗生素如氟哌酸、氟嗪酸等对痢疾杆菌均有较好的杀菌作用，剂量均为 10 ~ 15mg/kg，分 3 次口服。由于喹诺酮类抗生素对骨关节的生长发育存在一定影响，使用时要先权衡得失，疗程宜短。

（三）慢性痢疾

应采取综合性措施，多注意生活规律性、饮食和胃肠功能的调理，经常保持适量、少渣、易消化、少刺激、富营养的饮食，避免过冷、过热和过度疲劳。有情绪紧张、肠道功能紊乱者，应酌情给予镇静、解痉和收敛药。对痢疾杆菌培养阳性者，应根据药敏试验选药或使用急性期有效的药物，适当延长疗程至 10 ~ 14d；对确无病原学依据者，不应滥用抗生素，以免造成肠道正常菌群失调。必要时还可进行中医辨证，辅以中医中药治疗。

第十一节 伤寒与副伤寒

伤寒与副伤寒是一类急性全身性传染病，分别由伤寒及副伤寒杆菌所引起，其临床表现及防治措施相似，唯后者病情较轻，并发症较少，预后较好。本病经消化道传播，主要病理变化为全身单核-巨噬细胞系统中巨噬细胞的增生性反应，以小肠集合淋巴结、淋巴滤泡和肠系膜淋巴结的肿胀最明显，肝、脾亦可累及。各年龄儿童均可感染，学龄儿童较多。

【流行病学】

注意流行地区与流行季节，注意以往病史、预防接种史与患儿接触史以及饮食饮水等。

【临床表现】

有持续发热、相对缓脉、神经系统中毒症状、肝脾肿大、玫瑰疹等。

【诊断】

1. 血常规 白细胞减少，一般 $< 5.0 \times 10^9$/L，中性粒细胞减少，嗜酸性粒细胞减少或消失。

2. 病原菌培养 阳性培养是最可靠的确诊依据。在起病后 1 周内血培养阳性率可达 85%，此后即渐降低。病程 2 ~ 3 周粪便培养阳性机会增加。治疗后的病例亦可采用骨髓培养。

3. 伤寒血清凝集反应（肥达反应） 对本病有辅助诊断价值，抗体一般于 7~10d 出现，自第 2 周以后阳性率增高，至第 4 周阳性率可达 90%。新生儿时期常呈阴性。试验所用抗原有伤寒杆菌菌体抗原 O、鞭毛抗原 H 及副伤寒甲、乙、丙的鞭毛抗原 5 种。由于伤寒杆菌，副伤寒甲、乙杆菌有部分共同的菌体抗原，故血清中 O 抗体凝集效价增高时，不能区别伤寒与副伤寒，而鞭毛抗原的结构不相同，因此以鞭毛抗原来鉴别。O 凝集效价在 1∶80 以上，H 在 1∶160 以上才有诊断意义。

【治疗】

（一）一般疗法

1. 护理 一般轻症也应卧床休息，保持大便通畅。必须保持皮肤与口腔的清洁卫生，严格执行消毒隔离制度，避免交叉感染，体温超过 39℃ 可适当给予物理降温。

2. 饮食 根据患儿年龄、消化能力、食欲、大便情况及消化道症状的轻重来决定饮食质量，一般以少渣半流质为宜，注意水和盐分的供给。

3. 支持治疗 注意维持营养，供给足量的维生素。根据病情需要应用液体疗法，输血及血浆等。

（二）抗菌治疗

1. 氯霉素 很长一段时期里，氯霉素都是治疗伤寒的首选药物，但由于耐药菌株引起感染的病例增多、氯霉素本身的毒副作用及新型抗菌药物的出现等，使氯霉素作为治疗伤寒首选药物的地位受到动摇。氯霉素的剂量一般可按 30~50mg/(kg·d) 计算口服量，分 4 次每隔 6h 口服，热退后以半量继续服药 7~10d。新生儿慎用。

2. 第三代头孢菌素

（1）头孢噻肟：是治疗伤寒较为常用的第三代头孢菌素，总治愈率约为 85%，疗程 14d。本品在脑膜有炎症的情况下很易进入脑脊液。剂量为 100~200mg/(kg·d)，分 4 次服用。

（2）头孢哌酮：对根除伤寒杆菌感染、减少复发率及慢性带菌率均是十分有效的，其在胆道系统中的浓度比其他头孢菌素均高。剂量为每日 100mg/kg，疗程为 2 周。

（3）头孢三嗪：该药的特点是半衰期长，每日静注 1 次可维持高水平的血液和胆道浓度；退热速度快；疗程可缩短近半，一般为 7d 左右。剂量为 50~100mg/(kg·d)。

以上几种头孢菌素副作用较少，体外试验抗菌活性较氯霉素大 400~500 倍。

3. 喹诺酮类抗菌药物 无论是实验研究还是临床报道，喹诺酮类抗菌药物对伤寒杆菌均有较强的杀灭作用。常用的药物有氟哌酸、环丙氟哌酸、氟嗪酸等，所用剂量均为 8~15mg/(kg·d)，分 3~4 次口服。由于此类药物具有对骨关节方面的副作用，通常儿童只作短期使用。

4. 其他

（1）复方新诺明：剂量为 50~60mg/(kg·d)，分 2~3 次口服，疗程 20d。

（2）呋喃唑酮：剂量为 10mg/(kg·d)，分 4 次口服。

（3）氨苄青霉素：剂量为 50~200mg/(kg·d)，口服或静脉注射，疗程 14d 左右。

（三）并发症的治疗

对毒血症严重和高热患儿可用肾上腺皮质激素治疗，泼尼松剂量不宜超过1mg/（kg·d），用药后几小时体温即可下降，毒血症状迅速减轻。一般 3 ~ 5d 即应停药。

肠穿孔时应经鼻插胃管减压，静脉补充液体和电解质以纠正酸中毒。肠出血时应暂停饮食，及时补液，适量使用镇静剂、止血剂，大量出血时需迅速输血治疗。

第十二节　猩红热

猩红热是由 A 组 β 型溶血性链球菌所引起的急性出疹性呼吸道传染病。临床特征有发热、咽喉炎、全身弥漫性充血性皮疹，恢复期片状脱皮。人群对该菌普遍易感，2 ~ 10 岁儿童最易发病，通过飞沫、污染玩具和食物等传播，多在冬春季发病。细菌侵入咽峡和扁桃体后在局部繁殖，引起炎症，所产生的外毒素——红疹毒素入血，除引起发热等全身症状外，还引起皮肤毛细血管广泛充血水肿、白细胞浸润，临床上出现全身弥漫性充血性皮疹；少数重症患儿因细菌入血引起败血症；部分患儿在病后 2 ~ 3 周因变态反应出现风湿热或肾小球肾炎。A 组链球菌有 50 多个血清型，只有产红疹毒素的菌株才能致猩红热，各型之间无交叉免疫，如患过本病后再感染另一菌型，则仍可再患猩红热。

【流行病学】

1. 传染源　主要是患儿和带菌者。A 组 β 型溶血性链球菌引起的咽喉炎排菌量大且不被隔离，是重要的传染源。链球菌的其他感染（如丹毒、咽喉炎、扁桃体炎、中耳炎）及链球菌带菌者，也可成为传染源。

2. 传播途径　主要经空气飞沫传播；可因食品与物品污染而间接接触传播；亦可经皮肤伤口或产道感染，称为外科型猩红热或产科型猩红热。

3. 易感性　普遍易感。2 ~ 10 岁，尤其学龄前儿童，6 个月以下婴儿及 50 岁以上成人，很少得病。感染后人体可产生抗菌免疫和抗毒免疫。患猩红热后，可产生对红疹毒素的免疫力，且较持久，但抗菌免疫有型特异性，且型间多无交叉免疫，再感染 A 组链球菌亦不发疹，而仍可引起咽喉炎等。由于红疹毒素有 5 种血清型，其间无交叉免疫，加之近年猩红热轻型较多，且早期应用抗生素使病后免疫不充分，故患猩红热后仍可再患。

4. 流行特点　猩红热系温带疾病，热带少见。

我国北方可见流行，长江流域多为散发，华南地区少见。北方全年均有发病，一般以冬春季较为多见，夏季偶有流行。

猩红热的临床表现目前渐趋轻症化。

【临床表现】

潜伏期最短12h，最长12d，通常为 2 ~ 5d(1 ~ 7d)。典型病例起病急骤并具有发热、寒战、咽喉炎，病后24h 内出现皮疹等，此构成猩红热三大特征性表现。

1. 侵袭期　骤起畏寒、发热，可达39℃左右，有头痛、全身不适、食欲不振等一般中毒症状，并有咽痛、吞咽痛。检查可见咽部黏膜及扁桃体红肿，扁桃体上有黄白色点状或片状渗出物，易擦掉。软腭水肿、充血，并有米粒大小的红疹或出血点，称为猩红热内疹或出血性黏膜疹。

2. 皮疹期　发热后24h内开始发疹，始于耳后、颈及上胸部，24h内迅速蔓及全身。典型皮疹是在弥漫性潮红充血的皮肤上出现分布均匀的针尖大小的丘疹，压之褪色，伴有痒感。少数患儿可见带黄白色脓头且不易破溃的皮疹，称为粟粒疹。严重者可见出血性皮疹。在皮肤皱褶处，皮疹密集或因摩擦出血而呈紫色线状，称为皮折红线。在颜面部位却仅有充血而无皮疹。口鼻周围充血不明显，与面部充血相比显得发白，称为口周苍白圈。发疹的同时出现舌乳头肿胀，初期舌覆白苔，肿胀的舌乳头凸出覆以白苔的舌面，称为草莓舌。2~3d后舌苔脱落，第1周末舌苔消退，舌面光滑，呈绛红色，舌乳头凸起，称为杨梅舌。此可作为猩红热的辅助诊断条件。

3. 脱皮期　脱皮亦为本病的重要体征。皮疹多于48h达高峰，继之依出疹顺序开始消退，2~3d内退尽，重者可持续1周。疹退后开始皮肤脱屑，皮疹越多越密脱屑越明显，以粟粒疹为重，多呈片状脱皮，面部及躯干常为糠屑状，手、足掌、指（趾）处由于角化层较厚，片状脱皮呈手、足、指（趾）套状。

除上述典型表现外，尚有其他临床类型：

（1）轻型：近年多见，表现为轻至中等度发热，咽喉炎轻微，皮疹亦轻，且仅见于躯干部位。疹退后脱屑不明显，病程短，可能出疹数小时即消退，但仍有发生变态反应的可能。

（2）中毒型：突然体温高达40.5℃，常见头痛，皮疹多为瘀点。患儿中毒症状明显，可出现中毒性心肌炎、中毒性肝炎及中毒性休克等。近年少见。

（3）脓毒型：罕见。主要表现为咽部严重的化脓性炎症、坏死及溃疡，常伴有化脓性中耳炎、鼻窦炎、肺炎等，亦可侵入血循环引起败血症及迁徙性化脓性病灶。

（4）外科型或产科型：病原菌经伤口或产道侵入，潜伏期常仅1~2d。咽喉炎缺如，皮疹始于伤口或产道周围，然后延及全身，中毒症状较轻。

4. 并发症　为变态反应所致。多发生于病程2~3周。主要有风湿病、肾小球肾炎和关节炎等。肾小球肾炎病情多较轻，不转为慢性。近年由于早期应用抗生素使病情得以控制，故并发症少见。

【诊断】

（一）实验室检查

1. 血象　白细胞总数均高，多在（10~20）×10⁹/L，中性粒细胞常在80%以上，可出现中毒颗粒。出疹后嗜酸性粒细胞增加，可占5%~10%。

2. 尿液检查　早期可有一过性轻度蛋白。若发生肾脏变态反应并发症时，则尿蛋白增加并出现红、白细胞和管型。

3. 细菌学检查　鼻咽拭子培养可有P型溶血性链球菌生长。亦可用免疫荧光法检测咽拭子涂片以进行快速诊断。

4. 血清学检查　恢复期可检测抗链球菌溶血素O等抗体。

（二）诊断要点

1. 临床诊断　骤起发热、咽喉炎、典型皮疹，血白细胞计数及中性粒细胞增多，即可作出初步诊断。若在疹退后皮肤有脱屑，则临床诊断可能性更大。

2. 实验室诊断

（1）鼻咽拭子培养分离出 A 组 β 型溶血性链球菌，或咽拭子涂片用免疫荧光法有 A 组溶血性链球菌存在，可证实诊断。

（2）多价红疹毒素试验在发病早期呈阳性，而恢复期转为阴性。红疹毒素又称狄克毒素，以其 0.1ml 作皮内注射，24h 后局部红肿直径逾 1cm 者为阳性，提示无抗毒免疫力，对猩红热易感；如为阴性则表示有抗毒免疫力，晚期或已有出血者无效。

【治疗】

（一）一般治疗

卧床休息，给予易消化软食或半流饮食。注意营养及补充多种维生素，注意口腔卫生。年长儿给予盐水或复方硼酸液漱口，入量不足或中毒症状重者给予静脉补液，发热者给予药物和物理降温。

（二）病原治疗

目的在于快速、彻底清除致病菌，避免并发症和复发。对有典型症状和皮疹患儿，不必待病原检测结果，尽早使用抗生素。常用药物有：

1. 青霉素　A 组 β 型溶血性链球菌对青霉素敏感，用药后 90% 患儿迅速退热，4～5d 症状消失、皮疹消退。普通患儿剂量每日 5 万 U/kg，分 2～3 次肌内注射。脓毒型、中毒患儿剂量可加至每日 10 万～20 万 U/kg，用生理盐水 50～100ml 溶解后分 2 次静脉滴注，疗程至热退后 3～5d；对原有风湿病及肾炎的患儿，疗程可延长至 7～10d。

2. 红霉素　属大环内酯类抗生素，主要用于对青霉素过敏患儿。普通型剂量每日 20～30mg/kg，分 4 次口服，连服 7d；脓毒型及中毒型患儿剂量每日 25～40mg/kg，用 5%～10% 葡萄糖液溶解后（浓度不超过 0.1%）静脉滴注，疗程 7～10d。

3. 其他抗生素　磷霉素钙：普通型每日 50～100mg/kg，分 4 次口服，连服 7d；中毒型及脓毒型每日 100～200mg/kg，分 2 次静脉滴注，疗程 7～10d。头孢噻吩：普通型每日 50mg/kg，分 2 次静脉滴注，疗程 7d；中毒型及脓毒型患儿每日 100mg/kg，分 2 次静脉滴注，疗程 7～10d。

（三）重症猩红热治疗

重症猩红热包括以严重毒血症为主要表现的中毒型猩红热和伴有各种化脓性并发症和败血症表现的脓毒型猩红热，目前国内已少见，但一旦出现即属危急重症，需积极处理。主要措施有：

1. 抗生素治疗　加大剂量、延长疗程及采用静脉途径给药，尽快控制致病菌的生长与繁殖。具体见"病原治疗"。

2. 支持对症治疗　患儿卧床、吸氧，适当给予镇静剂，如安定每次 0.1～0.3mg/kg，肌内注射；或苯巴比妥每次 2～3mg/kg，肌内注射。少量多次输新鲜血与血浆，补充大剂量维生素 C。

3. 加用糖皮质激素　在强有力的抗生素治疗前提下,给予氢化可的松 4~8mg/(kg·d),用 100ml 5%~10% 葡萄糖液溶解后静脉滴注,至中毒症状改善后停用。

4. 控制心衰　静脉补液时应控制输液量和速度,避免加重心脏负担。对已出现心衰的患儿应尽快使用强心苷迅速洋地黄化,如西地兰 25~35μg/kg,用 5%~10% 葡萄糖液 10~20ml 稀释后,缓慢静脉注射,首次给饱和量的 1/2~2/3,2~4h 后酌情再给余量。

5. 积极抗休克　在上述治疗的基础上,根据休克的不同时期给予扩容、解除微循环痉挛、合理使用升压药等措施,维持收缩压在 12kPa 左右。

(四) 并发症的治疗

1. 化脓性并发症　患儿可并发化脓性颈淋巴结炎、中耳炎、乳突炎、肺炎和脑膜炎等。如并发症在青霉素治疗之前出现,可加大青霉素剂量至 10 万~20 万 U/(kg·d),并适当延长治疗时间;如在青霉素治疗之后出现,则应考虑耐药菌株感染或合并其他细菌感染,应改用红霉素和头孢菌素 (如先锋 V 等),或根据病原检测结果调整抗生素,必要时联合使用。红霉素按每日 30~50mg/kg 用 5%~10% 葡萄糖溶液溶解后分 2 次静脉滴注(浓度为 0.1%);先锋 V 每日 100~200mg/kg,用生理盐水 50~100ml 溶解后分 2 次静脉滴注,疗程 7~10d。对保守治疗效果不佳的患儿,应行化脓病灶切开引流和其他必要的手术治疗。

2. 变态反应性并发症　变态反应性并发症主要为急性风湿病和肾小球肾炎,多在病后 2~3 周出现。急性风湿病的处理措施:休息,以减轻心脏负担,使用青霉素、红霉素等抗生素控制感染,清除病原菌,同时使用阿司匹林、糖皮质激素抗风湿。发生肾小球肾炎时的处理措施有:限制钠、水摄入,青霉素清除病原菌,双氢克尿噻、呋塞米等利尿,利血平、巯甲丙脯酸等降压,以及防治高血压脑病和急性左心衰。

第十三节　百日咳

百日咳是由百日咳杆菌引起的急性呼吸道传染病。临床表现以阵发性痉挛性咳嗽、阵咳后发出特殊高调鸡鸣样吼声为特征,病程可长达 2~3 个月,故名百日咳。本病无严格季节性,全年均可发病,好发于婴幼儿。百日咳杆菌由飞沫经呼吸道侵入人体,借表面成分菌毛血凝素黏附于呼吸道上皮细胞,增殖和产生毒素,造成局部炎症改变,反复刺激神经末梢,临床上出现痉挛性咳嗽,长时间咳嗽可在大脑形成反射性兴奋灶。与致病相关的毒素有:腺苷环化酶毒素、表皮坏死毒素、百日咳毒素和气管细胞毒素。常见并发症有肺炎和百日咳脑病,病后可获持久免疫力。

【流行病学】

百日咳是世界性疾病,多见于温带和寒带。城市儿童患百日咳一般为散发,在农村则常为外地输入传染源后暴发流行。

患儿为本病唯一的传染源,包括非典型患儿和轻型患儿。潜伏期末已从呼吸道排菌,传染期主要是发病开始的第 1~3 周,尤以发病第 1 周卡他期传染性最强。传播途径为飞沫传播，家庭内传播较为多见。人群普遍易感，90% 见于 9 岁以下儿童，尤以幼儿最多见。由于母体缺乏足够的保护性抗体传递给胎儿，故新生儿及幼婴均易感。

百日咳病后可获较持久的免疫力，保护性抗体存在于分泌性 IgA 和 IgG 中。前者能抑制细菌对上皮细胞表面的黏附，而 IgG 具有长期对抗感染的作用。

【临床表现】

潜伏期为 7 ~ 10d(2 ~ 21d)。临床过程可分三期：

1. 卡他期　初起症状与普通感冒难以区别，病期 7 ~ 10d。此期可有低热、咳嗽、喷嚏、流泪和乏力等。咳嗽开始为单声干咳，2 ~ 3d 后热退，咳嗽加剧，昼轻夜重，一般止咳药无效。此期传染性最强，若能及时治疗，效果也最好。

2. 痉咳期　病期 2 ~ 6 周，亦可长达 2 个月以上。此期已不发热，但有特征性的阵发性、痉挛性咳嗽。阵咳发作时有连续十余声甚至几十声短促的咳嗽，造成缺氧，继而深长吸气，由于声门痉挛、狭窄，以致吸气时发出鸡鸣样吸气声，俗称回勾；紧接着又是下一次痉咳，如此反复，直至排出大量黏痰甚至吐出胃内容物。痉咳一般以夜间为重，情绪波动、进食、受凉、烟熏、检查咽部等均可诱发痉咳。痉咳发作前可有喉痒、胸闷等不适，患儿预感痉咳来临而恐惧。痉咳发作时儿童表情痛苦、脸红耳赤、口唇发绀、涕泪溢流、颈静脉怒张、大小便失禁。

痉咳频繁者可出现颜面水肿、球结膜下出血或鼻出血，舌系带被下门牙损伤引起系带溃疡。无并发症者肺部无阳性体征。

婴幼儿和新生儿由于声门较小，痉咳后（甚至不发生痉咳）可因声带痉挛使声门完全关闭，加以黏稠分泌物的堵塞而发生窒息，出现深度发绀。亦可因脑部缺氧而发生抽搐，称为窒息性发作。此发作常在夜晚发生，若抢救不及时，可因窒息而死亡。

成人及年长儿童可无典型的痉挛性咳嗽。

3. 恢复期　阵发性痉咳次数减少，鸡鸣样吸气声消失，咳嗽终止时不伴呕吐。一般持续 2 ~ 3 周后咳嗽好转。并发肺炎、肺不张等者，可迁延不愈。

4. 并发症　支气管炎及肺炎最常见，中耳炎亦不少见。局部的皮下或中纵隔气肿、肺气肿及肺不张，在病情恢复后可消失。少数可有气胸、中毒性脑病、颅内出血、咯血、呕血、便血、脐疝或腹股沟疝、直肠脱出等。

【诊断】

（一）实验室检查

1. 血象检查　发病第 2 周白细胞总数和淋巴细胞开始升高。痉咳期白细胞一般为 (20 ~ 40) × 10^9/L，最高可达 100 × 10^9/L。淋巴细胞分类一般在 60% 以上，亦有高达 90% 以上者。继发感染者中性粒细胞增高。

2. 细菌学检查　目前认为鼻咽拭子培养法优于咳碟法，亦有人认为鼻咽吸出物培养优于鼻咽拭子培养。一次培养阴性不能排除百日咳。

鼻咽拭子荧光抗体法检查百日咳杆菌常有假阳性。目前已开展鼻咽拭子或鼻咽吸出物的 PCR 检查百日咳杆菌 DNA，是快速、敏感的诊断方法。

3. 血清学检查　ELISA 检测特异性 IgM，可作为早期诊断。目前认为以纯百日咳杆菌外毒素做抗原的检测，其敏感性和特异性均高于粉碎的百日咳杆菌抗原或外膜蛋白制备的抗原。

（二）诊断要点

卡他期应注意询问接触史，若体温下降后咳嗽反而加剧，尤以夜间为甚且无明显肺部体征者应考虑百日咳的诊断。结合白细胞计数和淋巴细胞明显增高可以作出临床诊断。确诊须依靠细菌学或血清学检查。

【治疗】

（一）一般治疗

避免各种刺激因素，保持室内空气新鲜，给予易消化、有营养食物，少食多餐。

（二）隔离患儿

呼吸道隔离，隔离至发病后40d或痉咳后30d。

（三）病原治疗

早期治疗可减轻症状，缩短病程；如果已进入痉咳期，则只能起到预防感染作用。

1. 红霉素　对百日咳杆菌有较强抑制作用，能渗入呼吸道分泌物中，是百日咳治疗的首选用药。剂量按 30 ~ 50mg/（kg·d）计算，分4次口服，疗程7 ~ 10d。

2. 氯霉素　剂量 30 ~ 50mg/（kg·d），分 3 ~ 4 次口服或静脉滴注，疗程 7 ~ 10d。由于该药副作用大，对新生儿和小婴儿最好避免使用。

3. 复方新诺明　剂量 40 ~ 60mg/（kg·d），分 2 次口服，疗程 7 ~ 10d。

4. 氨苄青霉素　剂量100mg/（kg·d），用 0.9% 氯化钠 5 ~ 10ml 溶解后静脉注射，每日 2 ~ 3 次，疗程 7 ~ 10d。

5. 雷米封　该药除对结核杆菌有效外，对百日咳杆菌也有作用，剂量 10mg/（kg·d），用 5% ~ 10% 葡萄糖液溶解后静脉滴注，疗程 7 ~ 10d。

（四）对症治疗

1. 对咳嗽频繁、痰不易咳出患儿，给予雾化吸入，每日 2 ~ 3 次，每次 15 ~ 20min。配方：0.9% 氯化钠 30ml，庆大霉素 2 万 U，地塞米松 1.5mg，α-糜蛋白酶 2.5mg。

2. 化痰止咳　给予小儿止咳嗽合剂，按每岁每次 1ml 计算，每日口服 3 ~ 4 次，必要时加用其他化痰药。如碘化钾，每岁每次 0.5ml，口服，每日 3 次；必嗽平，每次 0.2mg/kg 口服，每日 3 次。

3. 痉咳影响睡眠者，入睡前给予苯巴比妥，每次 2 ~ 3mg/kg；氯丙嗪每次 0.5 ~ 1mg/kg，口服或肌注。

4. 发生惊厥者，给予安定，每次 0.25 ~ 0.5mg/kg，肌注或缓慢静注；10% 水合氯醛，每次 0.3 ~ 0.5ml/kg，口服或保留灌肠。

5. 发生窒息时，立即吸氧、吸痰、清除呼吸道分泌物，及时行人工呼吸；对反复发生窒息者，应备气管插管包或气管切开包于床旁，必要时行气管内插管和气管切开，并给予机械通气。

（五）顽固性痉咳的治疗

阵发性痉挛性咳嗽是百日咳的特征性表现，也是窒息和惊厥发生的诱因。具体方法有：

1. 普鲁卡因　可阻断病灶对中枢的刺激，并抑制皮层下中枢，解除呼吸道痉挛，从而缓解痉咳。方法有：

（1）小剂量穴位注射法：剂量按 2 岁内 1ml、2 岁以上 2ml，选天突穴注射，每日 1 次，6～10 次为 1 个疗程。

（2）静脉封闭法：将 0.25%～0.5% 普鲁卡因按 8～10mg/kg 溶于 5%～10% 葡萄糖溶液 100ml 中静脉滴注，1～2 次/d，5～7d 为 1 个疗程。

2. 氯丙嗪　该药对大脑皮层有保护性抑制作用，并能解除支气管平滑肌痉挛，剂量为每次 1～2mg/kg，每日口服 2～3 次，5～7d 为 1 疗程。

3. 维生素 K₁　有人认为百日咳时有肝源性凝血障碍，可引起呼吸道黏膜点状出血，从而引起痉咳。维生素 K₁ 除参与凝血因子合成外，还能直接解除支气管痉挛。用法：1 岁以内 20mg，1～2 岁 30mg，2～5 岁 40mg，5 岁以上 50mg，肌内注射，每日 1 次，疗程 5～7d。

4. β-受体激动剂　有人报道百日咳时有 β-受体被阻滞现象，百日咳痉挛性咳嗽与 β_2 受体被阻滞有关。采用 β-受体激动剂治疗取得了良好效果，如博利康尼 0.15mg/(kg·d)，分 3 次口服，7d 为 1 疗程。

（六）糖皮质激素

糖皮质激素可减轻炎症部位的渗出、水肿、白细胞浸润及吞噬反应，故可减轻症状，在重症患儿和百日咳脑病时可考虑使用，如泼尼松 1～2mg/(kg·d)，分 3 次口服，疗程 5～7d。

（七）免疫球蛋白

免疫球蛋白在机体的抗感染免疫中占有非常重要的位置，一般通过中和作用、激活补体及调理吞噬而发挥作用。以往只有供肌内注射用的丙种球蛋白，可用 30mg/kg，肌内注射，48h 后重复 1 次，治疗百日咳效果满意。近年来，由于制备方法改进和技术的提高，国内也制备出了静脉用免疫球蛋白，作为重症感染和免疫缺陷病的辅助和替代治疗。在治疗百日咳时，可考虑在新生儿、小婴儿及重症患儿中使用，剂量 200～400mg/(kg·d)，用 50～100ml 平衡盐液溶解后静脉滴注，疗程 3～5d。

（八）并发症的治疗

1. 支气管肺炎　支气管肺炎是由于患儿抵抗力下降而发生的继发感染。可采用青霉素 20 万 U/(kg·d)，头孢唑啉 100mg/(kg·d)，或头孢氨噻肟 100mg/(kg·d)，分 2 次肌内注射或静脉注射。

2. 百日咳脑病　多在痉咳期出现，表现有高热、惊厥、抽搐或昏迷。治疗有：

（1）镇静止惊：安定每次 0.25～0.5mg/kg，缓慢静脉注射；苯巴比妥每次 5mg/kg，肌内注射；或 10% 水合氯醛每次 1ml/岁，保留灌肠。

（2）退热：采用综合疗法给予物理和药物降温。物理方法有：头部冰枕、冰帽、冷水浴或酒精浴；药物方法有：给予 25% 安乃近 1～2 滴滴鼻或退热栓塞肛。

（3）脱水降颅压：20% 甘露醇每次 1～2g/kg，30min 内快速静脉滴注或静脉注射，每日 2~4 次；呋塞米每次 1mg/kg，肌内或静脉注射。上述两药可交替使用，至颅高压症状缓解。

（4）糖皮质激素：使用地塞米松每次 1~2.5mg，静脉注射，每隔 4~6h 重复 1 次，至病情好转。

第九章　新生儿疾病

第一节　新生儿呼吸窘迫综合征

新生儿呼吸窘迫综合征又称新生儿肺透明膜病（HMD）。新生儿呼吸窘迫综合征（NRDS）多发生于早产儿，主要由于缺乏肺泡表面活性物质引起，表现为生后不久即出现进行性呼吸困难，以肺泡壁上附有嗜伊红透明膜和肺不张为特征。出生体重越低，其发病率越高，出生体重介于 1251～1500g 者发病率约为 56%，而 1001～1250g 者约为 68%，750～1000g 者为 83%。

【临床表现】

患儿常在生后 4h 内出现进行性呼吸困难、呻吟、呼吸三凹征和青紫，若出生后 12h 内不出现症状可排除本病。本病为自限性疾病，如生存 3d 以上，且无并发症，肺成熟度增加，可望恢复。

1. 呼吸困难　呈进行性加重，呼吸频率 ≥60 次/min，伴鼻翼扇动和吸气性三凹征；严重者可出现呼吸不规则和呼吸暂停。

2. 呼气性呻吟　为 NRDS 早期特征性症状。呼气性呻吟是由于呼气时气流通过部分关闭的声门所致。呼气时部分关闭声门是患儿对肺泡萎陷的保护性反应，其作用是使呼出气流缓慢排出，以保持一定的呼气末正压和增加功能残气量，防止肺泡萎陷。

3. 青紫　因缺氧而导致中央性青紫，一般供氧常不能改善症状。

4. 肺部体征和全身情况　肺部听诊呼吸音降低，无肺部并发症时湿啰音少见。由于严重缺氧、酸中毒，患儿可出现反应迟钝、四肢肌张力低下、体温不升，心率由快变慢，心音由强变弱，肤色灰白或青灰，常有血压下降。

【诊断】

（一）肺成熟度检查

1. 产前

（1）羊水卵磷脂（L）和鞘磷脂（S）比值（L/S）<2 或 L<3.5mg/dl 提示胎儿肺发育不成熟。

（2）羊水振摇试验：将 0.5ml 羊水放入 4ml 容量的试管内，加入 95% 酒精 0.5ml，用力振摇 15s，静置 15min 后观察管壁周围的泡沫形成情况。表面活性物质有稳定泡沫的作用，而酒精为消泡剂，因之形成的泡沫愈多愈稳定，表示羊水中有足够的表面活性物质，肺有一定成熟度。振摇试验：阴性——无泡沫，患 NRDS 的危险为 60%；（+）——小泡围管壁 1/3 圈或不到一圈，患 NRDS 的危险为 20%；（++）——单层泡沫圈 >1/3 圈或一圈；（+++）——单纯泡沫圈一圈或部分出现双层泡沫，患 NRDS 的危险 <1%；

（++++）——管壁周围有双层或多层泡沫圈，表示肺完全成熟。临床上以＞（++）表示有足够的表面活性物质和肺已成熟，患 NRDS 的危险较少。

2. 产后　胃液振摇试验：生后 1h 内抽胃液至少 1ml，将 0.5ml 放入 4ml 容量的试管内，加等量 95% 酒精，振摇 15s，静置 15min 后观察泡沫形成情况。判断方法同上。

（二）胸部 X 线

为重要的诊断依据。主要表现为两肺透亮度降低，肺灌气不足和支气管充气征。NRDS 的胸部 X 线表现可分为四级：Ⅰ——细颗粒状网状致密阴影；Ⅱ——Ⅰ+支气管充气征；Ⅲ——Ⅱ+心脏和膈肌轮廓模糊；Ⅳ——白肺。胸部 X 线摄片应在生后 4~6h 进行，如生后 6h 胸片正常不能排除本病，应随访观察。若生后 12h 后无 NRDS X 线表现可除外本病。

（三）血气分析

PaO_2 下降，$PaCO_2$ 上升，碱剩余（BE）下降，pH 值下降。

【治疗】

婴儿应收入新生儿重症监护室（NICU），专人护理，尽量减少操作，保证患儿休息。

1. 保持中性温度环境，以减少氧消耗，最好置开放暖箱，便于观察及治疗。

2. 监测 PaO_2 及 SaO_2　PaO_2 应维持在 50~80mmHg，SaO_2 维持在 85%~95%，应持续给氧。虽然本病肺内、肺外分流大，但肺泡氧分压高时可打开低通气/血流比的部分，减少肺血管收缩，减少右-左分流，使 SaO_2 上升。SaO_2 过高会导致氧中毒，应严密监测。

3. 持续心肺、血压监护，并做好记录。

4. 持续正压呼吸（CPAP）　早期应用 CPAP 可减少 1500g 以上婴儿死亡及呼吸机的使用。CPAP 使肺容量增加，减少右-左分流，使动脉氧升高。CPAP 方法很多，包括鼻塞、鼻咽部导管或气管插管法。使用指征是吸入氧浓度 ＞30% 才能维持 PaO_2 ＞50mmHg。CPAP 的副作用是压力过高时影响肺血回流及气胸的发生。

5. 间断强制呼吸（IMV）　使用指征是吸入氧浓度 ＞80%，PaO_2 ＜50mmHg，$PaCO_2$ ＞60mmHg，或严重呼吸暂停。呼吸机初调值：峰压 20~25cmH_2O，呼气末正压（PEEP）3~5cmH_2O，听吸频率 30~40 次/min，氧浓度 60%~70%，呼吸比例 1:1，平均气道压 8~10cmH_2O。以后根据血气结果调节。48~72h 后，临床症状好转，各项参数逐步下调，当用 CPAP 3cmH_2O 时呼吸运动良好，血气正常，可考虑停用。

6. 人工合成表面活性物质替代疗法　有明显的降低肺泡表面张力的作用。用药指征是肺泡氧分压：动脉氧分压 ＜0.22。剂量为 5ml/kg，气管内注入。预防用 1 次，治疗用 1~2 次，相隔 12h。700~1350g 的早产儿用药后病死率降低 30%~50%。

【预防】

1. 产前预防　预防早产是预防本病的关键。选择性剖宫产应尽可能推迟到 37 孕周。对难以避免早产的孕妇可采取：

（1）B 型超声确定胎龄。

（2）羊水肺成熟度测定。

（3）孕妇使用糖皮质激素促进胎儿肺的成熟，可选用倍他米松或地塞米松 6mg/次，每12h一次，共4次，肌内注射。亦可选用氢化可的松每次100mg一次，每12h一次，静脉滴注或肌内注射，共4次。给药最晚应在分娩前24h，孕30～34周者效果最佳，>34孕周者效果较差。给药后7d未分娩者需要重复用药。有严重高血压、妊娠毒血症、糖尿病和感染的孕妇禁用激素。

2. 产后预防 对一些发病可能性较大的高危儿，如胎龄较小而肺成熟度测定提示肺不成熟的早产儿，可在出生后立即从气管内滴入肺泡表面活性物质，可减少本病发生或病情发展。

第二节 缺氧缺血性脑病

缺氧缺血性脑病（HIE）是围生期新生儿因缺氧引起的脑部病变，主要由宫内窘迫、新生儿窒息缺氧引起，少数可发生在其他原因引起的脑损害。

有关HIE的发病机制有很多假说，目前公认的是损伤发生在缺血后再灌注时。

1. 再灌注损伤 窒息缺氧导致脑血管痉挛，血流减少，ATP耗竭，ATP被水解为二磷酸腺苷（ADP）及一磷酸腺苷（AMP），后者经降解产生次黄嘌呤，再灌注后，由脑细胞黄嘌呤氧化酶催化分解成黄嘌呤、尿酸，同时产生大量自由基（OFR）。OFR是指分子氧还原为水的过程中间产物，超氧离子自由基引起脂质过氧化反应，破坏细胞结构。HIE时，神经组织的不饱和双键易受自由基侵犯，脑脊液中脂质过氧化物增高，缺氧时自由基清除剂活性减少，降低清除能力，使氧自由基在细胞内蓄积。OFR产生血栓烷（TXA_2）使血管收缩，进一步造成缺血。

2. 谷氨酸神经毒性作用 谷氨酸是神经系统内兴奋性神经递质，通过其受体发挥作用，N-甲基-D-天冬氨酸受体（NMDA受体）参与脑发育，有一离子通道，由Mg^{2+}在内阻止Ca^{2+}内流，HIE时神经突触内谷氨酸大量增加，受体过度激活，Ca^{2+}内流，细胞内Ca^{2+}升高，产生一系列生化反应，导致花生四烯酸代谢产物自由基形成，线粒体功能障碍，细胞死亡，非NMDA受体过度激活，Ca^{2+}内流，Cl^-、H_2O亦进入，造成细胞水肿\脑水肿。

3. 脑血流动力学改变 窒息时由于缺氧、酸中毒，乳酸堆积，开始时脑血管扩张，血流量增加，如不能很快复苏，脑血流量减少，造成损伤。

HIE的主要病因是缺氧及其引起的代谢障碍影响ATP产生，导致细胞损伤，以及缺氧、酸中毒造成的血管调节机制障碍，如血管痉挛、休克、心搏骤停、严重心跳过缓等，可造成脑血流量减少。

【临床表现】

缺氧缺血性脑病的临床表现一般有明显的阶段性，包括起病（出生到12h）、典型表现期（12～24h）、高峰期（24～72h）及恢复期（72h后）。因此，对于窒息所致脑损伤的表现必须密切观察演变经过，切不可根据一时的表现过早下结论。

临床表现主要描述意识状态、肌肉张力、原始反射、惊厥及脑干症状。

1. 起病期（出生～12h） 一般表现有兴奋、激惹或意识状态正常，肌肉张力增高或正常，原始反射正常。但严重窒息时可有明显的意识障碍，反应迟钝甚至昏迷、呼吸节律改变甚至呼吸暂停、惊厥，瞳孔反射可能正常。

2. 典型表现期（12～24h） 兴奋激惹，肢体活动较多，肌张力开始减低，原始反射正常或减弱。若此时肌肉张力、原始反射正常，意识状态正常或激惹兴奋不明显，多数患儿为轻度的HIE。中重度HIE肌张力减低，原始反射减弱。足月儿肌张力减低较明显，而早产儿与之相反。此期惊厥是主要的临床表现，HIE患儿惊厥80%发生在此期。此外常有尿潴留表现，而且可持续到恢复期后。

3. 高峰期（24～72h） 主要表现为嗜睡、反应迟钝，重症者昏迷，原始反射减弱或消失，肌肉松软，有时可见僵直，甚至有角弓反张；可有脑干症状（瞳孔扩大或缩小，呼吸节律不齐，血压不稳，心率明显减慢，眼球震颤），前囟张力明显增高，可有频繁惊厥，死亡多数发生在此期。若无昏迷、原始反射消失、脑干症状、频繁惊厥，可诊断为中度HIE，否则即为重度HIE。

4. 恢复期（72h以后） HIE意识状态、肌肉张力、原始反射等临床表现开始逐渐恢复，惊厥明显减少，但仍可有尿潴留，所有症状体征不可能立即恢复正常，亦不可能持续加重，一般7～10d可大致恢复正常。

【诊断】

（一）影像学检查

1. HIE的CT改变 应注意白质低密度范围及程度。

（1）分度：以白质低密度范围分类。

1）轻度：散在、局灶白质低密度影，分布于2个脑叶。

2）中度：白质低密度影超过2个脑叶，白质灰质对比模糊。

3）重度：弥漫性白质低密度影，灰质、白质界限丧失，但基底节、小脑尚有正常密度，侧脑室狭窄受压。

中、重度常伴有蛛网膜下腔出血、脑室内出血或脑实质出血。

（2）在明确白质低密度范围确定CT分度时应测定白质密度CT值，CT白质低密度的初步诊断依据（均值－2s）为18Hu。

（3）根据临床实践，重症窒息、HIE合并蛛网膜下腔出血（SAH）的发生率高达50%～70%。HIE合并SAH有4种CT表现：沿脑表面沟回凸起线状高密度阴影，CT值>40Hu；各种裂池多见于纵裂后部、直窦、窦汇、四叠体池、小脑上池及小脑环池等高密度阴影；池与直窦窦汇SAH呈现Y型；小脑天幕上呈现M型。

室管膜下-脑室内出血根据CT影像分为4度：

1）Ⅰ度：室管膜下出血。

2）Ⅱ度：室管膜下出血伴脑室出血。

3）Ⅲ度：Ⅱ度表现及脑室扩张。

4）Ⅳ度：Ⅲ度表现及脑实质出血、脑损害。

（4）早产儿观察白质低密度的最适宜时间为纠正年龄38～40周时。

足月儿以生后 3 ~ 10d 作头颅 CT 扫描可协助 HIE 的诊断和分度，因临床及 CT 分度并不完全同步。生后 2 周（14d）时 CT 扫描对判断预后较为可靠。

（5）CT 呈现其他重要病变对判断预后有意义：基底神经节和丘脑呈现双侧对称性密度增高或大理石样改变常提示缺氧性损害；局部脑组织密度降低提示存在大脑大动脉及其分支的梗死；脑室周围双侧脑室前角外上侧呈双侧对称性低密度区提示存在脑室周围白质软化，多见于早产儿且常伴有脑室内出血。

2. HIE B 超影像特点及分度　HIE 时表现为不同程度、部位、范围的强回声，并有相应的解剖图像变化及转归，见表 9。与临床分度基本相符，与远期预后有一定关系。

表 9　HIE B 超影像改变

	轻　度	中 ~ 重度
部位	脑室旁为主	灰质、白质、丘脑等
范围	局限性小片状	弥漫性，双侧脑半球
回声强度	低于脉络丛	等同或强于脉络丛
解剖结构	基本正常，脑室边缘轻	脑结构模糊，沟回影像不清晰，脑室受压变窄
血管搏动	正常可辨	减弱或消失
转归	3d 左右恢复正常	1 周左右恢复正常或出现正常其他改变

几种常见并发症及继发病变的影像特征：

（1）颅内出血：室管膜下出血常可在尾状核头部区域探及团块状强回声，并可向侧脑室扩展。

（2）脑梗死：B 超显示该区域为毛玻璃状，继之成为典型楔形轮廓、强回声。2 ~ 3 周后随脑组织坏死、液化，呈现囊腔样无回声区。

（3）脑室旁白质软化：B 超显示大小不等强回声区，回声渐弱，直至无回声，说明囊腔形成，是估计预后的敏感指标。

（4）丘脑及基底节损伤：B 超常可见正常时回声均匀细腻，强度偏低的丘脑、基底节部位，出现粗糙点片、条索状强回声。合并出血时表现为大片强回声。

（二）脑电图

轻度脑电图（EEG）为正常；中度背景波变异性缺失，惊厥活动及低电压；重度表现为暴发性抑制波形、等电位。

患儿生后 1 周内脑电图背景波异常者预后不良；持续异常（电静息现象、电压平坦、快波、暴发性抑制波形等）是神经系统后遗症的信号；若 2 周后脑电图仍表现为电静息现象、电压平坦及暴发抑制的不完全恢复脑电图的患儿，则存在后遗症的可能性较大。

（三）实验室检查

窒息新生儿血清中 CPK（磷酸肌酸激酶）、LDH、CPK-MB 显著增高，与窒息程度平行；脑脊液中 CPK-BB、NSE（烯醇化酶）明显增高对预后判定有一定价值。有报道尿中乳酸和肌酐比值可以判定窒息及脑损伤的严重程度，并可以准确判定预后（病情愈重乳酸与肌酐的比值愈高，预后愈差）。

【治疗】

1. 治疗原则

（1）维持充分的通气，以避免并及时纠正低氧血症及高碳酸血症。

（2）限制液量，但要有充分的组织灌注维持正常的血压、心率；维持血压在正常的高值。

（3）控制惊厥，改善脑水肿。

（4）纠正电解质及代谢紊乱。

（5）严密监护。

（6）促进脑细胞功能恢复。

2. 限制液量及维持正常血糖　静脉输液治疗的目的是为了达到正常液体平衡，第1d可以允许出现少尿。在一般情况下，新生儿在生后第1d伴少尿时静脉输入每天60ml/kg是安全的（无尿时要求减少至40ml/kg）。输液速度控制在3ml/(kg·h)，随病情好转可增至4ml/(kg·h)。由于液体量的限制，通常要用大于10%的葡萄糖溶液静滴（必要时可用12.5%浓度），葡萄糖摄入量10~12g/(kg·d)，速度6~8mg/(kg·min)，使血糖维持在正常范围的高值（5.2mmol/L），预防低血糖的发生并定时监测血糖。过分的液体限制可导致血容量减少并发生低血压，应引起重视。

3. 机械通气　新生儿重症窒息未经合理的复苏常表现为Ⅱ型呼吸衰竭，血气改变，呈现严重低氧血症及 CO_2 潴留。因此为了阻止此病理生理过程的继续恶化，应及早上人工呼吸器，在短时间内使 PaO_2 及 $PaCO_2$ 达正常范围。另外给予HIE患儿机械通气治疗也可造成过度通气，以达到降低颅高压的目的。但过度通气是由于减少脑血流而降低颅内压，在脑低灌注和低血压情况存在时会造成更严重的神经元损害。另一方面，也应避免由于自发的低通气（ CO_2 潴留致呼吸性酸中毒）的高碳酸血症，因它可导致脑血容量的增加，加重脑水肿。所以对HIE患儿要根据病情和血气分析酌情使用机械通气，应监测 $PaCO_2$，当>6.67kPa(50mmHg)时是机械通气的指征，并将 $PaCO_2$ 维持在4.0~4.67kPa(30~35mmHg)。

4. 控制惊厥　首先应作鉴别诊断，纠正由于代谢紊乱所引起的惊厥。如低血糖时静脉注射25%葡萄糖2~4ml/kg后用葡萄糖8~10mg/(kg·min)的速度维持静滴，低血钙时可静脉注射10%葡萄糖酸钙1~2ml/kg，低镁血症时可静脉注射2%硫酸镁2ml/kg。动物试验表明窒息后惊厥可造成神经能量需要的增加而产生神经元坏死，引起更坏的神经系统后果，因此要积极对症处理由于本病引起的惊厥。

HIE惊厥的首选药物是苯巴比妥钠，静脉注射，静注后0.5~6h达高峰。<7d新生儿的半衰期为120h，有效血浓度为15~30μg/ml。苯巴比妥钠的负荷量是15~20mg/kg，2~3min内静脉注射，持续惊厥者可追加5mg/kg，1~2次；次日用维持量5mg/(kg·d)，分两次静滴，共3~5d，有条件者可测血浓度。

如惊厥不止可用苯妥英钠，负荷量为20mg/kg，静脉注射；维持量为5mg/(kg·d)，分两次静滴。另外还可用安定0.3mg/kg，静脉注射。对于顽固的惊厥可使用副醛，负荷量为

4% 溶液 100～200mg/（kg·h），持续 1～2h；维持量为 20～50mg/（kg·h），静脉滴入，直至惊厥控制。

5. 糖皮质激素　有关激素的使用问题还存在争议，大多数学者认为在新生儿脑创伤或缺氧缺血损害治疗中激素是无效的。在未成熟动物实验中已显示与对照组比较，小剂量地塞米松（4mg/kg）不能减轻脑损伤的程度，而大剂量（40mg/kg）却增加病死率。有的学者认为给窒息新生儿静脉注射地塞米松 4mg 并不改善脑灌注压。新生儿，尤其是 3d 内的新生儿，已有较高的皮质醇水平，肾上腺皮质分泌功能已成熟，对窒息已有足够能力应付或胜任应激反应。总之，一般剂量的激素并不能改善脑水肿及清除氧自由基，也不能改善脑灌注及神经系统后遗症和降低病死率，因此，窒息及 HIE 患儿应慎用或不用糖皮质激素。

6. 改善脑功能代谢紊乱药物

（1）胞二磷胆碱：是一种脑代谢激活剂，通过促进卵磷脂的合成而加强脑代谢功能。它能增强脑干网状结构与意识密切相关的上行激活系统功能，增强锥体抑制锥体外系功能，促进苏醒；还可改善脑血管张力，增加脑循环，促进大脑物质代谢；能提高线粒体呼吸功能，使氧化磷酸化能力和摄氧量明显提高，改善脑代谢。用法：生后第 3d 开始，疗程为 10d。剂量为 100～125mg 胞二磷胆碱加入 5%～10% 葡萄糖 100ml 静滴，每日 1 次。

（2）脑活素：是人体所需要游离氨基酸及小分子多肽的混合物。其作用是促进神经细胞的蛋白质合成；加速脑细胞内葡萄糖及氧的利用，促进脑细胞的代谢功能；增强脑组织抗缺氧的能力，有利于脑功能的恢复；含有神经递质、肽类激素及辅酶的前体物，可促进神经细胞的再生。国内已有仿制国外脑活素的产品丽珠赛乐，含 85% 游离氨基酸及 15% 低分子肽的混合物，已应用于临床，剂量为 2ml 溶于 5%～10% 葡萄糖液 50ml 静滴，每日 1 次，10d 为 1 疗程。

7. 高压氧治疗　近年来高压氧逐渐成为 HIE 治疗的一种手段。

（1）作用机制：高压氧可提供一种超常的特殊供氧手段，显著改善脑和全身的供氧，逆转缺氧的病理过程；增加氧在脑中的弥散距离，恢复脑细胞正常的能量代谢，促进受缺氧损害细胞的修复；因纠正缺氧、酸中毒，有利受损血管的修复，减少渗出；可恢复膜离子泵功能，从而减轻脑水肿；同时氧分压增高时脑血管收缩，颅内血流灌注量减少，进一步降低颅内压；纠正脑内血流分布失衡，明显改善病变区域的血供和氧供，发挥治疗作用。

（2）方法：压力为 0.04～0.06MPa（实际压力 1.4～1.6ATA），稳压时间 20～30min，减压时间 20～30min，入舱及出舱全程为 40～50min，每日 1 次，5～10 次为 1 个疗程。对 HIE 后遗症 10 次为 1 疗程，休息数日可再进行下一疗程，可能需几个疗程。

（3）禁忌证：颅内出血未止者、气胸、肺囊性病变、严重肺部感染、高热及早产儿。

（4）副作用：减压过快可引起减压病，产生大量气栓，栓塞心、肺、脑而危及生命，还可致中耳气压伤；氧中毒，晶体后纤维增生症多见于早产儿，支气管肺发育不良也见于早产儿。

鉴于有发生上述副作用的可能，在使用上有一定的争议，因此需严格观察进一步追踪其远期效果。

第三节　胎粪吸入综合征

胎粪吸入综合征（MAS）是指胎儿在宫内或娩出过程中吸入被胎粪污染的羊水，发生气道阻塞、肺内炎症和一系列全身症状，生后出现以呼吸窘迫为主，同时伴有其他脏器损伤的一组综合征，多见于足月儿和过期产儿。

胎儿在宫内或分娩过程中出现缺氧，其肠系膜血管痉挛，使肠蠕动增加和肛门括约肌松弛而排出胎粪。同时缺氧使胎儿出现喘息性呼吸，将混有胎粪的羊水吸入气管和肺内，生后初始的呼吸更进一步加重了胎粪的阻塞作用。气道内的黏稠胎粪造成机械性梗阻，引起阻塞性肺气肿和肺不张，导致肺泡通气-血流比例失调。小气道内的活瓣性阻塞更易导致气胸、间质性肺气肿或纵隔气肿，加重通气障碍，产生急性呼吸衰竭。胎粪内胆酸、胆盐、胆绿素、胰酶、肠酸等的刺激作用，以及随后的继发感染均可引起肺组织的化学性、感染性炎症反应，产生低氧血症和酸中毒。重症病例由于严重缺氧和酸中毒可导致新生儿持续肺动脉高压。

【临床表现】

患儿病情轻重差异很大。羊水吸入较少者出生时可无症状或症状较轻，胎粪大量吸入者可致死胎或生后不久死亡。分娩时可见羊水中混有胎粪。多数患儿在生后数小时出现呼吸急促（呼吸频率 >60 次/min）、呼吸困难、鼻翼扇动、呻吟、三凹征、胸廓饱满、发绀。两肺先有鼾音、粗湿啰音，以后出现中、细湿啰音。如临床症状突然恶化则应怀疑气胸的发生，胸片可确诊。严重胎粪吸入和急性缺氧患儿常有意识障碍、颅压增高、惊厥等中枢神经系统症状以及红细胞增多症、低血糖、低钙血症和肺出血等表现。持续性肺动脉高压因有大量由右向左分流的现象，除引起严重青紫外，还可出现心脏扩大、肝大等心衰表现。

【诊断】

（一）动脉血气

轻度患儿可因过度通气表现为呼吸性碱中毒，严重患儿因气道阻塞常表现为 $PaCO_2$ 增高、呼吸性酸中毒。如患儿窒息，血气可表现为混合性酸中毒。

（二）胸部 X 线

吸入的胎粪一般在生后 4h 后到达肺泡，胸部 X 线才能出现特殊的表现。约 85% 的 MAS 患儿 X 线征象在生后 48h 最为明显，但约 70% 的 MAS 患儿胸部 X 线表现可与临床表现不相一致。

根据胸部 X 线表现将 MAS 分为：

1. 轻度　肺纹理增粗，轻度肺气肿，膈肌轻度下降，心影正常。

2. 中度　肺野有密度增加的粗颗粒或片状团块、云絮状阴影或有节段性肺不张，伴过度透亮的囊状气肿，心影偏小。

3. 重度　除上述中度表现外，还伴有间质气肿、纵隔积气或气胸等气漏现象。

【治疗】

1. 必须强调预防为主　虽 10% 左右的分娩有粪染羊水，如处理得当，发生 MAS 者仅 1% 左右。在产程监护中，应把粪染羊水作为宫内窘迫的重要指标，除破水后发现外，还可在未破水时，通过羊膜镜检查发现羊水性质，及时采取措施。胎粪污染严重者，分娩前可在子宫内置压力监测管，用 1L 生理盐水冲洗。脐带问题是造成胎粪吸入的主要原因，应特别注意。做好准备，在第一次吸气前进行气管吸引，则可有效地预防严重肺部受累。在胎头娩出后，不要急于娩肩，应先吸口鼻，娩出后在第一次吸气之前先吸净口咽，然后用喉镜直视喉头，吸出胎粪，如胎粪黏稠应用气管插管吸引。

2. 复苏　复苏后，置患儿头低位，做体位引流。吸入高浓度湿化氧，用头罩给氧，氧浓度可达 80% ~ 90%，保持患儿安静，多能渡过危险期。CPAP 有助于平衡肺泡内气体分布，稳定小气道，改善通气不足，并提供高浓度氧。由于病变特点及患儿挣扎，多无应用呼吸机的指征，只有在上述方法无效时才考虑应用，其指征为：吸入氧浓度 100% 后，$PaO_2 < 40mmHg$，$PaCO_2 > 70mmHg$。注意提供高浓度氧，用较快的呼吸频率、较长的呼气时间或按病变性质调节呼吸机的参数。

3. 给广谱抗生素，预防感染。

4. 监测血压，及时应用多巴胺，维持正常动脉压，预防持续肺动脉高压。

5. 适当给予镇静剂，减少躁动，病情突然恶化应想到气漏的可能，及时处理。

第四节　新生儿呼吸暂停

新生儿呼吸暂停是指新生儿呼吸停止 20s 以上，或暂停时间在 20s 以内，但伴有心率减慢。正常新生儿尤其是早产儿常出现呼吸不规则，有暂停，如严密监测，几乎每一个早产儿均可测到。如暂停在 15s 以内称为间断呼吸，虽为生理现象，亦可为严重呼吸暂停的先兆。反复呼吸暂停为很多疾病的症状，可导致脑缺氧损伤，应及时发现、处理，并应检查原因进行病因治疗。

1. 早产儿，发育不成熟。

2. 体温不稳定，过高或过低。

3. 感染败血症、肺炎、脑膜炎、坏死性小肠结肠炎。

4. 呼吸道病。

5. 代谢异常、酸中毒、低血糖、低钙、低钠、高血氨症。

6. 心血管、血液系统病，心衰、休克、动脉导管开放、贫血、红细胞增多症。

7. 中枢神经系统疾病。

8. 医疗操作，如换血、腰椎穿刺、动静脉导管置入等。

9. 其他　生理性呼吸暂停，早产儿生后 1 ~ 2d 可出现，多无明显病因，常见于活动性睡眠时。由于呼吸中枢抑制，肋间肌张力低，肺容量低。此外，喂奶，肠蠕动，环境、温度改变等。

新生儿呼吸暂停的类型：①中枢性：由于中枢神经系统原因而无呼吸运动致气流停止。②阻塞性：呼吸运动存在而呼吸道无气流。③混合性。

【临床表现】

根据上述的定义诊断呼吸暂停并不困难，关键是鉴别原发性和症状性。因此，对呼吸暂停的患儿应当进行详细的全面的体格检查，特别注意低体温，发绀，心脏、肺部和神经系统的异常表现。生后24h内发生呼吸暂停的患儿往往可能存在败血症；生后3d至1周内出现呼吸暂停的早产儿排除其他疾病后方可考虑为原发性；出生1周后发生呼吸暂停的早产儿应寻找病因，排除症状性。所有足月儿发生呼吸暂停均为症状性。

【诊断】

（一）全血常规

血细胞压积和血培养可以识别贫血、败血症，血生化检查可除外电解质紊乱和代谢紊乱。

（二）影像学检查

1. X线检查　胸部X线能发现肺部疾病，如肺炎、肺透明膜病等，并对先天性心脏病诊断有一定帮助。腹部摄片可排除坏死性小肠结肠炎。

2. 头颅CT　有助于诊断新生儿颅内出血和中枢神经系统疾患。

3. 超声检查　头颅超声检查可排除脑室内出血，心脏超声检查有助于先心病的诊断。

（三）多导睡眠描记

通过监护脑电图和肌肉运动，不但能区别不同类型的呼吸暂停，而且能指出呼吸暂停与睡眠时相的关系，有助于对呼吸暂停病因的诊断。

【治疗】

（一）原发疾病的治疗

如能发现呼吸暂停病因者，必须对原发疾病给予积极的治疗，如纠正贫血、低血糖等。

（二）呼吸暂停的治疗

如呼吸暂停的原因不能确定或原因确定后（如脑室内出血等）无特殊治疗者可采用下列方法；

1. 供氧　呼吸暂停患儿都需供氧，往往由于纠正了被认识的低氧血症而减少了呼吸暂停的发作。一般可选用面罩或头罩给氧，在给氧期间需监测氧合，应保持 PaO_2 在 6.65~10.76kPa（50~80mmHg），脉搏氧饱和度在90%左右，以防高氧血症。

2. 增加传入冲动　发作时给予患儿托背、弹足底或给予其他的触觉刺激，常能缓解呼吸暂停的发作，但是缺点是需要专人守护。将患儿置于振动水床，可以通过增加前庭的位觉刺激而增加呼吸中枢的传感神经冲动，减少呼吸暂停的发作。近年来，有人对振动水床的疗效作了随机对照研究，认为此法可能不是一种有效的治疗方法。但是，国外一些ICU仍在用此法选择性治疗患儿。

3. 药物治疗

（1）茶碱或氨茶碱：是最常用的治疗药物，属甲基黄嘌呤类。茶碱可能直接刺激呼吸中枢或增加呼吸中枢对 CO_2 的敏感性，使呼吸频率增加，减少呼吸暂停的发作。其机制是由于抑制磷酸二酯酶，增加环磷酸腺苷（cAMP）和儿茶酚胺的水平。使用方法为：负荷量 5mg/kg，用适量 10% 葡萄糖液稀释后，静脉内输入，15～20min 内完成；维持量为 1～1.5mg/kg，每 8～12h 一次，静脉内给药或口服。茶碱的半衰期平均为 30h 左右，有效血浓度应控制在 7～15mg/L，一般在用药后 3～4d 时予以测定。峰值浓度测定应在静脉用药后 1h 或口服用药后 1～2h 抽血检验，最低浓度测定应在下一剂给药前抽血检验。氨茶碱的剂量为茶碱的 1.2～1.4 倍。

茶碱的副作用有心动过速、低血压、烦躁、惊厥、高血糖和胃肠道出血等。副作用的发生与药物血浓度有一定关系。血浓度大于 15～20mg/L 时，首先出现的是心动过速（≥180 次/min），以后出现抖动、激惹、腹胀、呕吐、喂养困难；药物浓度 >50mg/L 时，可发生惊厥、心律失常。

（2）枸橼酸咖啡因：作用机制类似茶碱，但其半衰期长，毒性较低。临床推荐剂量为：负荷量 20mg/kg（相当于咖啡因基质 10mg），静脉或口服用药，24～48h 后用维持量 5mg/（kg·d），每天给药 1 次，静脉或口服。药物有效血浓度在 8～20mg/L，每 3～4d 测定 1 次。当血浓度 >50mg/L 时，可出现恶心、呕吐、心动过速、心律失常、利尿和烦躁，甚至惊厥。

苯甲酸钠咖啡因不用于早产儿呼吸暂停，因苯甲酸钠可与胆红素竞争清蛋白结合点，有增加核黄疸的危险。

（3）多沙普伦：为呼吸中枢兴奋药。文献报道当茶碱和咖啡因治疗无效时，应用本药有效。用法：1～1.5mg/（kg·h），静脉持续点滴。当呼吸暂停被控制后，可减量至 0.5～0.8mg/（kg·h），最大剂量可至 2.5mg/（kg·h）。一般疗程为 5d，必要时可延长疗程。有效血浓度 <5mg/L。毒副作用：抖动、抽搐、心率增快、高血糖、腹胀、呕吐、轻度肝功能损害和高血压，停药后可消失。有心血管疾病或抽搐者禁用。由于需要静脉持续点滴和其毒副作用，限制了本药的应用。

4. 持续气道正压（CPAP） 一般供氧不能缓解呼吸暂停者可用 CPAP，常用的是双侧鼻塞或气管内插管方法，压力在 0.3～0.5kPa，其机制可能与纠正缺氧有关。

5. 机械通气 部分患儿应用上述各种方法治疗后，仍频发呼吸暂停并伴有低氧血症或明显的心动过缓时，可用机械通气。

6. 药物撤离和家庭监护 当呼吸暂停缓解后，可考虑停用茶碱。若停药后呼吸暂停复发者应重新给予茶碱治疗，必要时可维持用药至妊娠后 52 周或出生后 4 周。国外有人提出对原发性呼吸暂停持续至 37～40 周的患儿可给予出院在家中监护，配备家庭监护仪。文献报道家庭监护可减少婴儿猝死综合征，但仍有争议。

第五节　新生儿感染性肺炎

新生儿感染性肺炎可以发生在宫内、分娩过程中或出生后，由细菌、病毒或原虫引起。感染途径有经胎盘感染、经污染的羊水感染、分娩时经产道感染或院内交叉感染。

【临床表现】

产前感染性肺炎病史可有母亲发热、早破水及羊膜炎等，多在生后24h内出现；产时感染多在24~48h；生后感染多在5~7d之后。可有典型的呼吸系统症状和体征，表现为咳嗽、吐沫、呛奶、点头呼吸、发绀、鼻扇及三凹征，肺呼吸音粗糙，有干湿啰音；症状不典型时表现为反应性较差、吐沫、面色苍白、发绀、呼吸暂停；严重者出现呼吸衰竭，常并发充血性心力衰竭。

产前感染性肺炎患儿第一声啼哭延迟，自主呼吸建立后即呼吸急促、呻吟，发热或体温不升，可有发绀、呼吸不规则或暂停，肺呼吸音减低，可有啰音。

发生感染性肺炎时亦可有神经系统的异常表现，肌张力增高或减低，肢体震颤甚至惊厥。严重缺氧者可并发硬肿。

【诊断】

（一）胸部 X 线检查

X 线胸片显示分散的点状、斑片状或絮状阴影。

出生前感染者，可有双侧实变影和支气管充气征；生后感染者常为弥漫性斑片影，可有胸膜渗出。吸入性病变多见于右肺下野，大量吸入表现为肺膨胀，吸入胎粪者有节段性肺不张与肺气肿并存。

（二）实验室检查

细菌性肺炎白细胞数值可上升、下降或正常。

一般生后 $>20 \times 10^9/\text{L}$ 或 $<5 \times 10^9/\text{L}$ 可为异常。

必要时可做血培养及脑脊液培养。C 反应蛋白（CRP）对细菌性肺炎的诊断帮助不大。

【治疗】

除保暖、补液、给氧等外，应根据病原选择抗生素。大肠埃希菌肺炎可用阿米卡星（丁胺卡那霉素）或第三代头孢菌素；金葡菌肺炎可选用耐酶青霉素、第一代头孢菌素或阿米卡星；李斯特菌肺炎可用氨苄西林；格林巴利综合征（感染性多发性神经根神经炎，GBS）肺炎首选青霉素；衣原体肺炎首选红霉素；单纯疱疹肺炎可用阿糖胞苷或阿昔洛韦（无环鸟苷）静滴；呼吸道合胞病毒性肺炎可用利巴韦林（病毒唑）雾化吸入3~7d；病原不明或吸入性感染可用青霉素族或头孢菌素。有心力衰竭者应加用快速洋地黄制剂，如毒毛花苷 K 静注。应加强护理，保持温暖而湿润的空气吸入，或给予雾化吸入和定期吸痰，保持呼吸道通畅。积极治疗气胸、化脓性脑膜炎等并发症。必要时输血浆、全血或免疫球蛋白等以增强免疫功能。

第六节　新生儿溶血病

新生儿溶血病是指由于母儿间血型不合，母亲体内产生与胎儿血型抗原不配合的血型抗体，通过胎盘进入胎儿血液循环，引起同族免疫性溶血，特别是 Rh 系统及 ABO 系统血型不合，产生抗原抗体反应，造成胎儿、新生儿红细胞破坏、溶血。

造成新生儿期溶血的原因还有红细胞酶缺陷、球形红细胞增多症等，均采用自专门名称，只有血型不合的溶血称为新生儿溶血病。

胎儿的血型是由父母双方决定的。所谓 Rh 因子是指用猕猴红细胞免疫豚鼠和家兔所得的血清与人红细胞做凝集试验，如为阳性反应，说明红细胞含有与猕猴红细胞相同的抗原，称为 Rh 因子，又称 D 因子，有 D 因子者称为 Rh(+)，无 D 因子者，称为 Rh(-)。

母亲与胎儿间 Rh 血型不合及 ABO 血型不合是新生儿溶血病的病因。如胎儿由父亲方面遗传来的抗原正是其母亲所缺少的，一定数量的胎儿红细胞进入母体后刺激母体产生相应抗体，此抗体又可通过胎盘进入胎儿体内，引起抗原抗体反应。

父母 Rh 因子不合（父 Rh⁺，母 Rh⁻）

↓

母儿 Rh 因子不合（子 Rh⁺，母 Rh⁻）

儿 Rh 阳性血球进入母体

↓ 5% ~ 10%

母产生抗 Rh 抗体

↓ 100%

母抗体经胎盘进入胎儿体内

↓

儿溶血（抗原抗体反应性溶血）

血型抗体是具有特异性的免疫球蛋白。抗原来自同种生物（如人体之间），称为同种抗原，由同种抗原刺激所产生的抗体为同种免疫血型抗体，主要分为两类：一类为不完全抗体，属 IgG，由输血或妊娠引起，能通过胎盘，引起新生儿溶血病；另一类为完全抗体，属 IgM，多为天然抗体，如 ABO 天然血型抗体。

病理变化主要有以下几点：

1. 大量红细胞破坏，使组织细胞中有含铁血黄素沉积。

2. 贫血导致心脏扩大及脏器缺氧改变。

3. 贫血及肝缺氧，蛋白制造减少，引起水肿。

4. 胆红素增高造成核黄疸、脑基底核神经细胞黄染等。

【临床表现】

轻重程度取决于母亲抗体量、抗体与胎儿红细胞结合能力及胎儿的代偿能力。Rh 血型不合症状较 ABO 血型不合严重得多，出现的早。

（一）黄疸

出生后不久出现黄疸，Rh 溶血者在 24h 内出现，进行性加重；ABO 溶血约 40% 在 24h 内，50% 在 48h 内出现，约 10% 在 48h 后，可晚至出生后 4d。

（二）贫血

Rh 溶血有严重贫血、肝脾大、心力衰竭，ABO 溶血伴贫血者约占 1/3。轻者网织细胞稍增多，重者网织细胞增多、肝脾大。

（三）水肿

多见于重症 Rh 溶血，母孕期体重迅速增加，胎盘水肿、大，重而脆。严重水肿胎儿常为死胎。水肿为全身性，可出现胸腔积液、腹水、心包积液。患儿皮肤苍白，面部常因水肿而变形。

（四）核黄疸

患儿出现神经系统症状如嗜睡，反射减弱、肌张力过高或过低、发热甚至痉挛、角弓反张等，亦称胆红素脑病。预后严重，病死率高，幸存者多有后遗症。

【诊断】

（一）产前诊断

1. 血型鉴别。

2. 母血清抗体检查　Rh 血型不合者，可检出抗 Rh 不完全抗体；ABO 血型不合者抗 A（B）效价≥1∶64。

（二）产时诊断

胎盘水肿对诊断有参考意义。应留脐血检查血型、特异性抗体及胆红素。

（三）产后诊断

1. 临床表现　黄疸、贫血、肝脾大、水肿、红细胞、血红蛋白降低、胆红素高、网织红细胞高。

2. Rh 血型不合血清特异性免疫抗体检查　抗人球蛋白直接试验阳性说明婴儿红细胞被血型抗体致敏。抗人球蛋白间接试验阳性表明血清有血型抗体存在。

3. ABO 血型不合血清特异性免疫抗体检查

（1）改良抗人球蛋白直接试验：检查患儿红细胞有无不完全抗体，阳性说明婴儿红细胞被血型抗体致敏。此法可确诊 70% 以上。

（2）释放试验：被致敏的患儿红细胞上所结合的抗体可通过加热而释放出来，阳性有诊断价值。此法可确诊 85% 左右。

（3）血清抗 A（B）IgG 游离抗体来自母亲，阳性表示婴儿已受累。

（四）鉴别诊断

应与其他原因引起的水肿、黄疸、贫血鉴别，如非免疫性胎儿水肿、宫内感染及其他先天酶缺陷引起的溶血等。

【治疗】

治疗可从宫内开始纠正胎儿贫血，提早分娩，防止死胎。

（一）生后处理

出生后有严重贫血、水肿、腹水、肝脾大、黄疸，心衰者应立即给氧，强心、利尿、放腹水，准备换血，可先用浓缩血液部分换血。

（二）换血疗法

目的是快速移出抗体及致敏红细胞，清除胆红素，防止核黄疸，纠正贫血。

1. 指征

（1）脐血胆红素 > 76.5μmol/L，或出生后 6h > 102μmol/L，因血红蛋白 < 110g/L。伴有水肿、肝脾大、心衰者。

（2）胆红素已达 342 ~ 427μmol/L。

（3）每小时胆红素上升大于 1.0mg/dl，或胆红素为 187 ~ 221μmol/L，且上升大于 0.5mg/（dl·h）。

主要用于 Rh 血型不合新生儿溶血病，ABO 血型不合时换血的应用有争论，多认为早期应用光疗及其他措施，需要换血的病例很少。

2. 血源选择及换血量　Rh 血型不合者，出生前用 Rh⁻、O 型，与母配血，出生后要与婴儿配血。最好用新鲜血，亦可用深低温保存的冷冻血，如无 Rh⁻ 血，亦可用 Rh⁺ 血（能较快移出抗体及胆红素）。ABO 血型不合，母为 O，子为 A 或 B 型者，最好用 O 型红细胞及 AB 型血浆的混合血，亦可用抗 A、抗 B 效价不高的 O 型血，或用患儿同型血。用肝素抗凝血（100ml 血含肝素 3 ~ 4mg），或枸橼酸盐保养液（ACD 或 CPD），用 ACD 或 CPD 抗凝的血，不宜超过 3d，如保存期超过 24h，应测血 pH 值、K⁺，并应注意低血糖（因保养液含高浓度葡萄糖，刺激胰岛分泌，使血糖降低）。换血量用双倍量，即 160 ~ 170ml/kg，可换出 85% 的致敏红细胞，降低胆红素 50%。多用脐静脉，或脐动、静脉。每次抽吸及推注血 15 ~ 20ml，需 2min，整个过程约需 1.5 ~ 2h，以防心衰。

3. 注意点

（1）换血前稳定病情，术前半小时给鲁米那（10 ~ 15mg/kg）。

（2）置患儿于开放暖箱，监测心率、呼吸、血压，做好急救准备（包括静脉通道）。

（3）输入的血要保持在 37℃，注意防止红细胞沉降，以免最后输入稀释的血。

（4）注意并发症的发生，如低体温、休克、心衰、肾衰、电解质紊乱、气栓等。

（三）光疗

未结合胆红素在光的作用下氧化为水溶性的异构体，转化后迅速从胆汁及尿排出，可有效地降低血胆红素浓度。黄疸患儿只要考虑为溶血，应立即开始光疗，同时，密切监测胆红素、红细胞比容，做好换血准备，这种预防性光疗与等待胆红素升至 205μmol/L 才开始者比较，高胆红素血症的发生率明显减少。

（四）药物治疗

1. 白蛋白 1g/kg 静脉输入，每日 1 次，防止核黄疸。

2. 地塞米松 0.3 ~ 0.5mg/kg 静注。抑制免疫反应，减少溶血。

3. 苯巴比妥钠 5mg/（kg·d），约 2 ~ 3d 起作用。可首剂给 15 ~ 20mg，以后用较小维持量。尼克刹米 100mg/（kg·d），以诱导肝酶活性。

4. 锡原卟啉 0.75μmol/kg，肌注，每日一次，为人工合成的血红素类似物。作用是抑制正铁血红素氧化酶活性，减少胆红素生成。目前仍在试用阶段。

第七节 新生儿肺出血

新生儿肺出血指肺两叶以上出血，不包括肺散在、局灶性小量出血。本病发生在各种严重疾病的晚期，反映疾病的严重程度，其发病率国内外报道不一致，占活产儿的1‰~5‰，尸检的1%~4%。发病机制尚未明确，缺乏临床早期诊断方法，如不予以治疗，病死率可高达90%左右，是新生儿死亡的主要原因。近年应用正压呼吸治疗，治愈率明显提高。

【临床表现】

1. 症状 患儿突然出现进行性呼吸困难、发绀、周身苍白。

2. 体征

（1）早期休克，肢体凉，毛细血管再充盈时间延长等。

（2）肺内啰音迅速增多，可伴有呼吸暂停。

（3）自口鼻腔内涌出大量血性泡沫状液体，或直接喉镜下有血性液体自气管溢出。

（4）可伴有心率下降。

（5）可见皮肤出血点及瘀斑，穿刺部位出血不止。

（6）如出血不多，无血性分泌物自气管内涌出，应根据肺部体征及血气变化及时诊断，早期治疗。

【诊断】

（一）实验室检查

1. 血常规 红细胞及血小板进行性下降；肺出血发生弥散性血管内凝血（DIC）时，血小板常低于 100×10^9/L。

2. 血气 常为混合性酸中毒及低氧血症。

3. 测定血细胞比容及血黏滞度，亦可测定出血性肺液的血细胞比容。

4. 凝血因子水平异常。

（二）影像学检查

1. 双肺网状或斑片状阴影，严重者双肺透过度明显降低，可伴支气管充气征，此时与 NRDS 不易鉴别。

2. 心脏增大。

3. 原发病改变。

（三）诊断要点

在原发病的基础上突然出现青紫、苍白、进行性呼吸困难、三凹征、肺啰音增多或伴有心率改变、休克表现；根据气管内涌出新鲜血性泡沫状痰液即可诊断。胸部 X 线表现多无特征性。

【治疗】

肺出血的治疗关键是早期诊断，对有发生肺出血可能者，应及时治疗。

1. 保温　出生时即应将婴儿身体擦干，防止过多散热，保持体温恒定。

2. 供氧　可给鼻导管或氧气罩吸氧。

3. 限制液体量，纠正酸中毒　输液量为60ml/（kg·d），以免加重肺水肿和诱发心力衰竭；纠正代谢性酸中毒，用1.5%碳酸氢钠。

4. 纠正凝血机制异常，补充血容量　可给浓缩红细胞；合并DIC时，可根据血液凝固状态给予肝素。

5. 改善心功能　可用血管活性药物，如多巴胺和多巴酚丁胺，必要时可用强心剂和利尿剂。

6. 正压呼吸　正压呼吸可使肺泡扩张，减少渗出，纠正低氧。治疗中应根据血气及时调整呼吸机参数。当气管内无血性分泌物、肺部啰音消失、无明显呼吸困难时，可撤离呼吸机。

7. 表面活性物质替代疗法　因肺出血时肺泡Ⅱ型上皮细胞结构破坏，表面活性物质产生减少，故有研究认为气管内滴入外源性表面活性物质可减少呼吸机使用参数及时间。

第八节　新生儿黄疸

新生儿黄疸是新生儿期最常见的表现之一，是由于胆红素在体内积聚引起皮肤、黏膜、巩膜等黄染的临床现象。新生儿血清胆红素超过5~7mg/dl（成人超过2mg/dl）可出现肉眼可见的黄疸。大部分为未结合胆红素在体内积聚而引起，其原因有生理性和病理性之分；重者可致中枢神经系统受损，产生胆红素脑病，引起死亡或严重后遗症，故应加强对新生儿黄疸的临床观察，尽快找出原因，及时治疗，加强护理。

【新生儿胆红素代谢特点】

新生儿期胆红素的代谢不同于成人，主要为：

1. 胆红素生成较多　新生儿胆红素是血红素的分解产物，每日生成胆红素约为8.8mg/kg，而成人仅为3.8mg/kg。其原因是：胎儿期处于氧分压偏低的环境，故生成的红细胞数较多，出生后环境氧分压提高，相对过多的红细胞破坏亦多；新生儿红细胞寿命相对短：一般早产儿低于70d，足月儿约80d，成人为120d；且胎儿血红蛋白半衰期短，分解速度是成人的2倍，形成胆红素的周期缩短；其他来源的胆红素生成较多。

2. 血浆运转胆红素的能力不足　胆红素进入血液循环后，与血浆中白蛋白结合后，被运送到肝脏进行代谢。与白蛋白结合的胆红素不能透过细胞膜或血-脑屏障，但游离的非结合胆红素是脂溶性的，能够通过血-脑屏障，进入中枢神经系统，引起胆红素脑病。刚娩出的新生儿常有不同程度的酸中毒，影响血中胆红素与白蛋白的结合，早产儿白蛋白的数量较足月儿为低，均使运送胆红素的能力不足。

3. 肝细胞处理胆红素能力差　未结合胆红素进入干细胞后，与Y、Z蛋白结合，在光面内质网，主要通过尿苷二磷酸葡萄糖醛酸基转移酶（UDPGT）的催化，形成水溶性、不能透过半透膜的结合胆红素，经胆汁排泄到肠道。新生儿出生时肝细胞内 Y 蛋白含量极低，5~10d 后才达到成人水平；肝细胞内尿苷二磷酸葡萄糖醛酸基转移酶（UDPGT）的含量低（出生后 1 周接近正常）而且活力不足（仅为正常的 0~30%），因此，生成结合胆红素的量少；出生时肝细胞将结合胆红素排泄到肠道的能力暂时低下，早产儿更明显，可出现暂时性肝内胆汁淤积。

4. 肠肝循环的特性　初生婴儿的肠道内细菌量少，不能将肠道内的胆红素还原成粪胆原、尿胆原；肠腔内葡萄糖醛酸酶活性较高，能将结合胆红素水解成葡萄糖醛酸及未结合胆红素，后者又被肠道吸收经门静脉而达肝脏。

由于上述特点，新生儿摄取、结合、排泄胆红素的能力仅为成人的 1%~2%，因此极易出现黄疸，尤其当新生儿处于饥饿、缺氧、胎粪排出延迟、脱水、酸中毒、头颅血肿或颅内出血等状态时黄疸加重。

【新生儿黄疸的分类】

（一）生理性黄疸

由于新生儿胆红素代谢的特点，50%~60% 的足月儿和 >80% 的早产儿出现生理性黄疸，其特点为：一般情况良好；足月儿生后 2~3d 出现，4~5d 达高峰，5~7d 消退，最迟不超过 2 周；早产儿黄疸多于生后 3~5d 出现，5~7d 达高峰，7~9d 消退，最迟可延迟到 3~4 周；每日血清胆红素升高 <85μmol/L（5mg/dl）。

既往规定血清胆红素上限值，足月儿为 205μmol/L（12mg/dl），但国内、外的研究均表明此值偏低。国外将血清胆红素足月儿 <221μmol/L（12.9mg/dl）和早产儿 <257μmol/L（15mg/dl）定为生理性黄疸的界限。但有资料表明：亚洲足月儿生理性黄疸的血清胆红素值高于西方足月儿；也有小部分早产儿血清胆红素 <171μmol/L（10mg/dl）发生胆红素脑病的报道。因此，足月儿和早产儿生理性黄疸的上限值尚需进一步研究。但是，生理性黄疸始终是一除外性诊断，必须排除病理性黄疸的各种原因后方可确定。

（二）病理性黄疸

病理性黄疸常有以下特点：①出生后 24h 内出现。②黄疸程度重，血清胆红素足月儿 >221μmol/L（12.9mg/dl），早产儿 >257μmol/L（15mg/dl），或每日上升超过 85μmol/L（5mg/dl）。③黄疸持续时间足月儿 >2 周，早产儿 >4 周。④黄疸退而复现。⑤血清结合胆红素 >34μmol/L（2mg/dl）。具备其中任何一项者即可诊断为病理性黄疸。对病理性黄疸应积极查找病因。

引起病理性黄疸的主要原因有：

1. 感染性

（1）新生儿肝炎：大多为胎儿在宫内由病毒感染所致，以巨细胞病毒、乙型肝炎病毒常见，其他为风疹、单纯疱疹、梅毒螺旋体、弓形体等。感染可经胎盘传给胎儿或在通过产道分娩时被感染。常在生后 1~3 周或更晚出现黄疸，病重时粪便色浅或灰白，尿色深黄，患儿可有厌食、呕吐、肝轻至中度增大。

（2）新生儿败血症及其他感染：由于细菌毒素的侵入加快红细胞破坏、损坏肝细胞所致。早期以未结合胆红素增高为主或两者均高,晚期以结合胆红素增高为主,除黄疸外伴有全身中毒症状等表现。

2. 非感染性

(1) 新生儿溶血症:ABO 血型不合最常见(其中以母亲为 O 型,子女为 A 型或 B 型多见),其次是 Rh 血型不合,多于生后 24h 内出现黄疸,以未结合胆红素升高为主,可伴有贫血、水肿、心力衰竭、肝脾肿大,严重者导致胆红素脑病。

(2) 胆道闭锁:多在出生后 2 周始显黄疸并呈进行性加重,以结合性胆红素升高为主,粪便颜色由浅黄转为灰白色(陶土色),肝进行性增大,3 个月后可逐渐发展为肝硬化。

(3) 母乳性黄疸:是指母乳喂养的新生儿在生后 3 个月内仍有黄疸,大约 1% 母乳喂养的婴儿可发生母乳性黄疸,其特点是非溶血性未结合胆红素增高,常与生理性黄疸重叠且持续不退,血清胆红素可高达 $342\mu mol/L(20mg/dl)$,婴儿一般状态良好,黄疸于 4~12 周后下降,无引起黄疸的其他病因可发现。停止母乳喂养后 3d,如黄疸下降即可确定诊断。目前认为是因为此种母乳内 β-葡萄糖醛酸酶活性过高,使胆红素在肠道内重吸收增加而引起黄疸;也有学者认为是此种母乳喂养患儿肠道内能使胆红素转变为尿、粪胆原的细菌过少所造成。

(4) 遗传性疾病:红细胞 6-磷酸葡萄糖脱氢酶(G6PD)缺陷在我国南方多见,核黄疸发生率较高;其他如红细胞丙酮酸激酶缺陷病、球形红细胞增多症、半乳糖血症、α_1-抗胰蛋白酶缺乏症、囊性纤维病等。

(5) 药物性黄疸:如由维生素 K_3、K_4,新生霉素等药物引起者。

【临床表现】

1. 生理性黄疸 出生后 2~3d 全身皮肤发黄,头面部、颈部、躯干、腿部及口腔黏膜比较明显,5~7d 达到高峰,以后逐渐消退。在此期间,患儿的体温、体重、食欲及大小便均正常,可自行痊愈。

2. 病理性黄疸 新生儿溶血症患儿出生后 24h 内出现黄疸,并迅速加重;感染引起的黄疸程度重、发展快,血清胆红素迅速增高,且黄疸持续时间过长或黄疸退而复现。

3. 胆红素脑病表现 当血清胆红素 $>342\mu mol/L(20mg/dl)$ 时,可因脂溶性未结合胆红素通过血-脑屏障,使大脑神经核黄染、变性坏死,以大脑基底核、下丘脑和第四脑室底部最明显,引起胆红素脑病,或称核黄疸。患儿出现精神反应差、食欲不振、拒乳,以后出现尖叫、凝视、角弓反张甚至抽搐等症状。临床上分为 4 期:①警告期:嗜睡、脑性尖叫、吸吮力弱、肌张力低下,时限约 12~36h。②痉挛期:双眼凝视、抽搐、角弓反张、呼吸节律不整,时限约 12~36h 或死亡。③恢复期:抽搐减少至消失,可正常吃奶。④后遗症期:多在生后 2 个月左右出现手足徐动、耳聋、眼球运动障碍、牙釉质发育不全、智力落后等中枢神经系统损害后遗症。

【诊断】

1. 血清总胆红素浓度大于 $205\mu mol/L(12mg/dl)$,血清结合胆红素浓度大于 $26\mu mol/L$（1.5mg/dl）。

2. 血红蛋白、血细胞比容、网织红细胞及抗人球蛋白试验可鉴别病理性黄疸的原因。

3. 葡萄糖-6-磷酸脱氢酶（G-6-PD）测定。

4. 溶血的检查　红细胞、血红蛋白降低，网织红细胞和有核红细胞增高，并以未结合胆红素增高为主；对母婴血型进行测定，检查有无 ABO 或 Rh 血型不合。

5. 血清特异性抗体检测　红细胞直接抗人球蛋白试验阳性可确诊 Rh 溶血病；抗体释放试验也为诊断溶血病的可靠方法。

6. 肝功能检查　可诊断新生儿肝炎。

7. 腹部 B 超检查　对确诊先天性胆道闭锁有意义。

【治疗】

1. 找出引起病理性黄疸的原因，采取相应的措施，治疗基础疾病。

2. 降低血清胆红素，给予蓝光疗法；提早喂养，诱导正常菌群的建立，减少肠肝循环；保持大便通畅，减少肠壁对胆红素的再吸收。

3. 保护肝脏，不用对肝脏有损害及可能引起溶血、黄疸的药物。

4. 控制感染，注意保暖，供给营养，及时纠正酸中毒和缺氧。

5. 适当用酶诱导剂、输血浆和白蛋白，降低游离胆红素。

第九节　新生儿败血症

新生儿败血症指细菌侵入血液循环并生长繁殖，产生毒素而造成的全身感染。

1. 病因　致病菌的种类随地区和年代的不同而异，目前大多数以葡萄球菌、大肠杆菌、B 群链球菌及革兰阴性细菌为常见。

2. 感染途径

（1）产前感染：孕妇孕期血内有细菌时可经胎盘血行感染胎儿。

（2）产时感染：胎膜早破、产程延长时，细菌上行污染羊水，或胎儿通过产道时吸入污染的羊水使胎儿感染等。

（3）产后感染：最常见的是脐部、皮肤黏膜损伤处细菌侵入。细菌也可由呼吸道、消化道等侵入血液。

（4）其他原因：如用于婴儿的急救设备、奶瓶不洁等均可将外在环境污染的病原体带入人体。

【临床表现】

早期出现精神、食欲欠佳，哭声减弱，体温不稳定等，病情发展较快，迅速进入精神萎靡、嗜睡、不吃、不哭、不动、面色欠佳。常伴有黄疸等症状。

【诊断】

（一）实验室检查

1. 血培养　阳性率高，羊水发臭和感染性头颅血肿者宜做厌氧菌培养。

2. 直接涂片找细菌　产时感染者于生后 12h 内应采取胃液、外耳道拭子涂片找细菌。

3. 血细胞沉降率（血沉）　微量血沉 >15mm/h 提示败血症。

（二）诊断要点

根据病史中有高危因素（如母亲产前和产时有发热、血白细胞增高或产期胎膜早破等）、临床症状体征、外周血象改变、C 反应蛋白明显增高等可考虑本病诊断，确诊有赖于病原菌或病原菌抗原的检出。

【治疗】

1. 抗生素治疗　依据细菌培养结果和药物敏感试验选用敏感抗生素。用药原则：早用药，合理用药，联合用药，静脉给药。疗程足，注意药物毒副作用。

2. 处理严重并发症　监测血氧和血气，及时纠正酸中毒和低氧血症，及时纠正休克，积极处理脑水肿和 DIC。

3. 清除感染灶。

4. 支持疗法　注意保温，供给足够热量和液体。纠正酸中毒和电解质紊乱。

5. 免疫疗法　静脉注射免疫球蛋白。